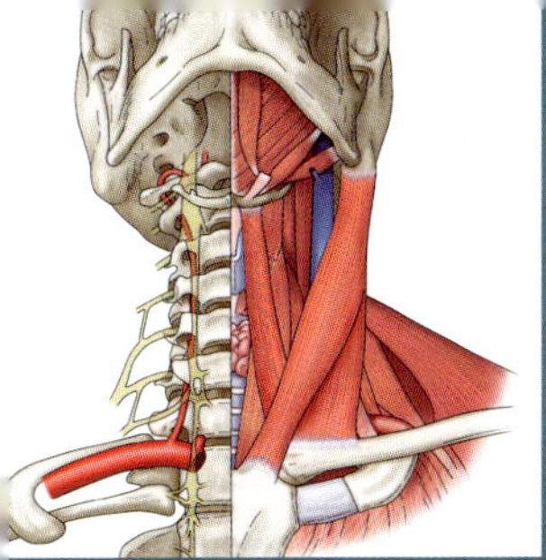
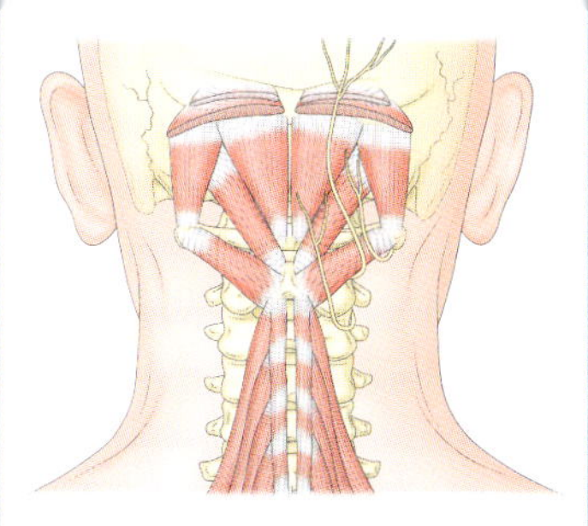
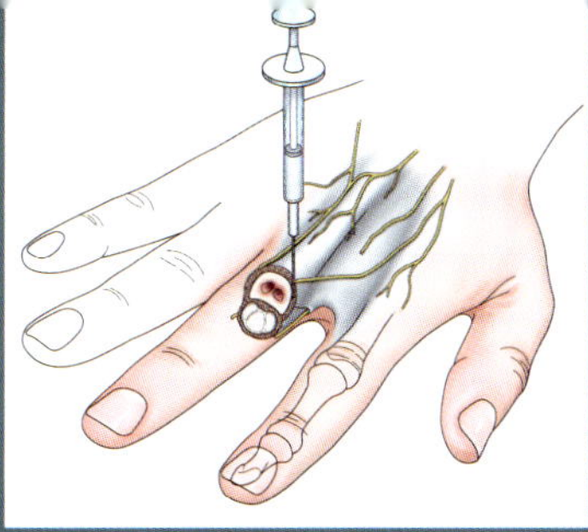
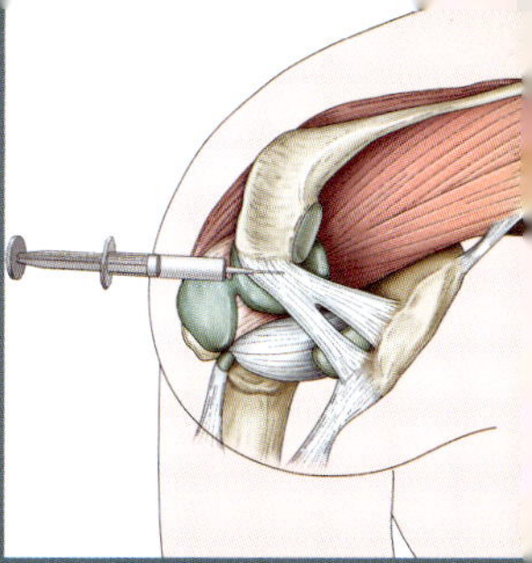

한권으로 끝내는

근골격계 주사치료

Regional Anesthesia and Block for Orthopedic Surgeon

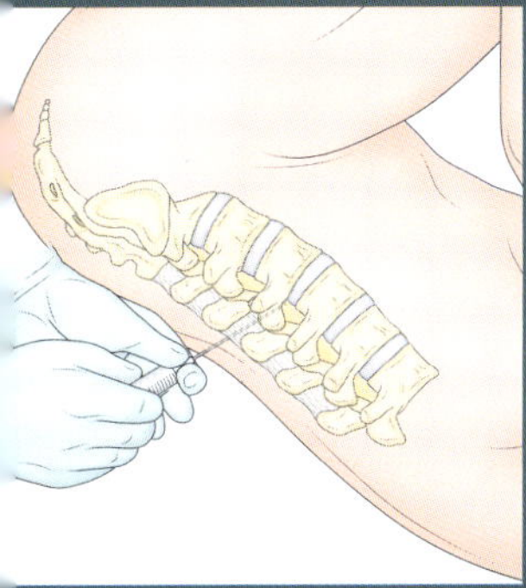
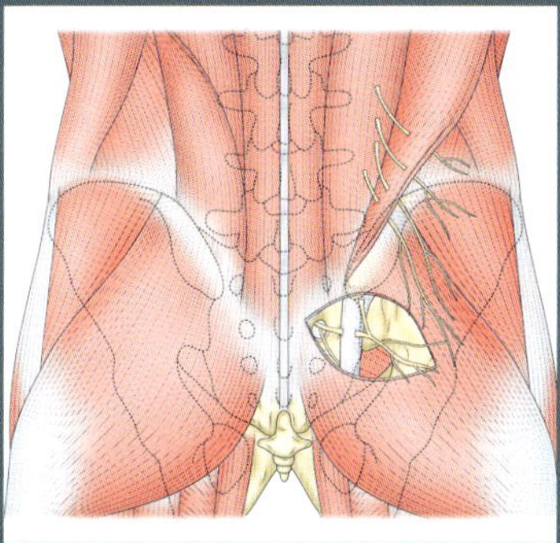
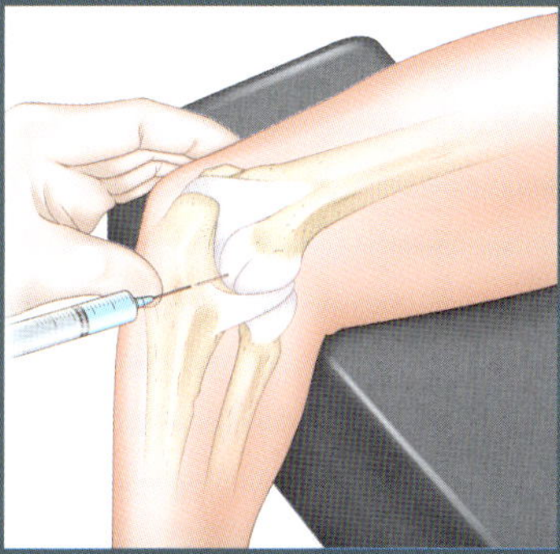
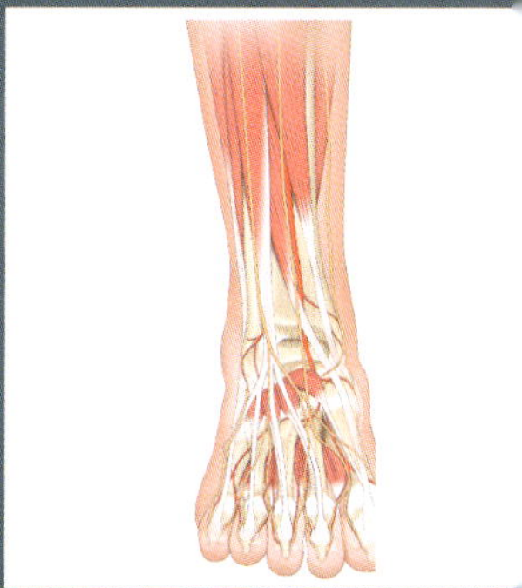

저자 : TOKUHASHI Yasuaki, KATO Jitsu

역자 : 송영동

MEDIAN
메디안북

한권으로 끝내는

근골격계 주사치료

Regional Anesthesia and Block for Orthopedic Surgeon

2021년 8월 5일 1판 1쇄 인쇄
2021년 8월 13일 1판 1쇄 발행

저 자 | TOKUHASHI Yasuaki, KATO Jitsu
역 자 | 송영동
발행인 | 김용덕
발행처 | 메디안 북
편 집 | 최수정
등 록 | 제 25100-2010-51호
주 소 | 서울특별시 마포구 마포대로 63-8, 818호(도화동 삼창프라자 빌딩)
전 화 | 02-732-4981
팩 스 | 02-711-4981
홈페이지 | www.mcbooks.co.kr

ISBN | 979-11-90450-51-5 93510
가 격 | 50,000원

본서에는 엄격한 지시 · 부작용 · 투약 스케줄 등에 대하여 기재되어 있으나, 이들은 변경될 가능성이 있습니다. 본서에 언급되어 있는 약품에 대해서는 제품에 첨부되어 있는 제조자에 의한 정보를 충분히 참고하십시오.

개정 제 2판 서문

이 책의 제 1판이 발간된 지, 18년 남짓 되었습니다. 제 1판은 류 준노스케(龍順之助 ; 니혼대학 정형외과) 명예교수님께서 편집하셨고 많은 독자분들께서 아껴주셔서 감사하게 생각하며, 또한 외국어로도 번역되어 해외에서도 높은 평가를 받아 왔습니다. 이번 개정에서는 제 1판의 '정형외과 질환에 대한 차단술 및 정형외과 수술 및 처치에서의 국소 마취 및 부위 마취의 기본 수기를 알기 쉽게 해설하여 안전하고 간편하게 독자가 시행할 수 있도록 도와준다'는 기본 컨셉은 계속 유지했습니다. 게다가, 시대의 변화를 반영해 새로운 수기도 추가하여, 보다 오랫동안 임상 현장에서 사용할 수 있는 서적이 되는 것을 목표로 했습니다.

주요 개정사항은 다음과 같습니다.

- 국소 마취 · 부위 마취의 종류는 현재 일상의 임상현장에서 널리 사용되고 있는 것으로 다시 골랐습니다. 그 결과 최근 시행되지 않은 항목을 삭제하고 새롭게 TPI (superior cluneal nerve; 상둔피 신경차단술 포함), 천장관절 차단술, 건염(tendinitis)에 대한 차단술(슬개건, 아킬레스건)을 추가하였습니다.
- 현재, 임상 현장에서 많이 행해지고 있는 초음파 유도하 마취법에 대해서도 추가했습니다. 부위에 따라서는 초음파 유도하에 시행하는 경우가 주류인 경우도 있어, 결과적으로는 전체 23항목 중 10항목에서 '초음파 유도하'의 내용을 게재했습니다.
- '국소 마취, 신경차단술을 실시하는 흐름: 유의점과 긴급시 대처법' 항목을 추가했습니다. 국소 마취나 신경차단술은 매우 효과적이지만 때로는 큰 합병증이 발생할 리스크도 있습니다. 그래서, 카토 교수 (니혼대학 의학부 부속 이타바시병원 마취과)께서 '차단술 전 평가 → 준비 → 계획 → 실시 → 실시 후 관찰 · 평가 · 대응 등의 유의점'과 같이 실제로 국소마취, 차단술을 실시할 때의 흐름을 해설해 주셨습니다. 동시에 리스크 관리(주사 시

의 주의점, 합병증, 해당 대처법, 약제 용량 등)의 구체적인 내용을 기재하셨습니다.

- 제2판에서는 해부도를 전부 컬러화하여, 초판보다 한층 더 일러스트를 충실하게 하고자 노력했습니다. 그리고, 보다 알기 쉽고 필요할 때 바로 원하는 페이지를 찾을 수 있도록, 부위별로 분류하였습니다.

마지막으로 저희의 취지에 마지막으로 찬동해 주시고 많은 협조를 해주신 메디컬뷰사 관계자에게 진심으로 감사의 인사를 드립니다.

2019년 12월

Yasuaki Tokuhashi

초판 서문

이번에 "정형외과 의사를 위한 국소마취법 · 신경차단술 ABC"를 출판하게 되었습니다. 이번 출판은 정형외과 진료에 있어서 통증 질환의 차단술 및 정형외과 수술이나 처치에 있어서의 전신 마취 이외의 마취법을 알기 쉽게 해설하여, 안전하고 간편하게 실시할 수 있도록 도움이 되는 것을 목표로 했습니다.

이 책은 경부, 어깨, 팔꿈치, 손목관절, 수지, 요추, 대퇴, 무릎, 족관절의 부위별로 나누어져 있으며 각각 전문가 선생님들께서 집필을 해주셨습니다. 진료중간에나, 수술 전 쉽게 활용할 수 있도록, 텍스트는 가급적 줄이고 그림을 많이 첨가하여 알기 쉽고, 보기도 쉽게 하여 책을 실용적으로 사용하여 수기를 실시할 수 있도록 구성했습니다. 각 부위의 수기 시에 적응증을 명확히 하고, 수기에 필요한 주변 해부를 일러스트로 충분히 이해할 수 있게, 그리고 주요 포인트를 알기 쉽게 요약했습니다. 또, 실제로 수기를 하는 순서를 세세하게 차트를 넘기듯 원활히 흘러갈 수 있게 하도록 하였으므로, 첫 수기라도 올바르고 안전하게 실시할 수 있을 것으로 기대합니다. 최근 종종 의료사고에서 거론되는 것처럼 국소마취 · 신경차단술에서도 심각한 합병증을 일으킨다고 보고되고 있습니다. 본 책에서는 사용하는 약제의 정량, 발생하기 쉬운 합병증, 간과하기 쉬운 주의점에 대해서는 특히 중요하게 생각해서 각 항목에 따로 기재했습니다.

독자께서 혹시라도 주의해야 할 점, 추가할 항목 등이 있으시면 꼭 알려주시기 바랍니다. 마지막으로 이 책자가 일상 정형외과 진료에 조금이나마 도움이 되길 바랍니다.

2000년 12월

Junnosuke Ryu

집필자 소개

■ 編　集

徳橋　泰明	日本大学研究所教授
加藤　　実	日本大学医学部麻酔科学系麻酔科学分野診療教授

■ 執筆(掲載順)

加藤　　実	日本大学医学部麻酔科学系麻酔科学分野診療教授
松井　美貴	日本大学医学部麻酔科学系麻酔科学分野
山本　悠介	川口市立医療センター麻酔科
長尾　聡哉	板橋区医師会病院整形外科部長
小松　太一	日本大学医学部整形外科学系整形外科学分野
森本　祐介	日本大学医学部整形外科学系整形外科学分野
李　　賢鎬	日本大学医学部整形外科学系整形外科学分野
近藤　裕子	日本大学医学部麻酔科学系麻酔科学分野
鈴木　秀典	山口大学大学院医学系研究科整形外科学
青田　洋一	ふれあい横浜ホスピタル整形外科部長
黒澤　大輔	JCHO仙台病院腰痛・仙腸関節センター
村上　栄一	JCHO仙台病院院長
吉田　明生	所沢第一病院整形外科

역자 소개

송영동

- 을지의대 졸업
- 을지병원 정형외과 전공의 과정 수료
- 분당서울대학교병원 정형외과 슬관절 전임의 과정 수료
- 국립중앙의료원 정형외과 지도전문의등 역임
- 교토대학 정형외과학 박사과정이며, 인공관절에 진심인 편이다.
  (연구 주제 : 생역학 및 컴퓨터 시뮬레이션)

역자의 글

이 책은 일본에서 실제 통증 진료의 현장에 있는 의사들의 경험과 목소리를 담은 책입니다. 두꺼운 의학서적에서 볼 수 있는 폭넓은 근거(evidence)나 최신 연구지견을 담지는 않았지만, 어떻게 하면 환자들에게 확실하고 안전한 치료를 할 수 있을지를 고민한 의사들의 노하우를 이해하기 쉬운 용어로 잘 정리한 점이 번역을 결심한 계기가 되었습니다.

용어 선택은 가급적이면 평소 한국의 진료현장에서 주로 사용하는 단어를 선택하였고, 기본적으로 대한정형외과학회에서 발간된 정형외과학 7판과 대한마취통증의학회에서 발간된 마취통증의학 3판을 참고하였습니다. 문장 안에서 의미가 제대로 전달이 되지 않는다고 판단된 경우에는 영어 혹은 일본어로 표현했습니다.

이 자리를 빌어 감사해야 할 분들이 많습니다. 먼저, 일본 유학 생활을 함께 해주고 있는 식구들과 항상 막내아들을 믿어주시고 후원해주시는 어머니께 감사의 말씀을 드립니다. 유학을 지원해주고 계신 다케다 장학회(Takeda Science Foundation)에게도 감사드립니다. 부족한 저를 슬관절학에 입문시켜 주시고, 더 넓은 세계에서 공부할 수 있도록 길을 열어주신 김태균 교수님께 제자로서 항상 감사드립니다. 그리고, 학창시절부터 지금까지 항상 격려해 주시는 부산 큰병원 정주선 원장님께도 이자리를 빌어 감사의 말씀을 드립니다. 번역을 하면서 저의 부족한 부분을 채워준, 부산부민병원 정종철 척추센터장, 홍성의료원 재활의학과 박영진 과장, 명지병원 마취통증의학과 김흥수 교수에게도 감사의 마음을 표합니다. 마지막으로, 교토 대학 정형외과학교실 주임교수 마츠다 슈이치 (松田秀一) 교수님 그리고 슬관절 파트의 쿠리야마 신이지 선생님(栗山 新一), 나카무라 신이치로 선생님(中村 伸 一郎), 니시타니 코헤이 선생님(西谷 江平) 모든 선생님들께, 지금까지 신세를 많이 졌습니다. 앞으로도 잘 부탁드립니다.(これまでお世話になりました。これからもよろしくお願いします。)

2021년 7월

송영동

목차

Introduction

안전하고 확실한 신경차단술을 위하여

Introduction

안전하고 확실한 신경차단술을 위하여

들어가며

신경차단술은 국소마취제를 말초신경에 작용시켜, 수술 수기등 조직 침습으로 인해서 발생한 통증 자극을 중추신경계로 전달되지 않도록 차단하는 마취법이다. 기존의 신경차단술은 해부학적 특징으로 인해 촉지되는 표지물, 즉 랜드마크(landmark)를 지표로 실시해 왔기 때문에 랜드마크법이라고도 불리고 있다.

랜드마크법은 주로 사지 수술시 부위 마취, 통증 치료(Pain Clinic)에서 널리 이용되어 왔으며, 랜드마크법의 장점과 단점은 표 1과 같다.

2000년대 들어서는 초음파 등의 화상진단장치의 해상도가 향상되어 말초신경 자체를 화면으로 확인할 수 있는 시대가 되면서, 과거의 랜드마크법이 갖고 있던 단점을 극복한 결과를 보여주고 있다. 그러나 초음파 유도하 신경차단술은 아직 임상 현장에 도입된지 얼마되지 않아 누구나 쉽게 할 수 있는 시술이 아니다. 무엇보다 신경차단술에서 가장 중요한 점은 환자의 안전을 지키는 일이므로, 타겟이 되는 신경의 해부학적 위치나 술자의 능력에 따라 랜드마크법이나 초음파 유도하 신경차단법을 선택할 필요가 있다. 신경을 가시화(可視化)할 수 있는 장점을 가진 초음파 유도하 방법을 선택하더라도, 술자의 훈련이 부족하다면 환자의 안전은 지켜질 수 없음을 강조하고 싶다.

표 1 / 랜드마크 방법의 장점과 단점

장점	단점
필요한 기구가 적다. 저렴하다. 간편하다. 전신에 미치는 영향이 적다.	성공률이 비교적 낮다. 마취제의 발현시간이 늦다. 출혈 감염 국소마취제의 중독 위험 신경 손상 등등

신경차단술 실시할 때의 포인트와 유의점

신경차단술 전(前) 평가

두 가지 체크 포인트가 있다.

① 시술 예정부위에서의 감각이나 운동장애 유무를 확인 : 신경장애가 확인된 경우나 당뇨 · 혈류 장애 등에서 기인하는 2차성 신경 장애로 촉각이 둔해졌거나 과민한 부위의 경우에는 국소마취제에 의해 신경 장애가 악화될 수 있기 때문에 신경차단술을 피하는 편이 좋다[1].

② 항응고제의 복약 상태 확인: 항응고제 복용중에 신경차단술을 시행하는 경우에는 혈종이 발생할 수 있다. 합병증의 예방을 위해서는 사용하고 있는 약물을 멈추고 실시하는 것이 기본이다.

계획

평가 후에는 신경차단술 실시를 위해 다음 3가지에 대해서 계획을 세운다.

① 시술부위에 따른 적합한 신경차단술 선택

② 선택된 신경차단술의 특성에 적절한 방법 선택(예 : 랜드마크법과 초음파 유도하 방법중에서 택일)

③ 환자설명 · 동의서의 작성

준비

① 차단술 바늘은 둔침으로

바늘의 굵기와 길이는 타겟이 되는 말초신경까지의 거리를 참고하여 선택하되, 굵기는 22G, 23G, 25G가, 길이는 30~50mm 정도가 일반적으로 사용된다. 또한 신경 손상을 줄이기 위해서 둔침을 주로 선택한다.

② 국소마취제의 선택과 유의점[2] (표 2)

마취의 목적, 예를 들어 마취를 단시간 혹은 장시간 효과를 원하는지, 통증 차단만을 원하는지, 운동신경까지 차단하려고 하는지 등을 기준으로 각종 국소마취제와 농도를 선택한다.

마취시 절차와 환자 관찰의 포인트

① 기본 모니터링 기구 장착, 바이탈 사인 평가

표 2 / 신경차단술시 각종 국소마취제의 권장 사용 농도와 최대 투여량

국소마취제	권장사용농도 (%)	최대투여량 (mg)	각 농도에서의 최대투여량
Lidocaine	0.5~1.0	400	0.5% 80mL 1.0% 40mL
Levobupivacaine	0.2~0.25	150	0.25% 60mL 1.0% 15mL
Ropivacaine	0.25~0.3	300	0.3% 90mL 1.0% 30mL
Bupivacaine	0.2~0.25	175	0.25% 70mL 1.0% 17.5mL
Procaine	0.5~1.0	400	0.5% 80mL 1.0% 40mL

(문헌 2에서 인용)

주의사항 !

국소마취제의 사용량이 많아지면 혈액 속의 국소마취제 농도가 상승함에 따라 자율신경계에 영향을 미치거나 순환기 증상이 출현하는 국소마취제 중독(Local Anesthetic Systemic Toxicity; LAST)이 발생한다. 신경차단술 시행 부위에 따라서 국소마취제 혈중 농도 상승 정도의 차이가 있으므로 최대 투여량을 명확히 할 수는 없다. 일상 임상에서는 환자 개개인의 상태에 맞추어서 국소 마취의 1회 사용시 기준으로서 최대 투여량을 확인하고 마취제 총량을 최대 투여량 이하로 멈추는 것이 중요하다. 또, 표 2에 나타낸 것과 같이 권장 사용 농도에 따라서도 최대 사용량을 조정해야 한다.

【단시간 작용마취제】 Lidocaine에는 0.5%, 1%, 2% 다양한 농도에 에피네프린이 첨가된 제품이 있다. 단시간 마취작용으로 통증 차단만이 목적이라면 1% 농도의 프리필드시린지(prefilled syringe)를 사용하는 것이 편리하다.

【장시간 작용마취제】 Levobupivacaine에는 0.25%, 0.5%, 0.75%의 제품이 있다. 장시간 작용하는 통증 차단만이 목적이라면 0.25% 농도의 프리필드시린지가 편리하다.
마찬가지로 Ropivacaine에는 0.2%, 0.75%, 1.0%가 있다. 1990년대까지는 장시간 작용형 국소마취제로 Bupivacaine을 주로 사용하였으나 고용량으로 인한 심독성이 지적되어 현재는 이러한 부분을 개선시킨 안전성이 높은 Levobupivaince과 Ropivacaine이 임상 현장에서 적극적으로 사용되고 있다.

② 국소마취제 중독 대응 절차 매뉴얼, 약물, 산소, 마스크등 확인 : 2012년에 미국 국소 마취학회(American Society Of Regional Anesthesia and Pain Medicine; ASRA)에서 국소마취제 중독 대응 절차가 소개되었다[3]. 이를 참고하여 본과(니혼대학 의학부 마취과)에서 작성한 대응 매뉴얼이 그림 1 이다.

③ 수술 부위의 확인과 마킹(marking) : 좌우 오인을 막기 위해 의사, 간호사, 환자 모두 수술 부위를 확인하고 마킹한다. 신경차단술에서도 신경차단 부위의 좌우 오인 또는 국소마취제를 잘못 사용하여 급기야 근이완제를 주입했다는 보고[4]가 있었다. 방지책으로서 신경차단술 시행 전 타임아웃 도입, 신경차단술 전용 멸균 트레이의 준비 등이 제안되었다.

④ 점적 경로(IV line) 확보 : 긴급 대응 약물의 투여 경로로서 필수적이다.

그림 1 / **니혼대학 의학부 부속 이타바시 병원 마취과의 국소마취제 중독시 대응 매뉴얼**

국소 마취제 중독시 대응 절차(미국 국소마취통증학회 2012)

□ 수변에 노움을 청한다.

□ 초기 치료
- 기도 확보 : 100% 산소
- 진정 대책 : 미다졸람(벤조디아제핀계 약물)
- BLS, ACLS 시행

□ 심장, 부정맥에 대한 약물요법!!!*

☆ 약물 사용시 주의점 !!!
- 보스민(에피네프린) 투여는 소량부터!!!
  1mcgkg 이하부터 시작
  1mg/ml(1A)을 희석한다. 1A당 생리식염수는 20ml로 한다.
  시작용량을 1ml당 50mcg가 되도록 한다.

☆ 심실성 부정맥
  Amiodarone 300mg 정맥투여
  약품카트 최하단의 투명상자 내에 구비

☆ 피해야 할 약물!!!
- Lidocaine
- Vasopressin
- Calcium Channel Blocker
- Beta blocker

□ 20% 지방제제의 투여 Lipid Emulsion(구급카트 최하단 안)
- Intralipid 1.5ml/kg의 정맥 1회 투여(bolus injection). 투여 1분 이상에 걸쳐서
  50kg, 75ml까지 정맥 내 투여
- 0.25ml/kg/min 으로 지속 투여(continuous injection)
- 순환 허탈(cardiovascular collapse) 지속 시 1.5ml/kg bolus injection을 반복
- 혈압 저하의 지속 시 지속투여량을 0.5ml/kg/min으로 증량
- 순환 동태 안정 후에도 10분 이상은 지속 투여가 필요함.
- 투여량의 상한은 처음 30분간 10ml/kg, 50kg에서는 500ml

□ 경피적 심폐 순환보조(Percutaneous Cardiopulmonary Support) 준비

작성 2012.7.10. 글 마취과 카토 지츠

⑤ 신경차단술 시 환자의 불안증후 대응 : 시술도중 환자와 지속적인 의사소통을 시행하면서, 바이탈 사인, 표정등의 관찰 · 평가를 기본으로 한다. 불안과 긴장이 심할 경우 시행자에게 익숙한 진정법을 환자에게 실시한다.

⑥ 랜드마크법 : 피부마킹// 초음파 유도하 방법 : 초음파장치의 배치를 결정

⑦ 각각 신경차단술의 특징에 따른 프리스캔(Pre-scan) 실시

⑧ '안전한 초음파 유도하 신경차단술 시행을 위한 10가지 포인트'(표 3)[5]의 준수

표 3 / 안전한 초음파 유도하 신경차단술 시행을 위한 10가지 포인트

1. 피부에 구조물 그리기(혈관, 근육 등)
2. 단축상(short axis view)에서 신경, 신경총 확인
3. 해부학적 구조의 이상 유무를 판단
4. 바늘에 의한 조직 손상을 방지할 수 있는 주입 경로를 계획한다.
5. 무균 시술의 확보
6. 바늘 끝이 타겟을 향하고 있는지 실시간 화면으로 항상 확인
7. 신경자극장치 등 신경을 확인할 수 있는 방법의 병용
8. 소량의 국소마취제 투여를 통해서 바늘의 위치확인
   만약 마취제가 보이지 않는다면, 혈관내로 침투했던지, 타겟조직에서 벗어났을 가능성이 있음.
9. 마취제가 잘못 투여될 가능성을 줄이기 위해서, 마취제가 화면에서 보이지 않을 경우에는 위치를 수정해서 재투여 한다.
10. 철저한 안전대책 및 위급상황에 대한 가이드라인을 유지하도록 노력한다.

(문헌 5에서 인용)

이렇게 하면 쉽다!

초음파 진단 프로브와 바늘 취급법

프로브를 피부에 밀착시킨 채 천천히 피부를 기어가듯이 연속하게 이동시키면 양호한 초음파상을 얻을 수 있다. 바늘의 끝 부위를 육안으로 용이하게 확인하기 위해서는 바늘 끝이 2중으로 그려지도록 바늘 끝의 단면을 위로 향하게 한다. 또한 평행법(초음파 빔과 바늘이 평행하도록 삽입하는 방법)에서 바늘 끝 위치 확인 시 바늘을 앞뒤 혹은 상하로 움직이는 방법도 알아두면 편리하다.

혈관천자 유무를 확인

주입된 주사기를 흡인하여 혈액 역류가 없는지 확인하는 것만으로는 혈관천자 가능성을 완전히 배제할 수 없다. 초음파 유도하법에서는 국소마취제 1mL 주입 하였을 때, 마취제의 잔상이 나타나면 혈관을 천자하지 않았다는 것을 의미하는 중요한 소견으로 습관적으로 확인하고, image를 저장하도록 한다.

신경자극장치의 병용

마취의 타겟이 되는 신경이 심부에 있을 경우에는 신경자극장치를 병용하면 신경을 찾아내기가 용이해진다. 또한 표면에 위치한 경우에도 바늘의 끝 부위에서 예상 외로 신경에 가까

워졌을 때 시술자에게 경고 신호를 알려줄 수 있는 도구이기도 하다.
단, 본 장치를 사용할 경우에는 바늘 끝이 절연되어 있지 않은 신경자극장치를 사용할 필요가 있다. 기본적인 사용법으로는 신체 표면에 전극을 부착하고 파장 0.1ms, 주파수 2Hz의 셋팅으로 1.0mA부터 시작한다. 바늘로 피부를 천자한 뒤 천천히 표적 신경에 접근시켜 운동반응을 얻으면 자극의 강도를 0.5mA까지 떨어뜨린다. 그 강도로도 운동 반응을 얻을 수 있다는 것을 확인한 후, 바늘 끝이 신경 외막을 뚫어 외막 내에 위치하지는 않았는지 확인을 위해, 한층 더 자극의 강도를 0.2mA로 저하시킨다. 만약 운동 반응이 보이는 경우, 바늘이 외막 내로 들어가 있다는 의미이므로 국소마취제를 주입해서는 안된다. 0.2mA로 운동 반응을 얻을 수 없는 곳까지 후퇴한 다음 국소마취제를 주입한다.

차단술 후의 관찰, 평가, 대응

국소마취제를 전량 주입한 후에도 계속 바이탈 사인과 환자 표정 등을 관찰하면서, 환자와 의사소통을 시도해야 한다. 이러한 반복이 의사가 환사의 이상상태를 알아차리기 위해서는 매우 중요하며, 비상 상태의 조기발견과 적절한 초기대응으로 이어지게 할 수 있다. 특히 주의해야 할 대표적인 비상 상태로는 순환기 및 중추신경계 관련 증상이 출현할 수 있는 국소마취제 중독(Local Anesthetic Systemic Toxicity; LAST)이 있다.

고전적으로 명시된 국소마취제 중독의 초기 증상으로는 다변(多辯; Verbosity=말이 많아짐)이나 흥분이 발생한다고 되어 있으나, 이는 체포면 침윤 마취(infiltration anesthesia) 시에 사용한 국소마취제의 사용량이 권장량을 초과하여 서서히 국소마취제의 혈중 농도가 상승하였을 경우의 증상이다. 신경차단술에서는 종류에 따라서 1회에 고용량의 국소마취제가 주입되기도 하며 랜드마크 법에서는 지금까지 국소 마취가 통상 주입되지 않았던 신체의 심부나 근막 사이에, 초음파 유도하 법에서는 고용량의 국소마취제가 주입되기 때문에 국소마취제에 중독되는 혈중 농도까지 상승하는 시간을 예측하기 어렵고, 게다가 임상증상으로서 반드시 다변이나 흥분이 출현한다고 할 수 없다. 빠른 시간 내에 빠른 속도로 주입되어서, 아니면 긴 시간 동안 혈액에 국소마취제가 높은 농도로 존재하게 되면 갑작스런 순환계 증상이나 중추신경 증상이 출현할 수 있다.

이러한 사태에 적절히 대응하기 위해서 주의 깊은 환자 관찰에 덧붙여 국소마취제 중독 대응 매뉴얼(그림 1)을 미리 준비하고 내용을 확인하면서 대응 하는 것을 권장하고 있다. 특히 국소마취제 중독을 의심했다면 주저없이 신속하게 Lipid Emulsion 사용의 중요성을 강조하고 있다. 국소마취제 중독의 발병 빈도는 예방 및 대응 교육을 통해 꾸준히 감소하여 현재는 0.3/10,000까지 개선 하였지만 완벽하게 예방할 수는 없었다[6].

신경차단술에서 기인하는 신경 장애의 메카니즘 · 예방책

신경차단 시행 환자에서 수술 후 말초신경 장애가 추정되는 원인으로는 환자 인자, 수술 인자, 그리고 신경차단술 인자, 이렇게 세 가지로 나뉜다(표 4).

그 중에서도 신경차단술 인자에서 바늘에 의한 신경 손상이 어떠한 경우에서 발생하는지를 알아보자. 일반적으로 바늘의 끝은 신경외막(epineurium)의 외부에 위치시켜 신경외막 주위에 국소마취제를 주입하는 방법이 기본 수기이다(그림 2). 그러나 바늘 끝이 신경다발의 내측에 위치하게 되면 신경이 장애를 받아 왈러 변성(Wallerian Degeneration)이 생긴다. 다만, 바늘 끝이 신경외막의 안쪽에 위치하지만, 신경다발의 외부에 위치한 것만으로는(즉, 약제를 투여 하지 않았다면) 왈러 변성은 발생하지 않는다. 국소마취제가 주입되면 왜 신경 장애가 발생하는지에 대해서는 명확한 Evidence가 제시되어 있지 않다. 그렇기 때문에 일상 임상에서는 신경외막 내측 또는 신경다발의 외측으로의 국소마취제 주입은 신중해야 하며 가급적 실시해서는 안 된다.

수술 후 신경장애의 발병 빈도는 수술 후 2~3개월은 3%, 수술 후 6~12개월에서 2~4/1,000 영구적인 신경장애는 1/65,000으로 보고되고 있다[7].

맺으며

안전한 초음파 유도하 신경차단술 확립을 위해 임상현장에서 우리가 반드시 갖추어야 하는 것은 각종 신경차단술을 실시할 때 1) 예상되는 합병증을 **인지**하여 이상 증후를 2) 조기에 **감지**하고 3) 대응책을 **시행**하는 능력을 익히는 것이다. 이 책이 임상에서 안전한 신경차단술의 시행 및 확립 하려는 독자들에게 도움이 되길 바란다.

표 4 / **수술 후 말초신경장애를 일으키는 것으로 추정되는 원인**

환자 인자	· 술전 합병증: 당뇨병 · 차단술 전부터 존재하는 말초신경장애 등
수술 인자	· 수술 중 자세 · 수술수기 · 수술 후 자세등
신경차단술인자	· 바늘에 의한 직접적 신경 손상 · 국소마취제의 신경외막 내 주입 · 국소마취제의 신경 독성 등

그림 2 / 신경차단술시 국소마취제의 적절한 주입 부위

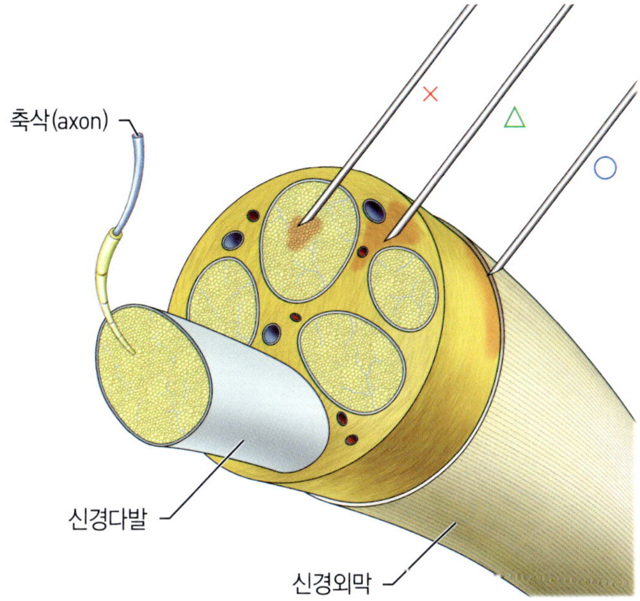

【참고문헌】

1) 加藤　実. 安全な超音波ガイド下神経ブロックの確立を目指して－合併症報告から学ぶ神経ブロックの留意点－. ペインクリニック 2014 ; 35 : 753-64.
2) 林田眞和. 局所麻酔薬とは 局所麻酔薬の薬理. 小外科手術のための局所麻酔. 花岡一雄 編, 東京 : 克誠堂出版 ; 2014. p18.
3) Neal JM, Mulroy MF, Weinberg GL, et al. American Society Of Regional Anesthesia and Pain Medicine checklist for managing local anesthetic systemic toxicity : 2012 version. Reg Anesth Pain Med 2012 ; 37 : 16-8.
4) Edmonds CR, Liguori GA, Stanton MA. Two cases of a wrong-site peripheral nerve block and a process to prevent this complication. Reg Anesth Pain Med 2005 ; 30 : 99-103.
5) Site BD, Chan VW, Neal JM, et al. The American Society of Regional Anesthesia and Pain Medicine and the European Society of Regional Anaesthesia and Pain Therapy Joint Committee recommendations for education and training in ultrasound-guided regional anesthesia. Reg Anesth Pain Med 2009 ; 34 : 45-6.
6) Gitman M, Barrington MJ. Local anesthetic systemic toxicity : a review of recent case reports and registries. Reg Anesth Pain Med 2018 ; 43 : 124-130.
7) Neal JM. Ultrasound-guided regional anesthesia and patient safety : update of an evidence-based analysis. Reg Anesth Pain Med 2016 ; 41 : 195-204.

경부 · 견관절

1. 성상신경절(Stellate Ganglion) 차단술
2. 상완신경총(Brachial Plexus) 차단술
3. 대후두신경(Greater Occipital Nerve) 차단술
4. 액와신경(Axillary Nerve) 차단술
5. 견봉하 점액낭(Subacromial Bursa) 주사법
6. 견갑상신경(Suprascapular Nerve) 차단술
7. 견관절(Shoulder Joint) 주사법

1 성상신경절(Stellate Ganglion) 차단술

적응증

두부, 경부, 상지의 질환 중 교감신경 차단, 혹은 혈류 개선을 통해서 통증이 완화되는 질환에 적응된다.

- 안면통증
- 돌발성 난청
- 경추증(cervical spondylosis)
- 환지통(Phantom limb pain)
- 흉곽출구증후군(Thoracic outlet syndrome)
- 경추상완증후군(Cervicobrachial syndrome)
- 대상포진 후 신경통
- 레이노증후군 등

진입 부위 주변 해부

해부학적으로 성상신경절은 Th1–2 레벨에 위치하는 경우가 많으며, 여기서 설명하는 술기는 정확하게 말하자면, 경부 교감신경과 성상신경절을 이어주는 신경섬유를 차단하는 구획 차단술이다(그림 1a). 척추동맥(vertebral artery)은 C7 레벨까지는 횡돌기(transverse process)의 전면을 주행하지만, C6 레벨에서는 횡돌기공(transverse foramen) 내부에 위치한다. 그렇기 때문에 C6 레벨로 주사를 진입하면 척추동맥 손상 위험을 줄일 수 있다(그림 1b). 그외로, 되돌이 후두신경(recurrent laryngeal nerve), 상완신경총, 횡격신경(phrenic nerve)의 위치에 유의하도록 한다(그림 2a).

환자 자세와 진입시의 랜드마크

- 앙와위 : 가볍게 입을 벌려 목 주변근육의 긴장을 풀어준다(그림 3).
- 윤상연골 레벨에 있는 경동맥 결절(carotid tubercle; 제6경추 횡돌기 전방결절)

그림 1 / 성상신경절의 해부학적 위치

a

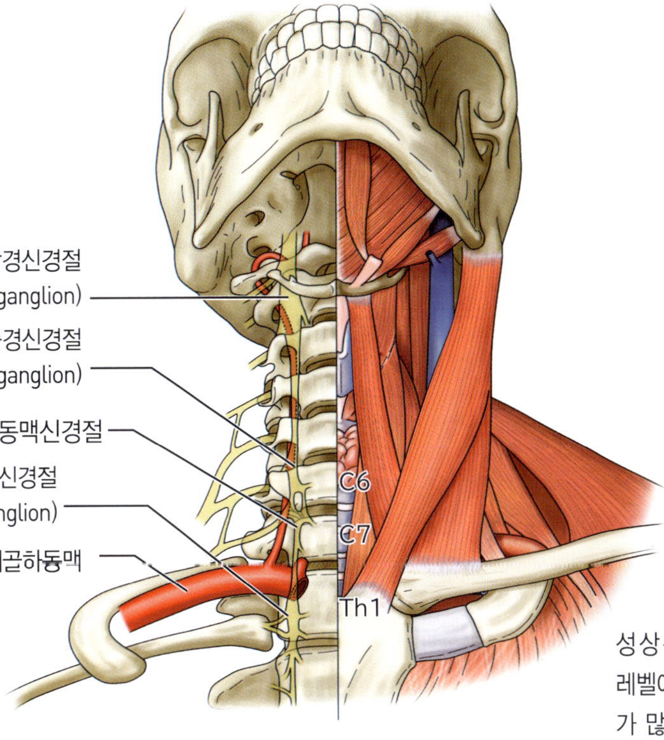

성상신경절은 Th1–2 레벨에 위치하는 경우가 많다.

b

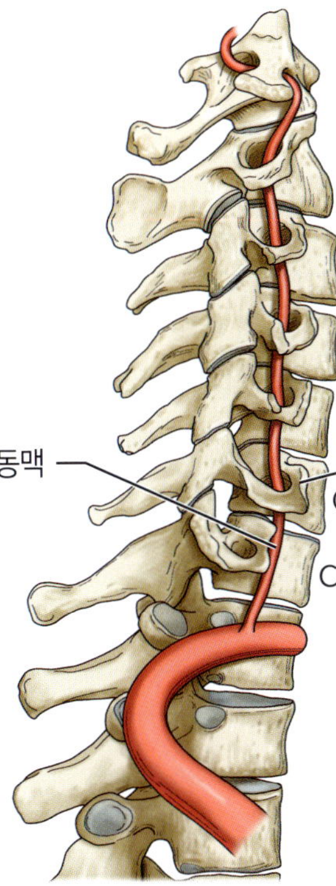

척추동맥은 C6 레벨에서 횡돌기공(transverse foramen)의 내부에 위치하기 때문에 C6 레벨로 진입한다면 척추동맥 손상의 위험을 줄일 수 있다.

그림 2 / C6레벨의 횡단면과 초음파상

a 횡단면

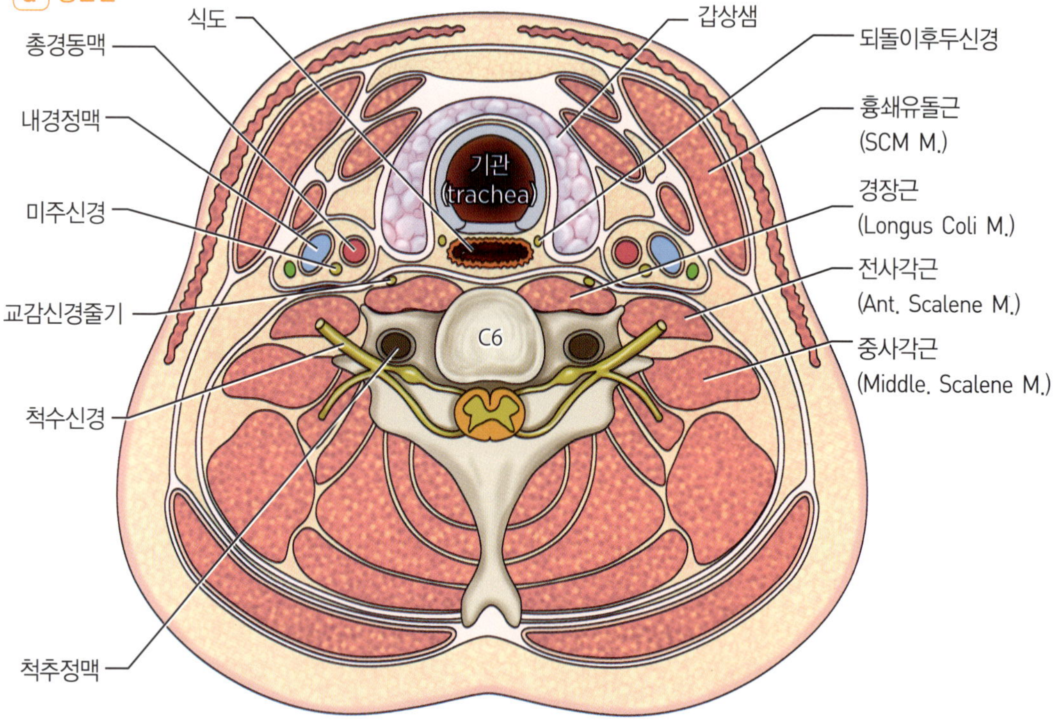

b 초음파상(우측은 Schematic image)

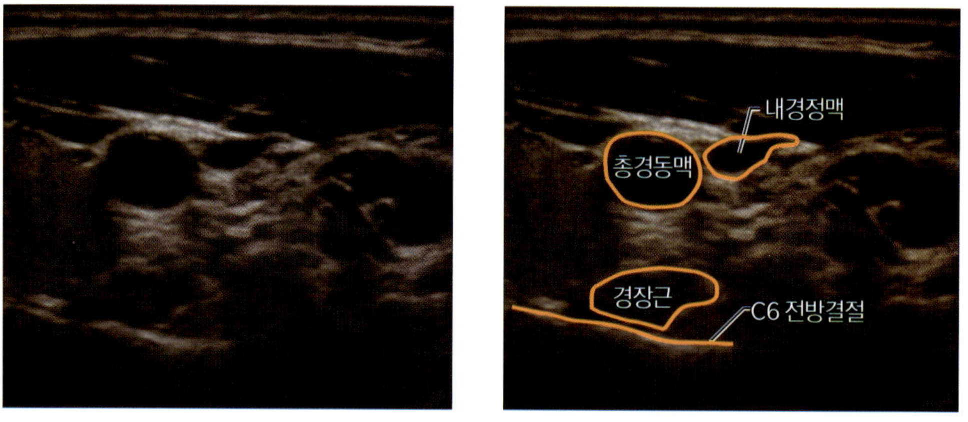

그림 3 / **환자 자세**

앙와위

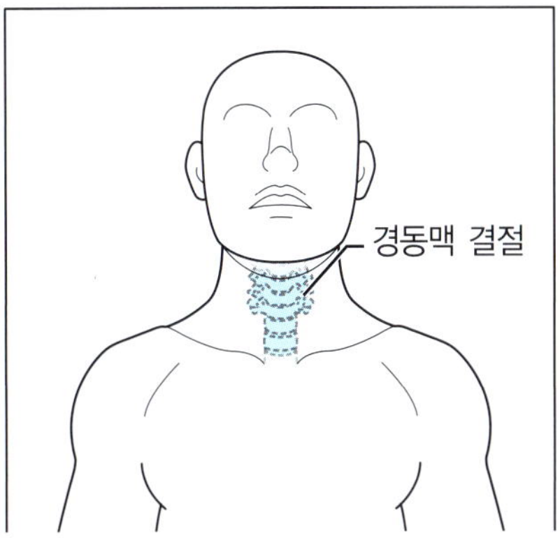

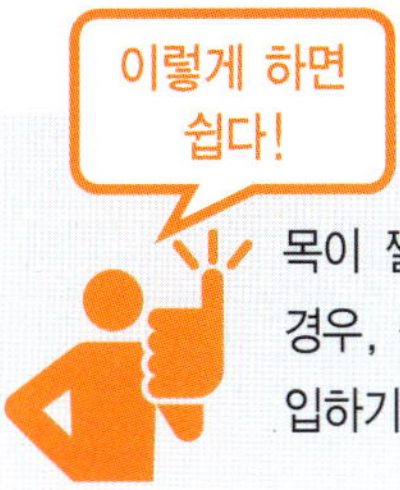

목이 짧고 굵은 경우에서 천자가 어려울 경우, 적절한 높이의 베개를 사용하면 삽입하기 쉬워진다.

시술의 흐름

1

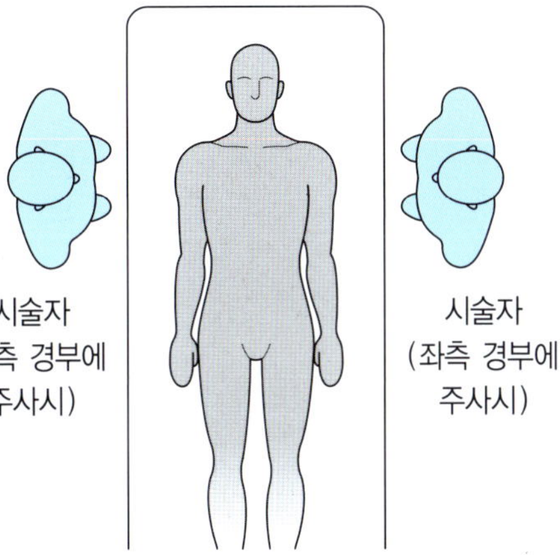

바늘은 25G 둔침을 이용한다. 시술자는 차단하려는 신경절의 위치와 방향(좌측 혹은 우측)에 맞추어, 서 있는 상태로 수기를 한다.

2

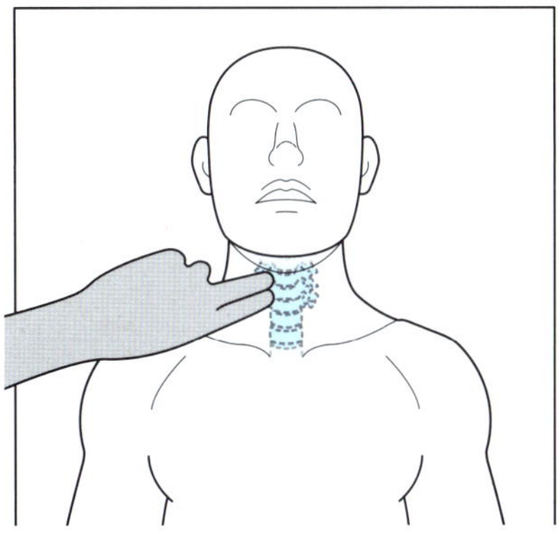

윤상연골의 레벨에서 검지와 중지를 기관(trachea)에 따라가듯이, 흉쇄유돌근이나 경동맥 등의 조직을 외측으로 밀어내면서, 심부로 진입하면 경동맥 결절에 도달하게 된다.

3

a 정면에서 본 그림

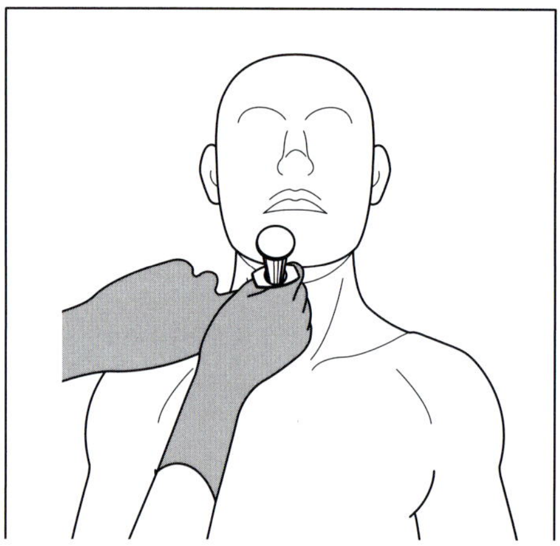

b 대각선에서 본 그림

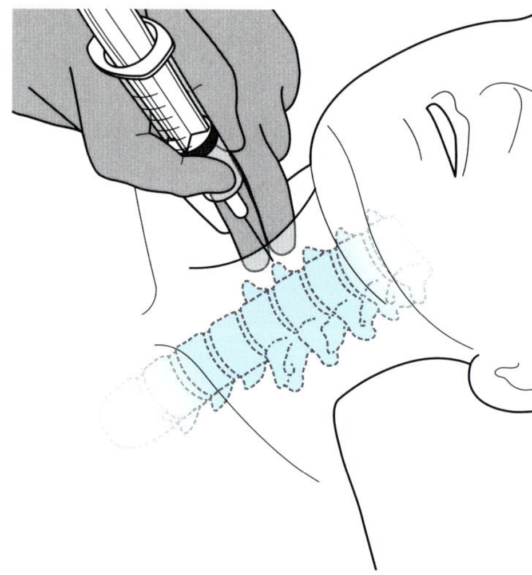

검지와 중지를 경동맥 결절에 두고 수직으로 바늘을 주사한다.

4

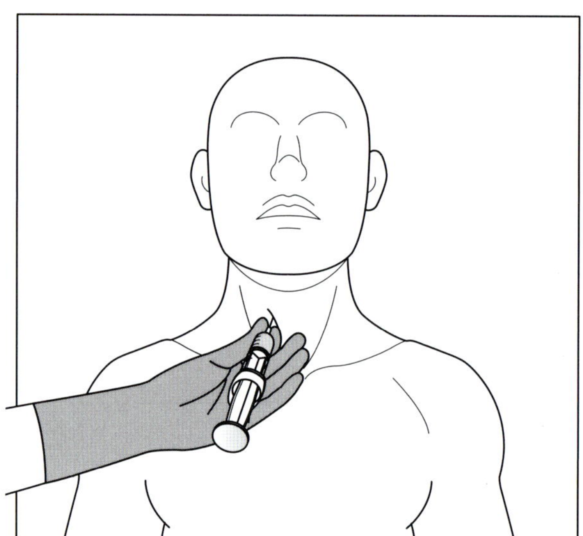

경동맥 결절에 바늘 끝이 닿으면 왼손을 쇄골에 두고 고정하여 바늘 끝이 움직이지 않도록 엄지와 검지로 바늘 끝부분 플라스틱 부분인 Needle hub를 잡는다.

5

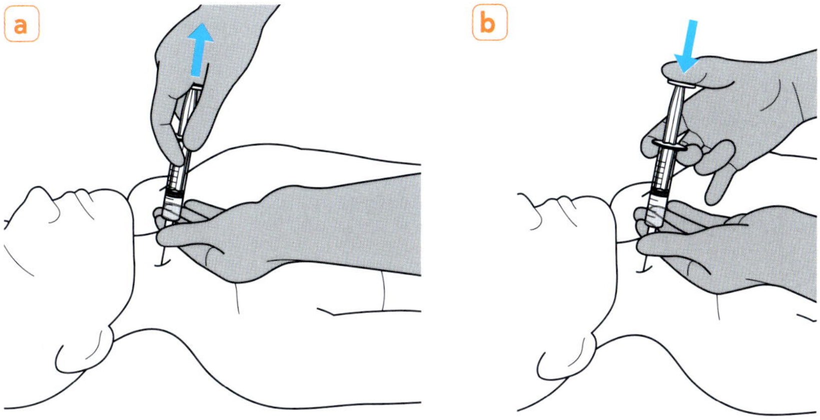

흡인하여 역류가 없는 것을 확인한 후, 0.5~1mL 정도 소량의 국소마취제를 주입한다. 이후 흡인과 주입을 반복하면서 천천히 주입한다.

6

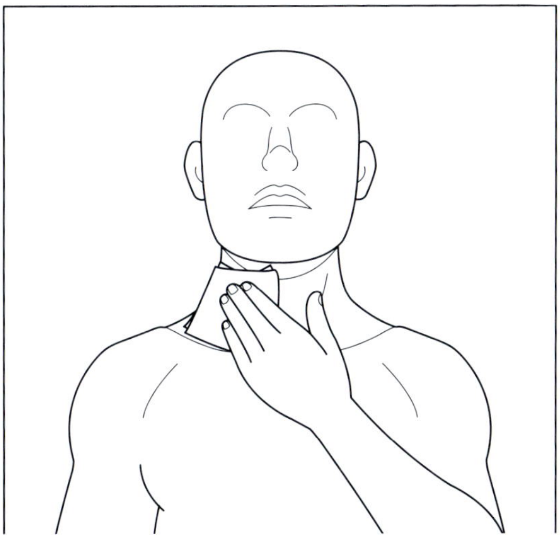

발침 후에는 환자의 건측 손가락을 주사 부위로 가져오게 해서 환자 스스로 5분정도 압박하게 한다.

7 차단 후 20~30분의 안정시간을 취한다. 그 동안 5분마다 목소리나 표정 등을 관찰하는 것 외에도 의식저하, 애성(Hoarseness), 상완신경총마비가 나타나지는 않는지, 합병증의 초기 증상 발생 유무를 확인하는 것이 중요하다.

주의사항 !

- 환자의 체형에 관계없이 경동맥 결절이 만져지지 않을 수 있다. 그러한 경우에는 무리하게 맹목적(blind) 차단술을 진행하지 말고, 초음파 유도하에서 행하는것이, 여러 가지 합병증을 피할 수 있어 바람직하다. 초음파 유도하 차단술로는 경장근을 타켓으로 하여 근육 내에 국소마취제를 주입하는 방식으로 시행한다(그림 2b 참조).
- 과거에 흡인 시 역류가 관찰되어 국소마취제를 주입하기 전에 바늘을 뺐지만, 곧바로 환자는 의식 장애를 일으켰던 경험이 있다. 척추동맥은 뇌로 직접 유입되기 때문에 아주 적은 양의 국소마취제로도 환자가 의식장애를 일으킬 수 있어서 세심한 흡인 테스트가 매우 중요하다.

사용하는 기구 및 약제와 투여량

- 25G 둔침(blunt needle)
- 10ml 일회용 주사기
- 0.5~1% Lidocaine 5ml

그림 4 / 사용하는 기구와 약제

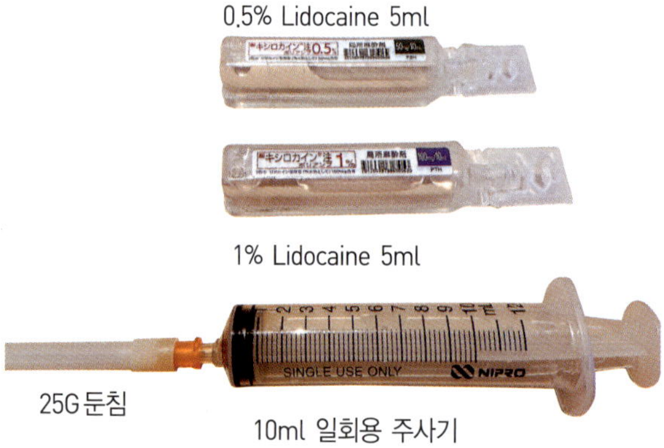

본 수기에 특이적으로 발생하는 합병증과 그 대처법

성상신경절 차단술에서 빈도가 높은 합병증으로는 애성(되돌이 후두신경마비), 팔 저림과 근력 저하(상완신경총 마비)가 있다. 모두 일시적이며 특별한 치료없이 시간이 경과하면 완전히 회복된다. 반면에, 심각한 합병증으로는 국소마취제의 총경동맥 혹은 척추동맥 주입에 의한 의식장애, 경련, 호흡정지가 있다. 이 때문에 본 차단술 시행 시에는 산소, 앰부주머니, 정맥로 확보, 항경련제 등으로 긴급 사태를 준비하고, 무슨 일이 있으면 즉시 대응할 수 있는 체제를 갖추어 두는 것이 중요하다.

표 1 / 성상신경절 차단술에 특이적인 합병증과 대처법

합병증	증상	원인	대응	예방
되돌이 후두신경마비	애성, 연하장애	되돌이 후두 신경까지 마취제가 퍼져서 생긴다.	· 애성은 국소마취제의 효과시간이 지나면 반드시 없어진다는 것을 환자에게 설명한다. · 애성이 발생한 동안에는 음식을 잘못 삼키게 될 가능성이 있으므로 음식섭취를 삼가하도록 설명한다.	국소마취제 주입 시 바늘 끝이 경동맥 결절에서 벗어나지 않도록 주의한다.
상완신경총마비	차단술 시행측 상지의 감각 및 운동장애	상완신경총으로 국소마취제가 퍼지면 발생하게 된다.	· 국소마취제의 효과시간이 지나면 반드시 증상이 소실되는 것을 환자에게 설명한다. · 운동장애에 더해서 감각장애도 있을 수 있으므로 환자가 자신이 모르는 사이에 의상을 입지 않도록 삼각건등으로 팔을 일시적으로 고정한다.	
총경동맥 또는 척추동맥 내 주입	의식저하, 경련, 호흡정지	국소마취제가 척추동맥이나 총경동맥 내에 투여하게 되면 뇌를 순환하는 동맥들이기 때문에 극소량의 국소마취제 주입에도 증상을 일으킨다.	· 의식장애가 나타나는 즉시 주변에 도움을 청하고 먼저 앰부 주머니(ambu bag)로 호흡관리를 한다. 동시에 정맥로를 확보하고 경련이 보이면 항경련제를 투여한다. · 바이탈 사인을 확인하면서 의식이 회복될 때까지 호흡및 순환에 대해서 관리를 한다.	–
경막외 및 지주막하 주입	급격한 의식저하, 호흡정지, 혈압저하	국소마취제가 경막외 공간과 지주막하에 투여되면 발생한다.	· 의식장애가 나타나는 즉시 주변에 도움을 청하고 앰부 주머니로 호흡관리를 한다. 동시에 정맥로를 확보하고 혈압저하가 있으면 승압제를 투여한다. · 바이탈 사인을 확인하면서 의식이 회복될때 까지 호흡및 순환에 대해서 관리를 한다.	–
기흉	차단술 시행 직후나 수시간 뒤에 호흡곤란 혹은 흉통	바늘끝이 과도하게 꼬리쪽(caudal)으로 주입되면 흉막과 폐포가 손상되어 기흉이 생긴다.	귀가 후에 증상이 나타나는 경우가 많기 때문에 원내에서 발견하기가 어렵다. 환자에게는, 귀가 후에 호흡곤란이나 흉통이 출현하면 곧바로 병원에 연락하도록 미리 설명한다.	바늘을 삽입할 때 경동맥 결절을 향해 수직으로 찌르도록 하며 바늘 끝이 꼬리쪽(caudal)으로 가지 않도록 유의한다.
혈종	경부종창	바늘 삽입 시 혈관 손상을 지혈하지 못하고 귀가 후에 서서히 혈종이 증가하여 생긴다.	귀가 후에 증상이 나타나는 경우가 많기 때문에 원내에서 발견하기가 어렵다. 환자에게는, 귀가 후에 호흡곤란이나 경부종창이 발생하면 곧바로 병원에 연락하도록 미리 설명한다.	환자가 항혈소판제나 항응고제를 내복하고 있지는 않는지 시행 전에 반드시 확인한다. 차단술 시행 후 최소 5분은 의사 또는 환자 자신이 주사부위를 압박 시행하도록 한다.

2 상완신경총(Brachial Plexus) 차단술

사각근간(Interscalene) 접근법 (초음파 유도하)

적응증

① 마취의 경우 : 어깨관절, 쇄골, 상완근위부의 수술(*척골신경영역은 차단이 어렵다.)
② 통증 치료의 경우 : 경추척수증, 경추신경근증, 경추 추간판탈출증, 경추상완증후군 등

진입 부위 주변 해부

상완신경총은 제5경추신경(C5)부터 제1흉추신경(T1)의 전지(ventral ramus)로 구성되어 있다. 각각의 신경근은 추간공에서 나온 후 전사각근(anterior scalene muscle)과 중사각근(middle scalene muscle) 사이를 주행하며, C5, C6은 상부 간부(upper trunk), C7은 중간 간부(middle trunk), C8, T1은 하부 간부(lower trunk)를 형성한다. 전사각근과 중사각근은 각각 경추횡돌기의 전결절과 후결절에서 기시하여 제1늑골에 부착된다. 전사각근과 중사각근 사이의 공간은 사각근사이 고랑(interscalene groove)이라고 불리고 사이를 주행하고 있는 상완신경총은 체표로부터 촉지할 수 있다(그림 1). 3개의 신경간부는 쇄골 후방에서 전방 분할(anterior division)과 후방 분할(posterior division)로 분지한 후 쇄골 아래에서 3개의 신경 코드(cord)를 형성한다.

환자 자세와 진입시의 랜드마크(그림 2)

- 앙와위(어깨에 베개를 끼운다) 또는 반측와위. 환자에게 차단술 하는 방향과 같은 측의 무릎에 손을 뻗게하면 어깨가 내려가면서 공간이 생긴다. 머리는 살짝 차단술 반대방향으로 향하게 한다.
- 랜드마크 : 전 · 중사각근, 사각근사이 고랑

그림 1 / 경부의 주변 해부

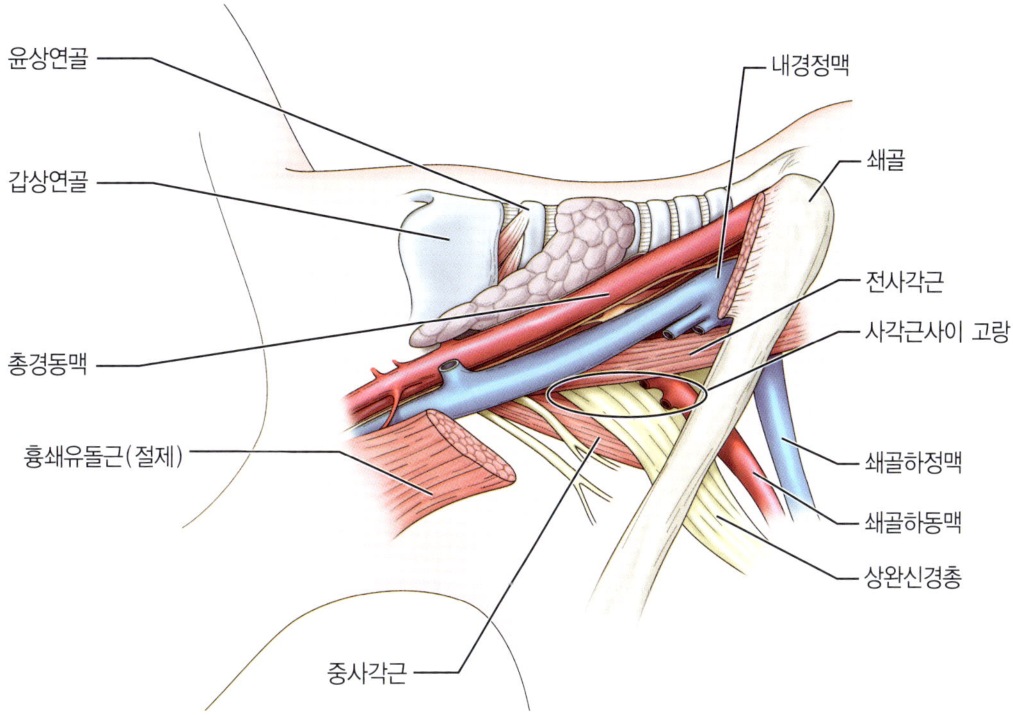

그림 2 / 환자 자세와 진입시 랜드마크

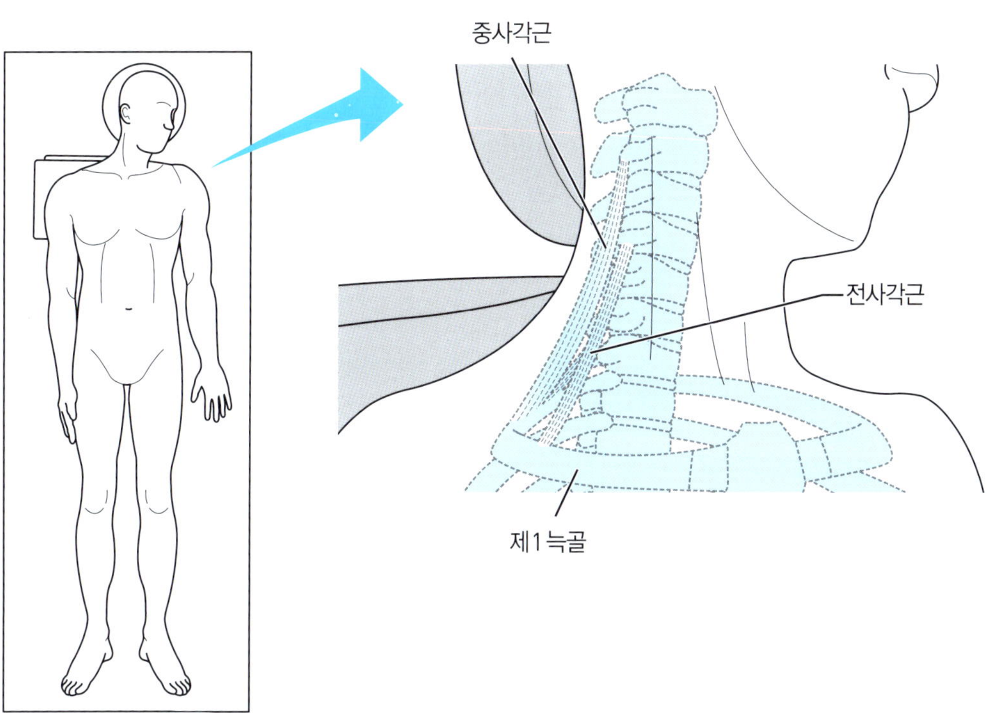

사용하는 기구 및 약제와 투여량

【기구】

- 초음파 기기, 신경자극장치 (10~15MHz)
- 기타 기구는 그림 3 참조
- 신경차단용 자극침 및 신경자극장치가 필수는 아니다. 특히 통증 치료에서는 자극장치에서의 자극이 오히려 통증을 더 유발할 수 있다.

【약제】 (그림 4)

- 국소마취제: 수술 내용과 목적, 연령에 맞추어 조정한다.
  - → 마취의 경우: 0.25~0.5% Ropivacaine 또는 Levobupivacaine … 10~15mL
  - → 통증 치료 시 : 0.5~1% Lidocaine 또는 Mepivacaine … 5~10mL

그림 3 / **사용 기구 : 트레이 내용물**

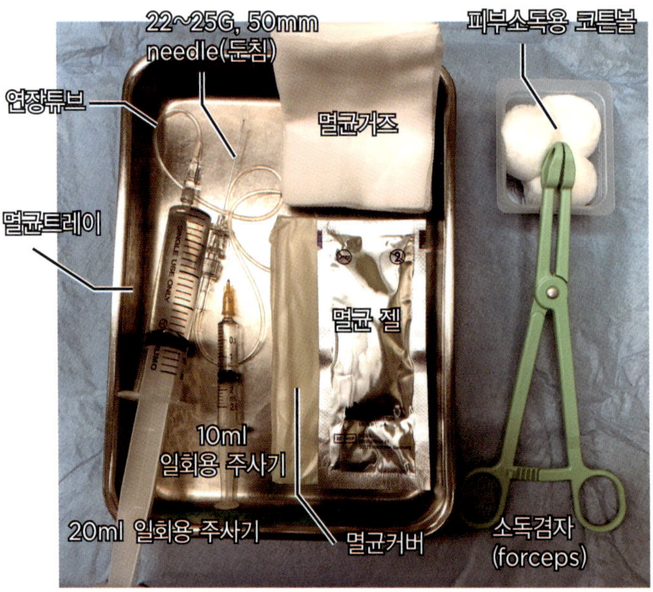

그림 4 / **사용 약제**

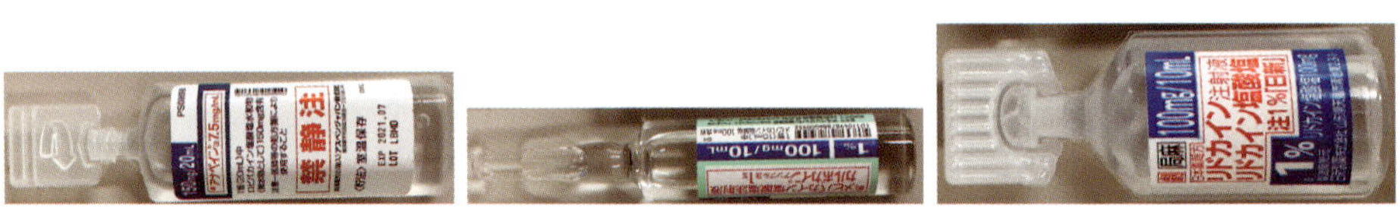

Ropivacaine　　Mepivacaine　　Lidocaine

수기의 흐름

1

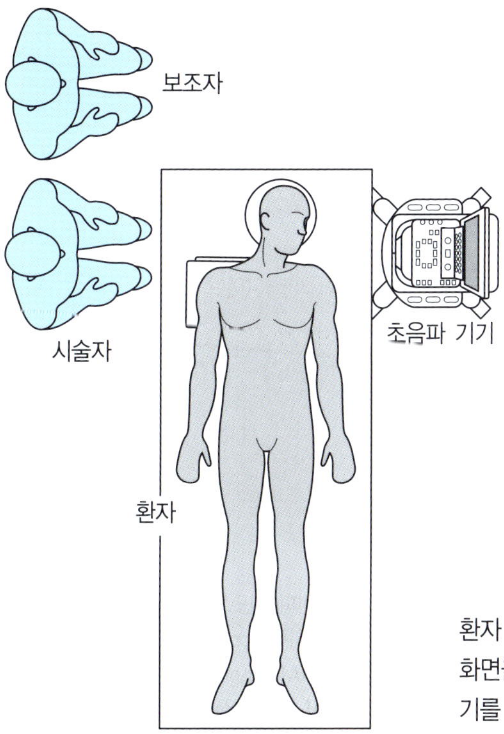

환자 자세를 확인하고 바늘 진입 방향과 초음파 화면을 보는 시선의 방향이 일치하도록 초음파 기기를 배치한다.

2

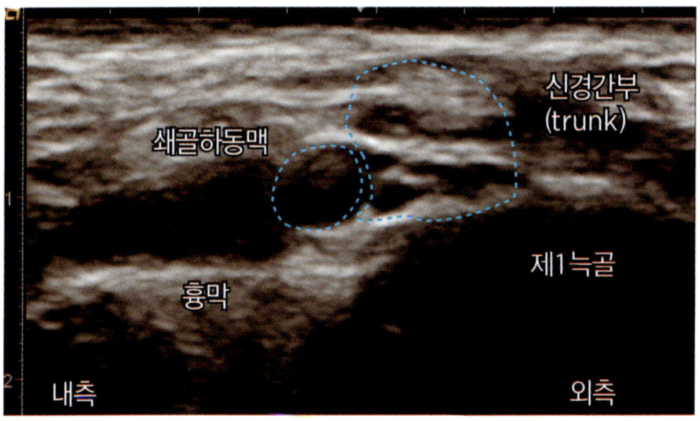

프로브를 쇄골상와(supraclavicular fossa)에서 쇄골과 평행하게 대고 제1 늑골을 타고 주행하는 쇄골하동맥과 그 바깥쪽에 포도송이 모양으로 보이는 상완신경총을 화면에서 확인한다. 상완신경총은 난원형(oval)의 저에코성 구조물이 고에코성의 주변 조직에 둘러싸여 있어 포도송이 모양으로 보인다.

3

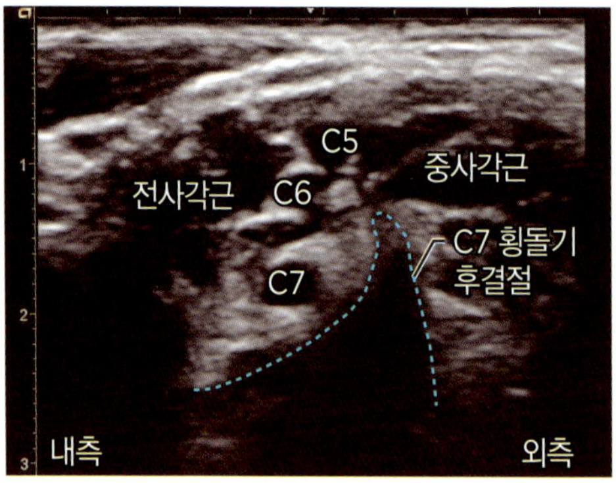

프로브를 경부를 따라서 머리쪽으로 향하면 전, 중사각근 사이를 주행하는 신경근을 관찰할 수 있다. C7 횡돌기 후결절 근처에서 저에코성을 보이는 C7 신경근을 그려낼 수 있다. C7 횡돌기는 전결절이 없기 때문에 쉽게 찾아낼 수 있다.

4

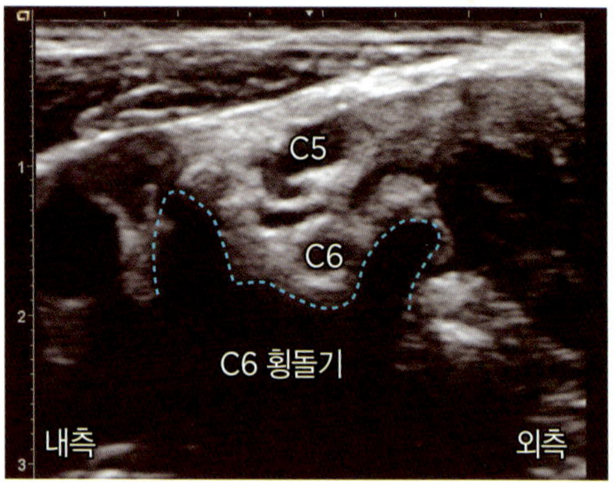

더욱 프로브를 머리쪽으로 이동시키면 '꽃게의 집게다리(파란색 점선)' 처럼 보이는 C6 횡돌기를 찾아낼 수 있고, 전결절과 후결절 사이에 위치한 C6 신경근을 그려낼 수 있다. 마찬가지 방법으로 C5 신경근도 그려낼 수 있다.

5

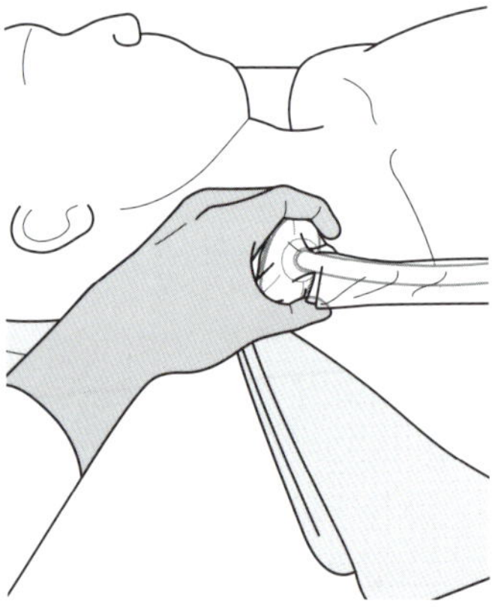

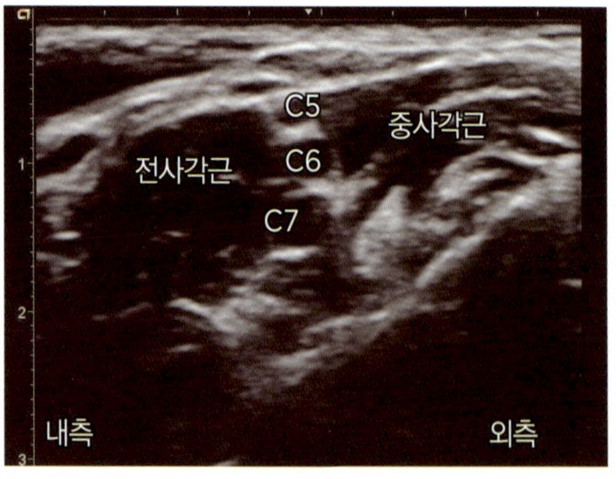

진입시에는 C5, C6를 동시에 그릴 수 있는 레벨에 프로브를 위치시킨다. 컬러 도플러 기능을 이용해서 바늘의 진입 경로에 혈관이 없는지 확인한다. 혈관이 없는 것이 확인되면, 피부소독 후 멸균커버를 씌운 프로브를 경부에 대고 목표로 하는 신경근을 그려낸다.

6

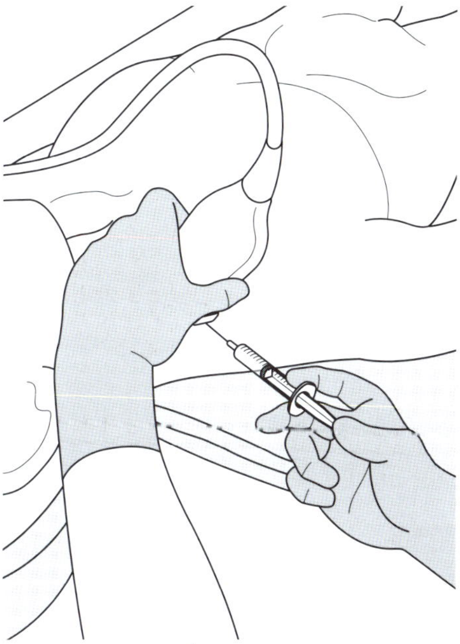

프로브 외측에서 25G 바늘을 이용하여 평행법으로 국소 마취제를 피부와 피하에 침윤 마취한다.

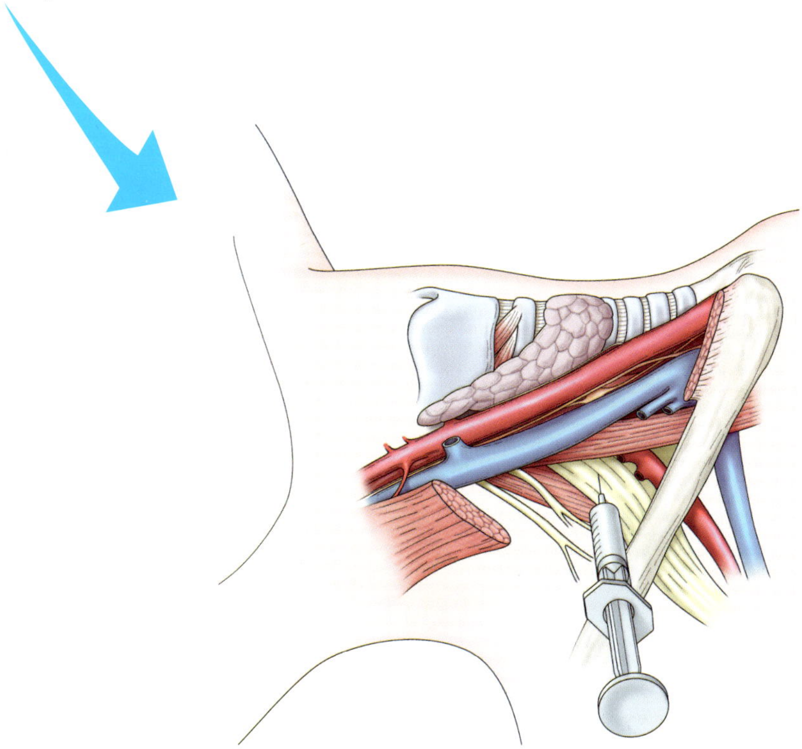

7

a

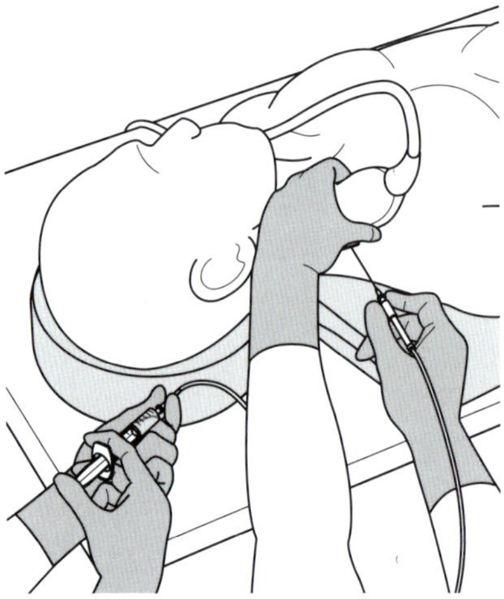

마찬가지로 프로브 외측에서 신경차단술 바늘을 삽입하여 중사각근막을 관통해 C5와 C6 사이로 바늘 끝을 유도한다. 주사기는 보조자가 들고 있게 한다.

b

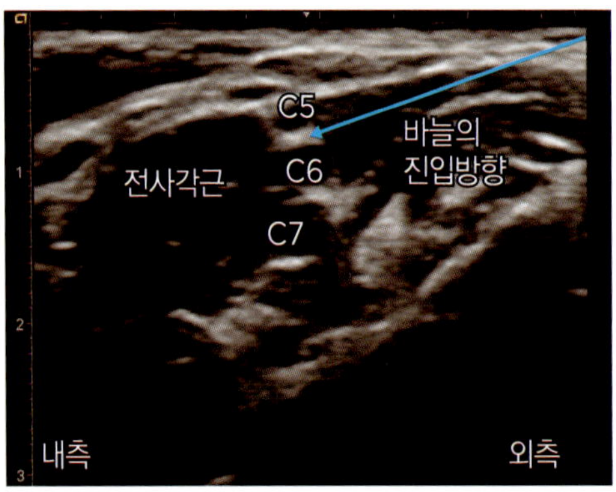

신경차단술 바늘의 진입방향을 신경근 C5와 C6 사이로 진입하도록 한다.

8

흡인 테스트로 역류가 없는 것을 확인한 뒤, 주입 시 강한 저항이 없는지 확인하며 국소마취제를 소량씩 분할 투여한다. 방사통 여부를 확인할 필요는 없다. 시술 후 30분간 안정을 취하게 한다.

본 수기에 특이적으로 발생하는 합병증과 그 대처법

횡격신경마비, 되돌이 후두신경마비 등의 위험이 있으므로, 양쪽을 동시에 차단술을 시행하는 것은 금기다. 차단술 반대측 횡격 신경 마비나 되돌이 후두 신경마비가 있는 환자나 호흡기능이 두드러지게 많이 저하된 환자에 대해서도 시행을 피하는 것이 좋다(표 1).

표 1 / 사각근간 차단술의 특이적인 합병증과 대처법

합병증	증상	원인	대응	예방
횡격신경마비	호흡기능이 약 30% 저하 정상인에서는 거의 무증상 호흡기능이 저하된 환자나 비만 환자는 호흡 곤란이 발생할 가능성이 높아진다.	전사각근의 전면에서 꼬리측으로 주행하는 횡격신경을 차단하게 되면 발생한다. 기존의 방법으로는 정도의 차이는 있지만, 대부분 발생하는 것으로 알려져 있다.	호흡곤란이 발생했을 경우에는 흉부 X선이나 초음파로 기흉과 감별해야 한다.	초음파 유도하에서 국소마취제의 감량으로 어느정도 줄일 수는 있지만, 완전히 예방할 수는 없다.
경막하 또는 지주막하 주입, 척수 손상	호흡정지, 혈압저하, 척수 손상의 경우에는 원위부에서의 운동 및 감각장애	사각근간 진입법은 중추 신경이 가깝기 때문에 신경 내 주입은 전척추마취(total spinal anethesia)나 척수 손상을 입힐 수 있다.	환자가 이상 증후를 느낄 시, 즉각 의사에게 호소할 수 있도록 반드시 명료한 각성하에, 진정이 필요한 경우라면, 얕은 진정 상태하에서 차단술을 시행한다. 전척추마취 상태로 빠져서 급격히 의식을 소실한 경우에는 주변에 도움을 청하고 앰부 주머니로 호흡관리를 하고 동시에 정맥로를 확보하여 순환관리를 한다.	척추관 내에 바늘이 침범하지 않도록 31mm(1.25인치) 이상 바늘을 진행하지 말것과 바늘을 약간 꼬리쪽으로 향하도록 한다[1]. 주입 시에 저항이 있거나 환자가 심한 방사통을 호소할 경우에는 투여를 중지한다.
혈관 천자	경부의 혈종 형성 국소마취제의 급격한 혈중농도 상승으로 인한 의식소실, 경련, 호흡 정지	척추동맥, 하갑상선동맥, 견갑상동맥, 경횡동맥, 목가로동맥등으로의 잘못된 천자	두경부의 혈종은 치명적일 수 있으므로 외래 귀가 후에 호흡 곤란등의 이상이 생겼을 때는 즉시 연락을 하도록 미리 설명한다. 차단술 시행 도중에 의식이 소실되는 경우에는 주변에 도움을 청하고 앰부 주머니로 호흡 관리를 실시하며, 동시에 정맥로를 확보하여 순환 관리를 실시한다.	진입 전에 컬러 도플러로 혈관의 위치를 확인한다. 척추동맥은 경장근과 전사각근 사이를 지나서 C6 횡돌기공에 진입하는데, 드물게 C5로 향하는 변이형이 존재하므로 주의한다. 주사 후에는 충분히 압박과 지혈을 한다.

표 1 / 사각근간 차단술의 특이적인 합병증과 대처법(이어서)

합병증	증상	원인	대응	예방
되돌이 후두신경마비	애성, 연하장애	되돌이 후두신경차단	시간이 경과함에 따라서 회복됨을 환자에게 설명하여 안심시키고 증상이 있는 동안에는 음식 섭취를 금지한다.	-
호너증후군 (Horner's syndrome)	차단술을 시행한 측의 동공축소, 안검하수, 무한증(anhidrosis), 안면홍조, 결막충혈, 코막힘 등이 생긴다.	성상신경절에 국소마취제가 주입되어 발생된 교감신경의 차단	특별한 치료는 필요 없으며 환자에게 증상은 일시적이라고 설명하는 것이 도움이 된다.	-
기흉	호흡곤란	흉막이나 폐를 천자함으로써 생길 수 있다. 쇄골상접근법(supraclavicular block)에 비하면 극히 적다.	외래로 시행했을 경우 귀가 후 증상이 나타나는 경우가 많다. 외래 귀가 후에 호흡 곤란등의 이상이 생겼을 경우에는 즉시 연락을 하도록 설명을 미리 해둔다.	초음파 유도하에 바늘을 화면에 그려 천자를 한 후 국소마취제가 사각근 사이에서 퍼지는 것을 확인한다.

주의사항 !

- 앞에서 서술한 바와 같이 사각근간 접근은 다른 접근법 보다 신경내 주입에 의한 위험이 크다. C6, C7은 근위에서 2개로 나뉘는 경우가 많다. 그래서 C6와 C7사이에 약제를 주입하려다 실제로는 같은 C6 사이에 주입해 버려 신경장애로 이어질 수 있다. 또한 신경근이 사각근을 주행 중간에 뚫고 나오는 경우가 있을 수 있다는 점에 유의할 필요가 있다. 신경내 주입을 피하기 위해서는 꼼꼼하게 초음파 조작을 하여 주입 전에 신경의 주행을 충분히 파악해 두는 것이 중요하다.

쇄골상접근법(Supraclavicular approach) (초음파 유도하)

적응증

① 마취의 경우 : 상완 원위부, 팔꿈치, 전완 수술
② 통증 치료의 경우 : 경추상완증후군, 흉곽출구증후군 등

진입 부위 주변 해부

사각근간 접근법, 그림 1 참조

환자 자세와 진입시의 랜드마크 (그림 2)

- 앙와위(어깨에 베개를 끼운다.) 또는 반측와위. 환자에게 차단술 하는 방향과 같은 측의 무릎에 손을 뻗게하면 어깨가 내려가면서 공간이 생긴다. 머리는 살짝 차단술 반대방향으로 향하게 한다.
- 랜드마크 : 쇄골, 제1늑골, 쇄골하동맥

사용하는 기구 및 약제와 투여량

【기구 · 약제】

- 사각근간 접근방법과 동일(그림 3)

- 국소마취제 : 수술 내용과 목적, 연령에 맞추어 조정한다.
  → 마취의 경우: 0.25~0.5% Ropivacaine 또는 Levobupivacaine … 20~25mL
  → 통증치료 시 : 0.5~1% Lidocaine 또는 Mepivacaine … 8~10mL

수기의 흐름

1

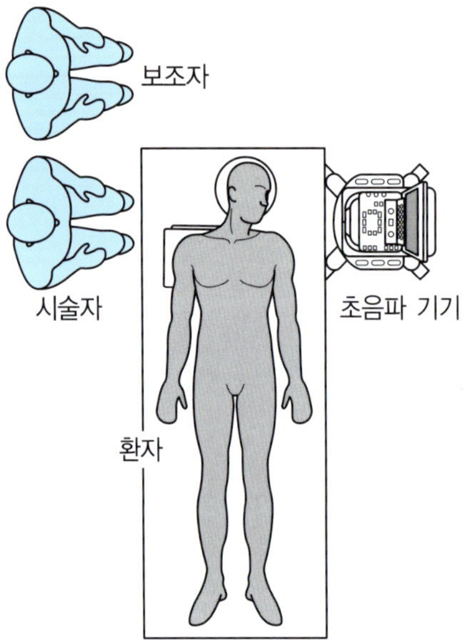

환자 자세를 확인하고 바늘 진입 방향과 초음파 화면을 보는 시선의 방향이 일치하도록 초음파 기기를 배치한다.

2

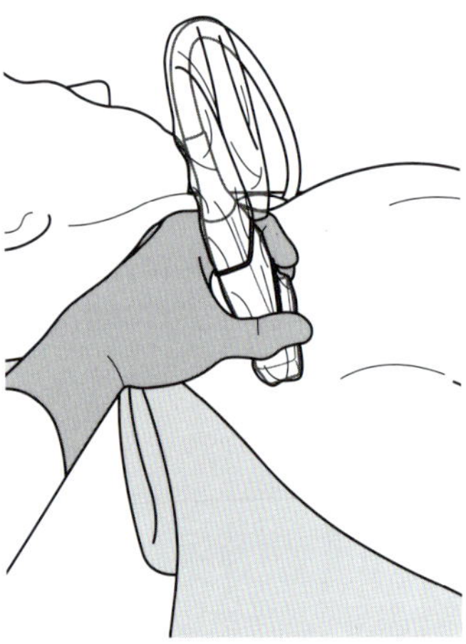

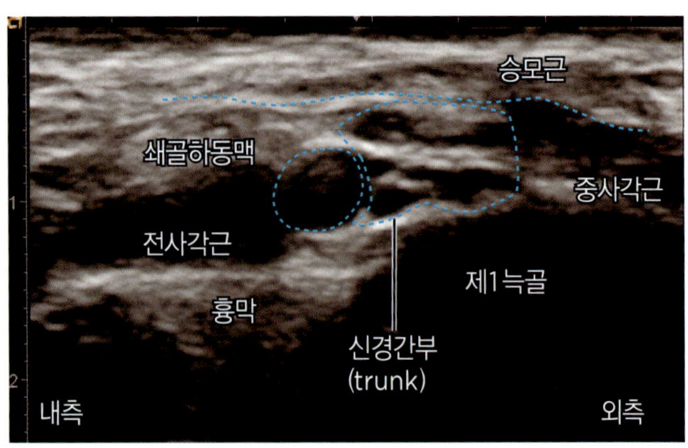

피부소독 후 멸균커버를 씌운 프로브를 쇄골상와에서 쇄골에 평행하게 대고 제1늑골을 탄 쇄골하동맥과 그 외측에 있는 상완신경총을 그릴 수 있다. 상완신경총은 난원형의 저에코성 구조물이 고에코성의 주변 조직에 둘러싸여 포도송이 모양으로 보인다. 프로브를 약간 꼬리쪽으로 비스듬하게 향하면 그려내기 쉽다.

3

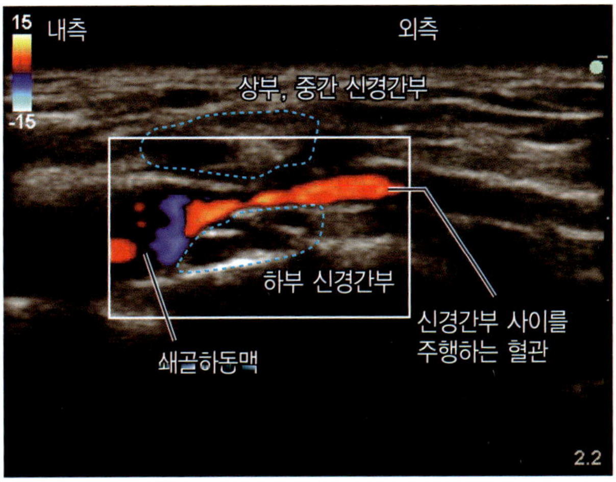

상완신경총 사이를 주행하는 혈관이 있을 수 있으므로 컬러 도플러로 확인한다.

4

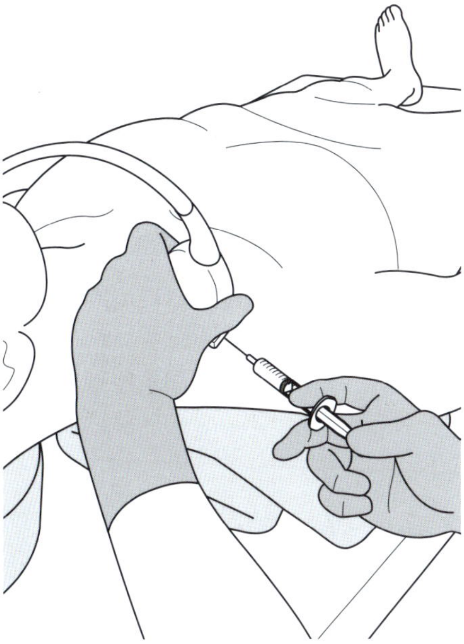

프로브 외측에서 25G 바늘을 이용하여 평행법으로 국소 마취제를 피부와 피하에 침윤 마취한다.

5

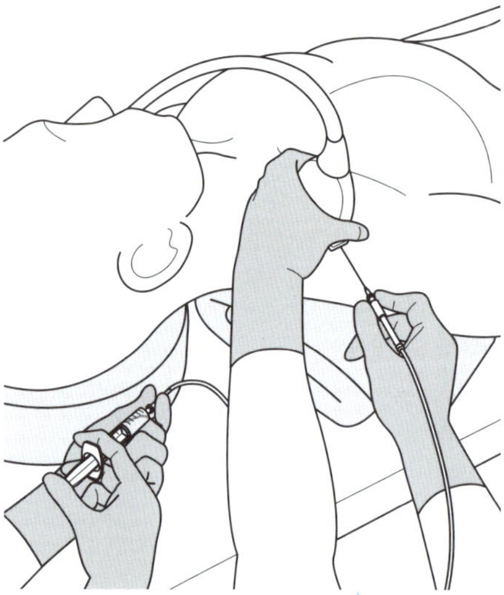

마찬가지로 프로브 외측에서 신경차단술 바늘을 삽입한다. 주사기는 보조자에게 맡기는데 무균성(aseptic)으로 유지할 필요는 없다.

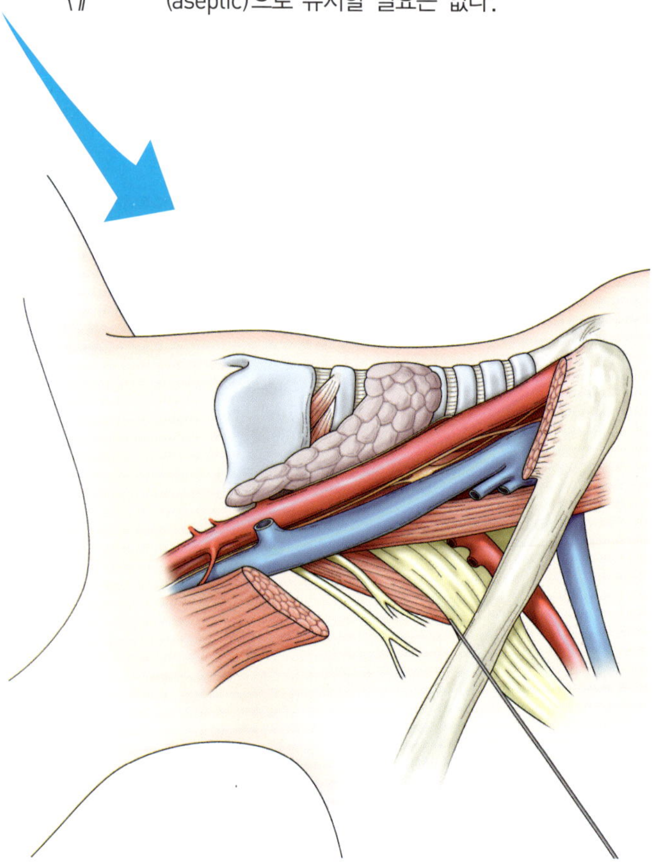

6

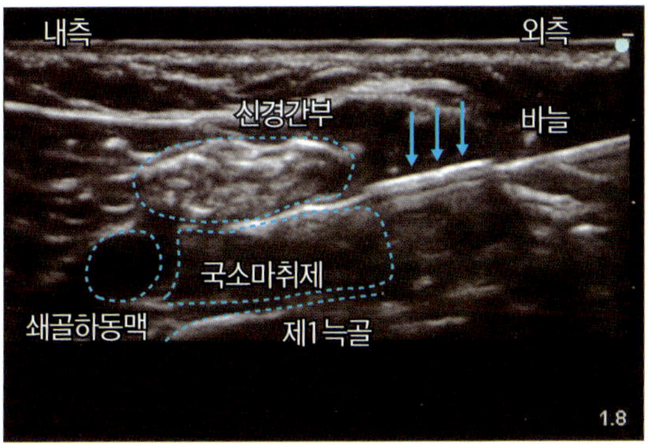

하부 신경간부(lower trunk)는 심부에 위치하기 때문에 차단하기 어려워서 척골신경 지배영역의 진통효과가 불충분하기 쉽다. 그렇기 때문에 먼저 제1늑골과 쇄골하동맥 사이에 바늘을 진입시켜서, 하부 신경간부 주위에 국소마취제를 주입하고 나머지 약제를 상부, 중간 신경간부 주위에 주입한다. 국소마취제를 주입할 때는 흡인 테스트를 한 후 주입시 강한 저항이 없는 것을 확인하고 소량씩 분할 투여한다.

7 차단술 후 30분간 안정을 취하게 한다.

본 수기에 특이적으로 발생하는 합병증과 그 대처법

사각근간 접근방법과 마찬가지로 양측 동시 시행은 금기이다.

- 기흉 : 기존의 방법으로는 0.5~6%의 발생률로 여겨졌으나, 초음파의 보급으로 인하여 드문 합병증이 되었다. 그러나 완전히 피할 수는 없다. 흉막의 위치를 확인하여 바늘이 보이지 않는 상태에서는 절대로 바늘 끝을 움직이지 않도록 한다. 기흉은 차단술 직후가 아닌 몇 시간 정도 경과 후 증상이 나타날 수 있음을 유념한다. 진단에는 흉부 X선 촬영이나 초음파 검사가 효과적이다.
- 횡격 신경마비 : 사각근간 접근법보다 빈도는 적지만 완벽히 회피할 수는 없는 합병증이다. 호흡기능이 현저하게 저하된 환자에서는 차단술을 실시해서는 안 된다.
- 혈관 천자 : 상완신경총 근위부 혹은 내부에 배측견갑동맥(dorsal scapular artery), 목가로동맥(transverse cervical artery), 견갑상동맥(suprascapular artery)이 주행할 가능성이 있으므로 천자 전에 컬러 도플러로 확인한다. 바늘 통과 경로에 동맥이 확인될 때는 프로브를 이동하여 동맥이 보이지 않는 부위에서 천자하거나 다른 접근법으로 변경한다.
- 애성(되돌이 후두신경마비), 호너증후군: 표 1 참조

【참고문헌】

1) 加藤　実；腕神経叢ブロック（斜角筋間ブロック）．痛み治療のための超音波ガイド下神経ブロック実践テキスト．齊藤洋司ほか編．東京：南江堂；2017．p66−68．

2) Brown DL, Cahill DR, Bridenbaugh LD. Supraclavicular nerve block : anatomic analysis of a method to prevent pneumothorax. Anesth Analg 1993 ; 76 : 530−4.

3 대후두신경(Greater Occipital Nerve) 차단술

적응증

· 후두부 통증의 진단 및 치료

진입 부위 주변 해부

대후두신경은 제2경추 신경근(C2) 후지의 내측가지(medial brach of dorsal ramus)에서 기시한다. 제1경추(환추)와 제2경추(축추) 사이에서 나와 하두사근의 하연을 돌아 하두사근(obliquus capitis inferior)과 두반극근(semispinalis capitis) 사이를 상행하다가 두반극근과 승모근을 관통해 정수리 부근까지 후두부에 넓게 분포한다. 상항선(superior nuchal line) 상에서 후두융기의 2.5cm 외측으로 주행하여 후두동맥의 바로 내측에서 함께 주행한다.

소후두신경은 경추 신경총의 분지로서, 제2 · 3경추신경의 전지(ventral ramus)에서 기시한다. 흉쇄유돌근의 후연을 상행하여 귓바퀴 후방의 후두의 측두부 피부에 분포한다(그림 1). 초음파를 사용하면 박동하는 후두동맥의 안쪽에 인접한 대후두신경을 그려낼 수 있다(그림 2).

그림 1 / 후두, 후경부의 주변 해부

a 표층

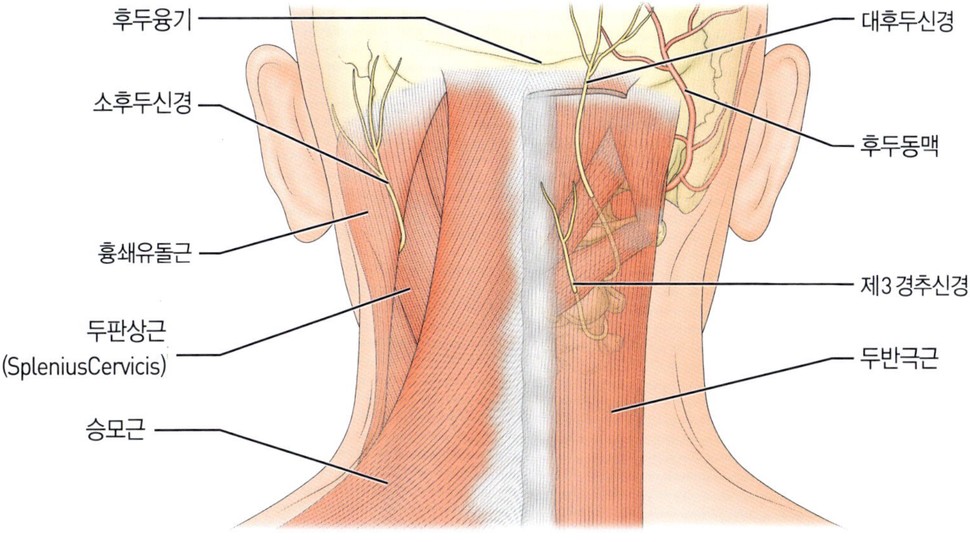

b 심층

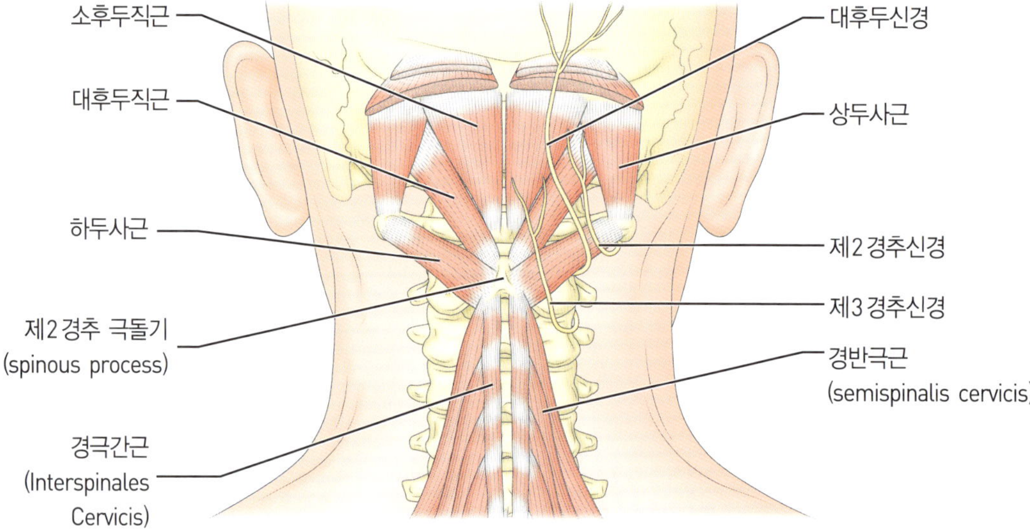

그림 2 / 대후두신경의 초음파상

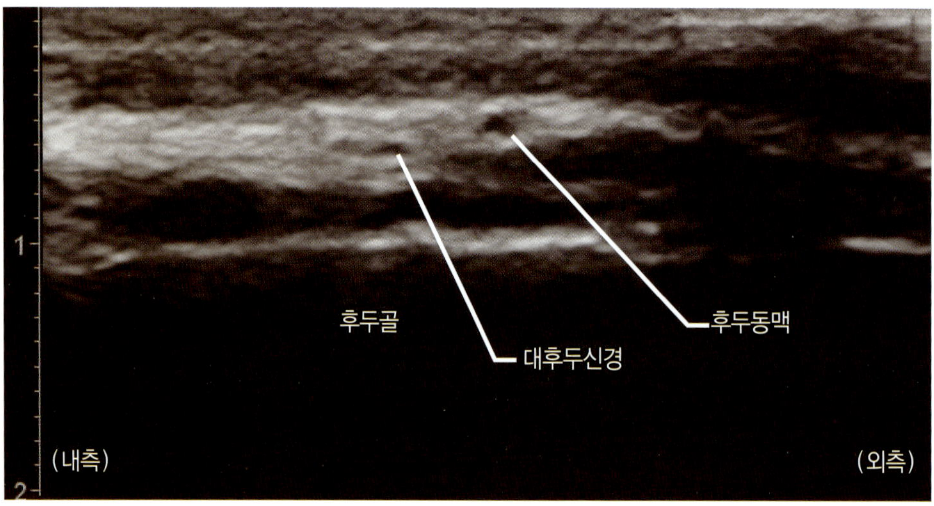

환자 자세와 진입시의 랜드마크

- 좌위 또는 복와위. 머리를 약간 기울인다 (그림 3).
- 랜드마크 : 후두융기 및 상항선(superior nuchal line), 후두동맥 (그림 4)

그림 3 / **환자 자세**

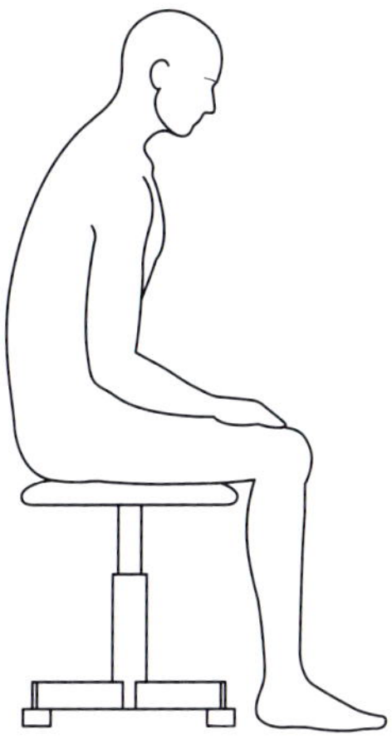

그림 4 / **진입시 랜드마크**

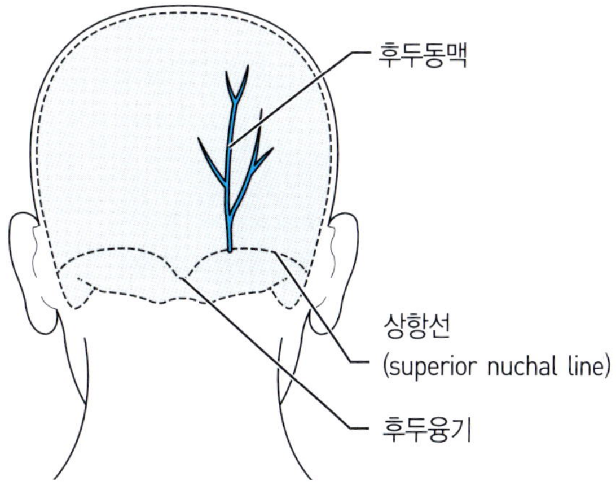

시술의 흐름

대후두신경차단술

1

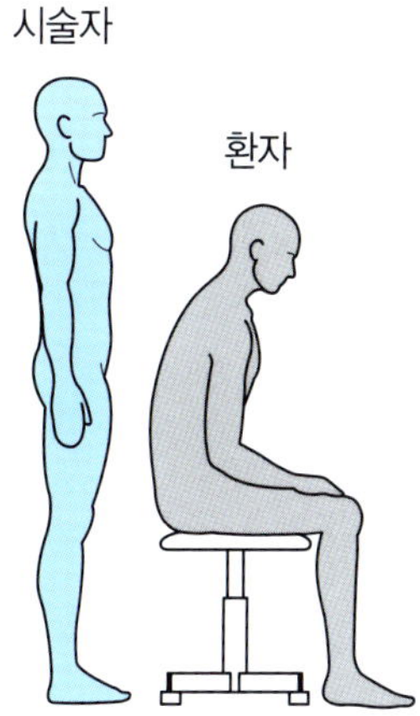

환자의 자세를 확인한다. 시술자는 환자 뒤쪽에 선다.

2

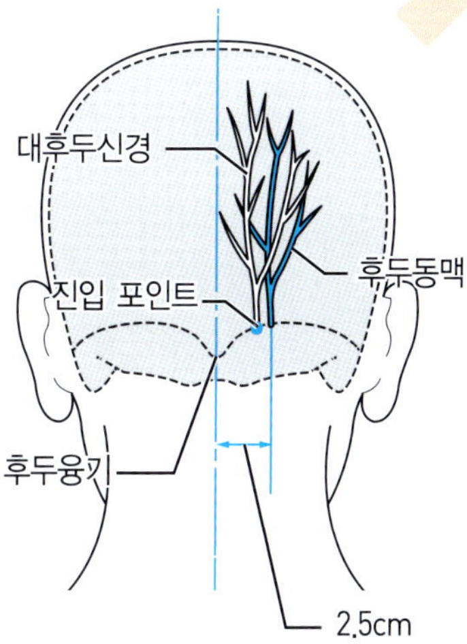

후두융기를 확인하고 상항선상의 정중앙에서 외측으로 2.5cm 정도에 위치한 후두동맥의 박동을 확인하고, 그 위치에서 바로 내측을 진입 포인트로 정한다.

3

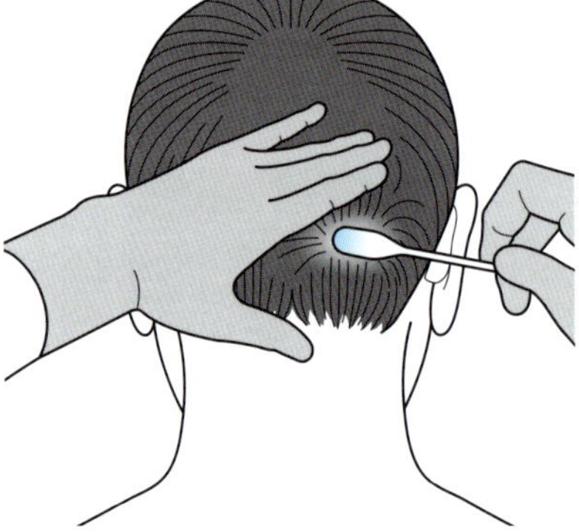

모발을 확실히 제치고 피부 소독을 실시한다.

4

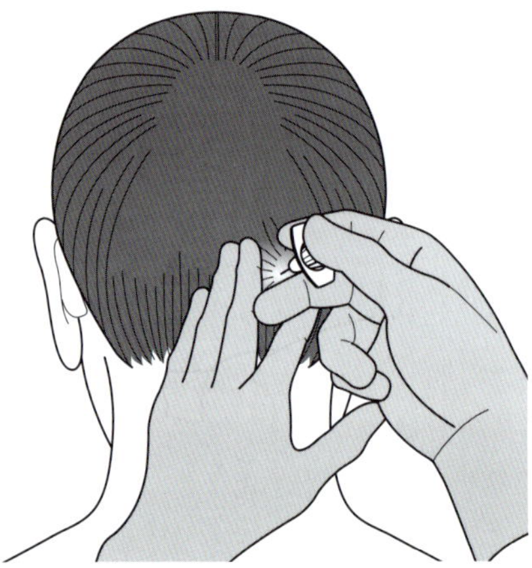

오른쪽을 천자할 경우, 왼손의 검지로 후두동맥의 박동을 촉지하고 그 내측을 찌른다. 후두에 대하여 수직이 되도록 하고 바늘을 약간 머리쪽으로 향하게 하여 진입한다.

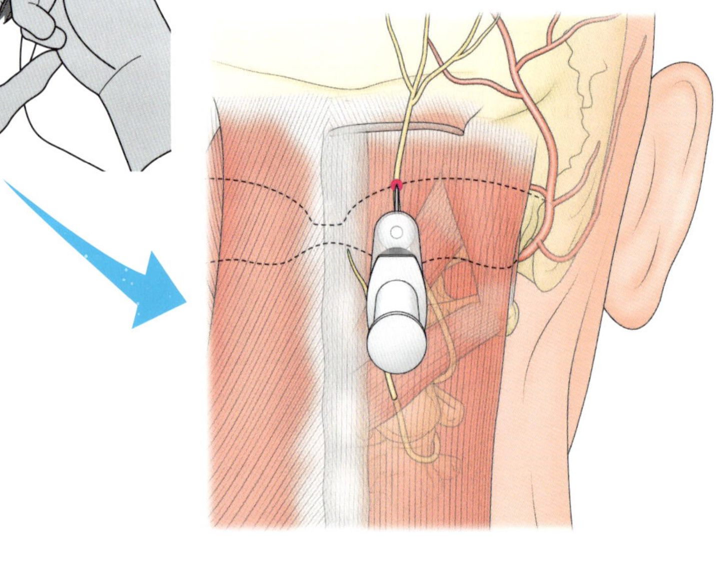

5

바늘이 후두골에 닿으면 바늘 끝을 약간 당기고 흡인테스트를 한 후 국소마취제를 주입한다. 방사통을 확인할 필요는 없다.

이렇게 하면 쉽다!

- 대후두신경 후두융기의 2.5cm 외측을 주행한다고 되어 있지만, 실제로는 상당한 경우에서 다양한 정도로 거리를 두고 있다. 한편, 대후두신경과 후두동맥의 위치 관계에는 큰 변이가 없기 때문에 후두동맥의 박동이 닿는 부위를 열심히 찾아 그 바로 내측을 주사하는 것이 성공의 요령이다.
- 초음파를 이용하면 후두동맥의 박동을 컬러 도플러로 쉽게 확인할 수 있다. 초음파 유도하 방법의 종류에는 랜드마크법과 같은 레벨에서 신경을 차단하는 원위접근법과 보다 중추에서 차단하는 근위접근법이 있다.

소후두신경차단술

1

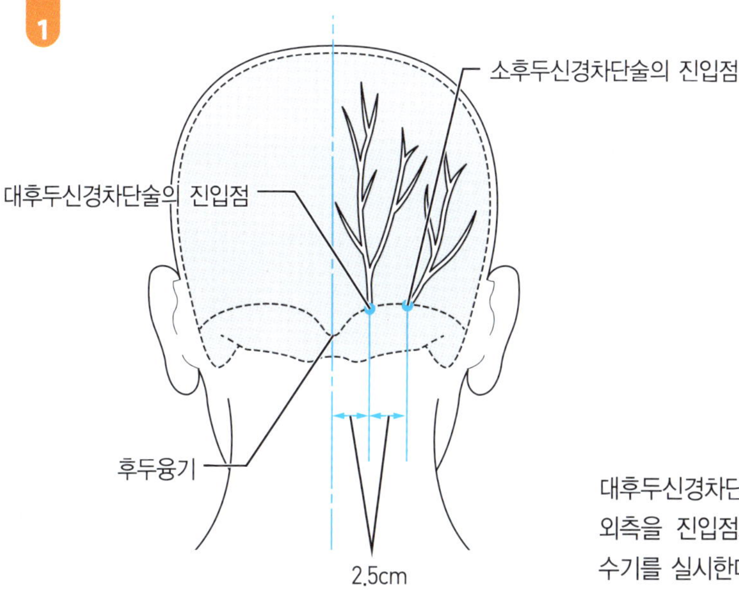

대후두신경차단술의 진입 포인트의 2.5cm 외측을 진입점으로 하여 유사한 방법으로 수기를 실시한다.

사용하는 기구 및 약제와 투여량

【기구】

- 25G, 25mm 바늘
- 2.5mL 일회용 주사기

【약제】

- 0.5~1% Lidocaine 또는 mepivacaine: 0.5~2mL
- 필요에 따라 스테로이드 제제(dexamethasone, betamethasone) 추가

그림 5 / **사용기구, 약제**

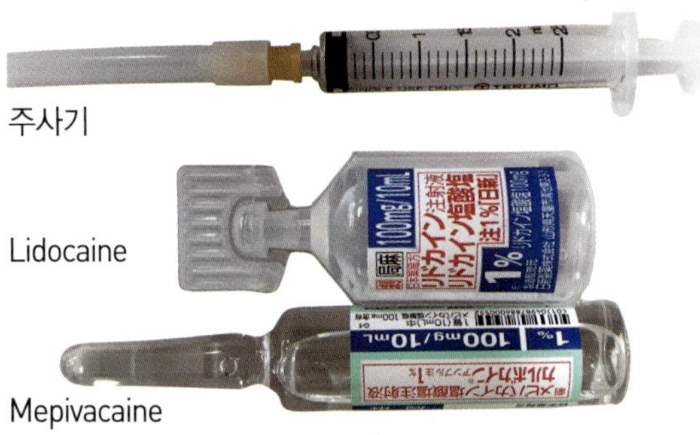

본 수기에 특이적으로 발생하는 합병증과 그 대처법

표층의 차단술이기 때문에 특이적인 합병증은 적다.

- 혈종 형성 : 주사 후 충분히 압박 지혈을 실시한다.
- 혈관내 주입 : 약제 주입 전에 흡인 테스트를 실시한다. 바늘끝이 혈관 내에 들어가 있어도 혈액이 흡인되지 않을 수 있으므로 약제를 소량 분할 투여하면서 환자의 상태를 관찰한다.

【참고문헌】

1) Loukas M, El-Sedfy A, Tubbs RS, et al. Identification of greater occipital nerve landmarks for the treatment of occipital neuralgia. Folia Morphol (Warsz) 2006 ; 65 : 337-42.
2) Greher M, Moriggl B, Curatolo M, et al. Sonographic visualization and ultrasound-guided blockade of the greater occipital nerve : a comparison of two selective techniques confirmed by anatomical dissection. Br J Anaesth 2010 ; 104, 637-42.

4 액와신경(Axillary Nerve) 차단술

적응증

· 상완 원위부 수술 : 주로 팔꿈치 이하에서 시행하는 수술에 전반적으로 적응이 되며, 근래에는 초음파 가이드하에 시행하는 경우가 많다. 단, 공기 지혈대(air tourniquet)를 사용할 경우에는 근피신경(musculocutaneous nerve)도 차단할 필요가 있으므로 초음파가 필수가 된다.

진입 부위 주변 해부

액와부에서는 액와 동맥을 둘러싸면서 요골신경 · 정중신경 · 척골신경이 주행하고 있다(그림 1). 초음파 단축상(신경 · 혈관 횡단면)에서는 그림 2와 같은 위치관계를 이룬다. 실제로 얻을 수 있는 초음파 영상을 그림 3에 나타낸다.

그림 1 / 액와부의 신경, 혈관주행

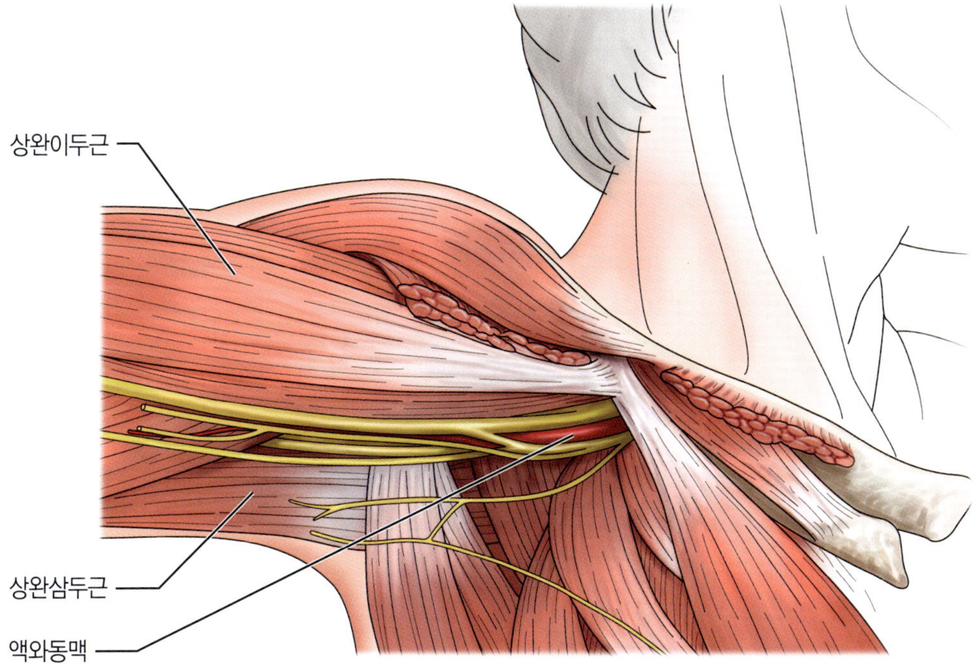

그림 2 / 초음파 해부

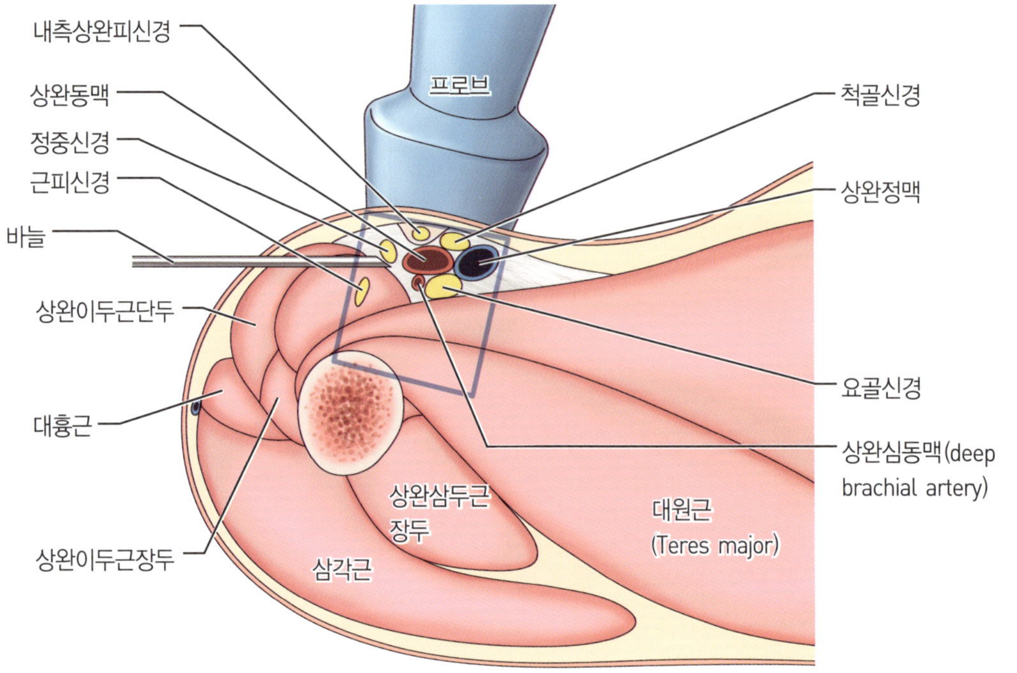

문헌 1에서 인용

그림 3 / 실제초음파 화면

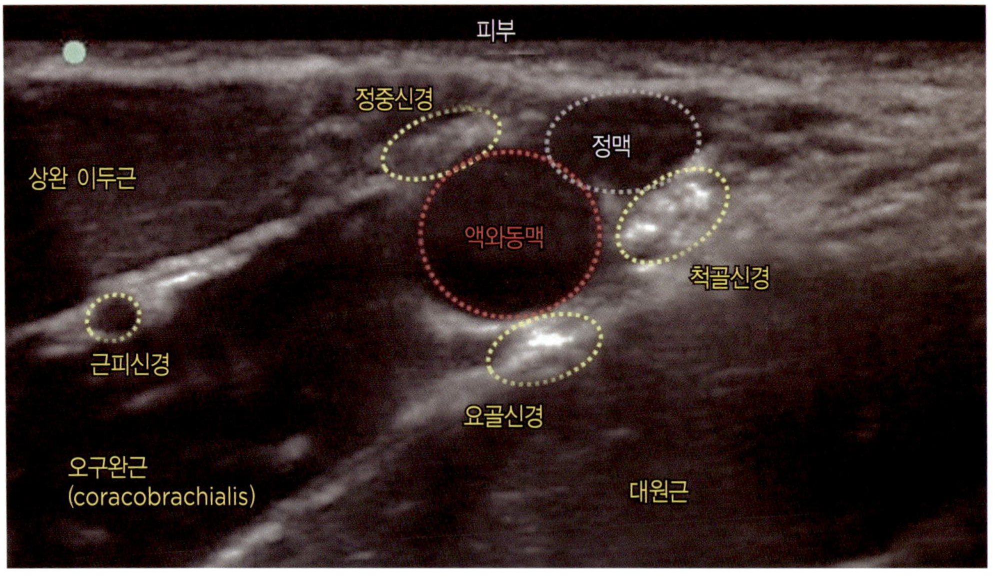

환자 자세와 진입시의 랜드마크

- 앙와위를 취하고, 환측의 견관절 외전 90° · 최대 외회전 상태에서 팔꿈치 관절을 90°로 굴곡한다(그림 4).
- 랜드마크(그림 1)
  - 액와동맥 : 촉지가 용이하다.
  - 상완이두근 · 상완삼두근 : 액와동맥은 이 두 근육 사이에 존재한다.

그림 4 / **환자 자세**

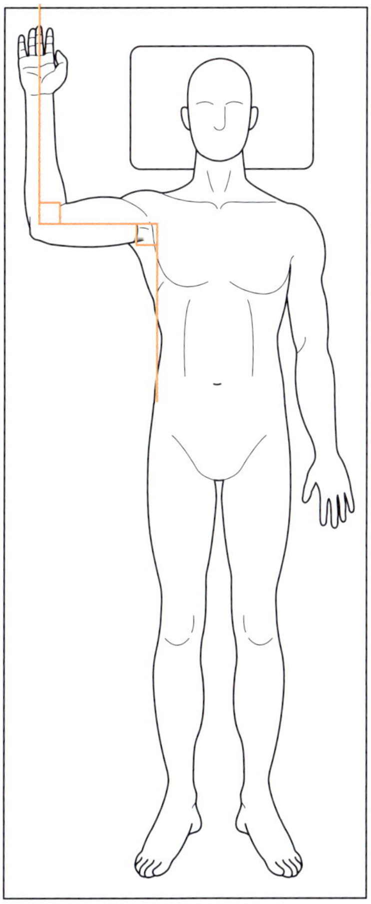

시술의 흐름

1

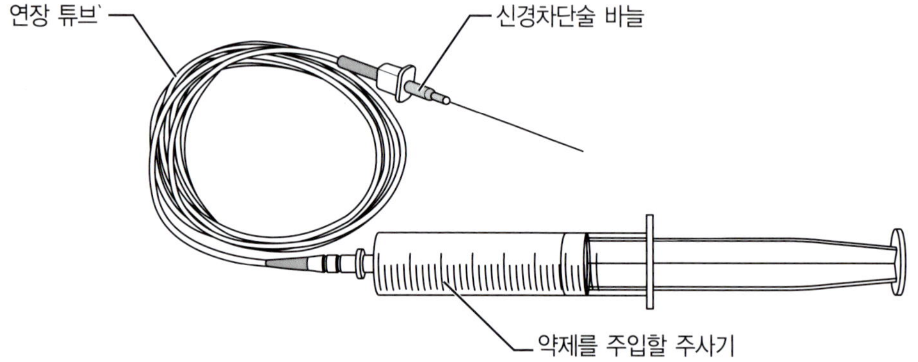

신경차단술용 바늘과 연장 튜브, 약제가 들어간 주사기(혹은 신경자극장치)를 연결한다.

2

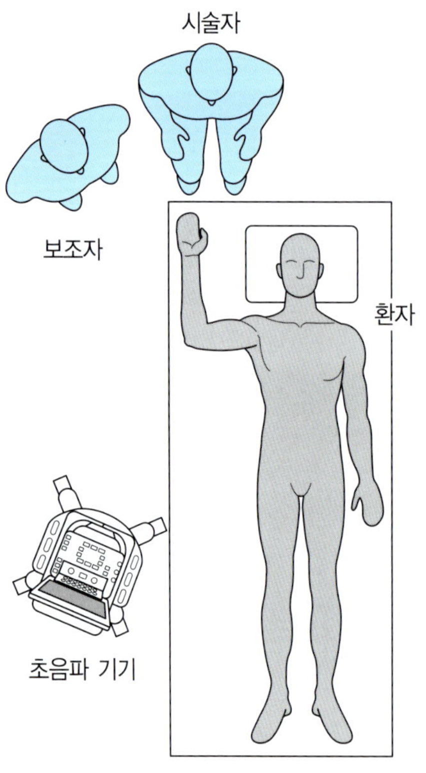

환자 자세를 확인한다. 시술자는 환자의 액와부에 위치한다(의자에 앉아 하는 것이 바람직하다). 초음파 기기를 주사 진입부의 연장선상에 두면 화면을 잘 볼 수 있다.

3

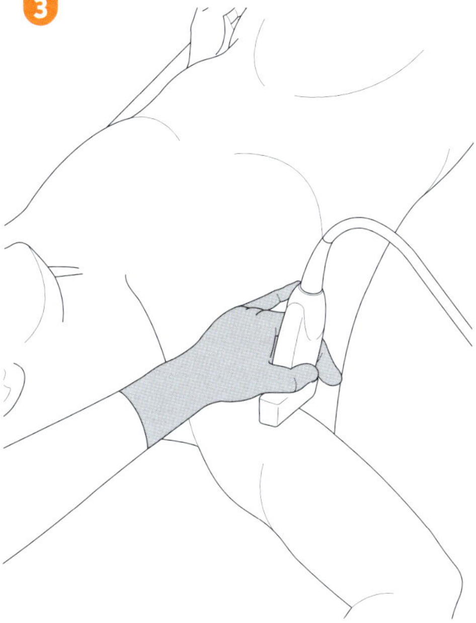

대흉근 외측연에서 액와 동맥을 촉지하고, 프로브를 상완의 장축에 대하여 수직으로 대고, 초음파 상에서 액와동맥(박동하는 무에코성 구조)를 찾아낸다. 도플러로 혈관을 확인하고 프로브로 눌러서 동맥과 정맥을 구별한다(정맥은 압박으로 내강이 부서지는 데 반해 동맥은 내강이 유지된다).

4

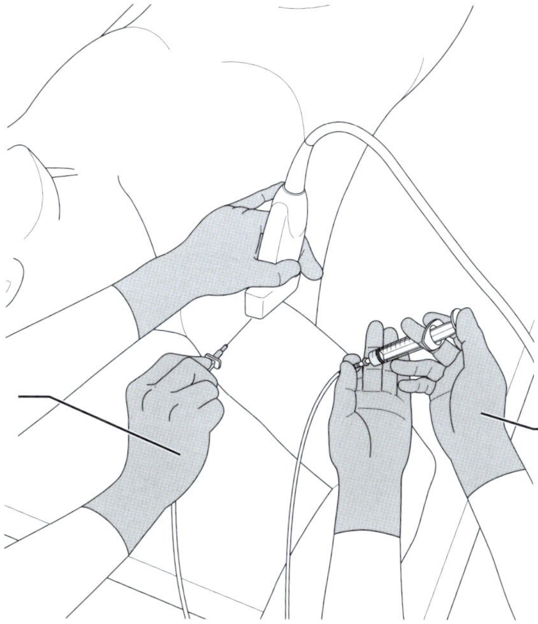

시술자는 바늘을, 보조자는 주사기(or 신경자극장치)를 가지고 프로브 외측연보다 1cm 정도 외측에서 피부를 천자한다(평행법).

5

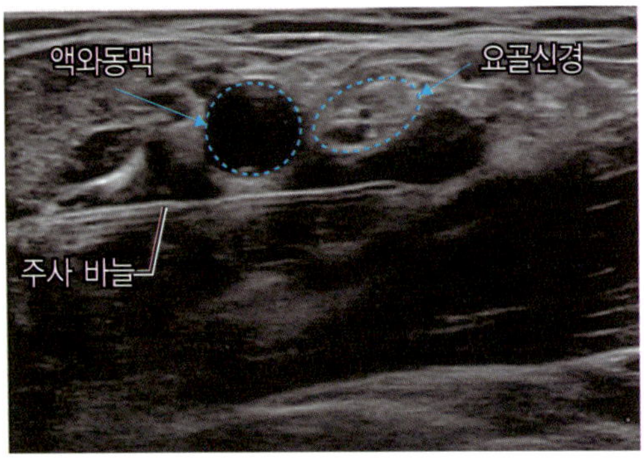

초음파 영상으로 바늘 끝을 확인하면서 액와동맥 심부의 요골 신경 부근까지 바늘 끝을 진행시켜 나간다(신경자극장치로 확인하면서). 요골신경 주위에 약제를 5~6mL 주입한다.

6

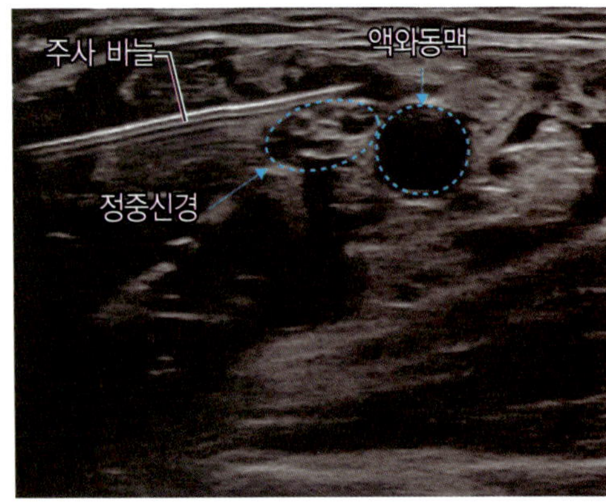

그 후에 바늘을 전방으로 당기고 표층의 정중신경 방향으로 방향을 바꾸어 정중신경 부근까지 바늘 끝을 전진시킨다(신경자극장치로 확인하면서). 정중신경 주위에 약제를 5~6mL 주입한다.

7

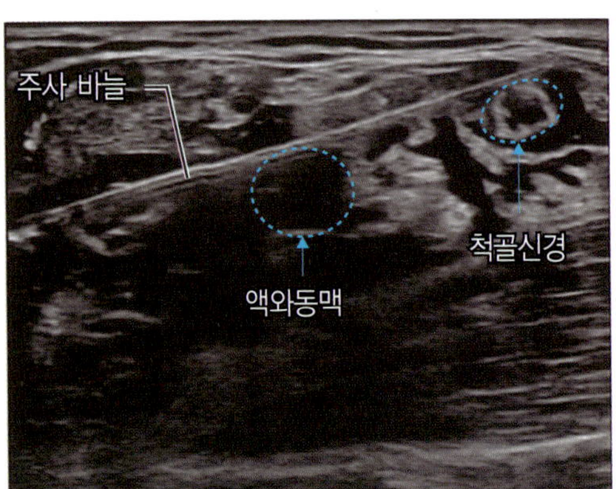

정중신경-액와동맥 사이로 바늘을 진행하여(신경자극장치로 확인하면서) 척골신경 주위에 약액을 5~6mL 주입한다.

8

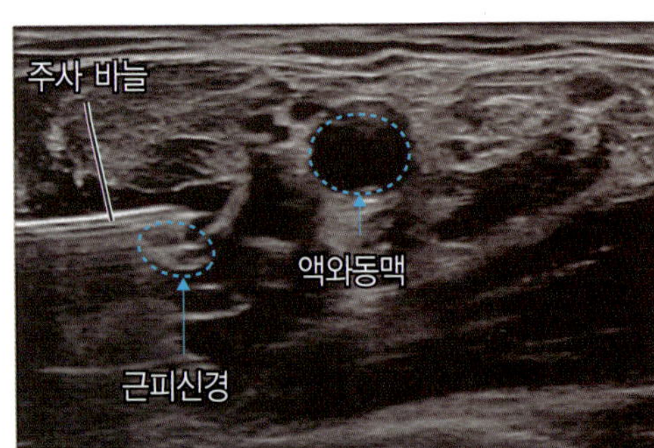

필요에 따라 외측에 위치한 근피신경을 찾아내서(신경자극장치로 확인하면서) 주위에 약제를 2~4mL 주입한다.

9 발침 후에는 일반 주사와 마찬가지로 압박 지혈을 시행하며 효과 발현을 기다린다(약 30분 만에 마취는 완성된다).

주의사항 !

- 복수의 신경을 차단할 때에는 진입부에서 가장 멀리 혹은 깊은 곳에 위치하여 그려내기 어려운 신경부터 차단해야 한다. 먼저 가까운 혹은 얕은 신경에 약제을 주입하면 원위부 혹은 심부의 신경이 더 멀어져 차단하기 어렵기 때문이다.
- 약제 주입 전에는 반드시 흡인하여 역류가 없는지 확인한다. 타겟을 이동한 모든 경우에서도 항상 역류가 없는지 확인해야 한다.

이렇게 하면 쉽다!

정중신경과 액와동맥 사이를 외측으로부터 마취제를 이용해서 "액성박리(hydrodissection)"를 시행하면 정중신경이 차단됨과 동시에, 주변 조직 사이 접근함이 용이해져서 척골신경으로 접근이 쉬워진다.

사용하는 기구 및 약제와 투여량

【기구】

- 초음파: 프로브, 신경자극장치
- 신경차단술 바늘 : Spinal Needle(23G)로도 가능하지만 신경자극장치와 병용하기 위해서 신경자극 전용 바늘을 이용하면 보다 안전하고 효과적으로 시행이 가능해진다.
- 연장튜브
- 주사기

【약제】

- 0.75% Ropivacaine 15~20mL

본 수기에 특이적으로 발생하는 합병증과 그 대처법

액와신경차단술 뿐만 아니라 신경차단술의 합병증으로 가장 주의해야 할 것은 혈관내 마취제의 잘못된 주입에 의한 국소마취제 중독 증상이다. 전술한 바와 같이 약제 주입 전에 반드시 흡인을 시행하여 역류되는 혈액이 없다는 것을 확인함은 물론, 정맥로 확보와 산소투여 준비, 경련에 대한 항경련제나 심독성에 대비한 지방 이멀젼(Lipid Emulsion) 준비 등을 게을리하지 않아야 한다.

또한 간혹, 바늘에 의한 신경 손상의 가능성도 지적되고 있으나 초음파나 신경자극장치의 병용으로 방사통을 일으키지 않고도 마취가 가능해져, 신경 손상의 가능성은 낮아지고 있다.

【참고문헌】

1) 仲西康顕. 上肢 正中神経. 超音波で探す末梢神経. 田中康仁 監. 東京：メジカルビュ－社；2015. p66.

5 견봉하 점액낭(Subacromial Bursa) 주사법

적응증

- 회전근개파열
- 견관절 주위염(견봉하충돌증후군을 포함)
- 동결견
- 석회화 건염
- 외상후 견관절 구축등

진입 부위 주변 해부

견봉하 점액낭은 견봉과 회전근개 사이에 존재하며, 회전근개의 원활한 움직임을 돕는 역할을 하고 있다(그림 1).

그림 1 / 견봉하 점액낭 주변 해부

a 정면에서 본 그림

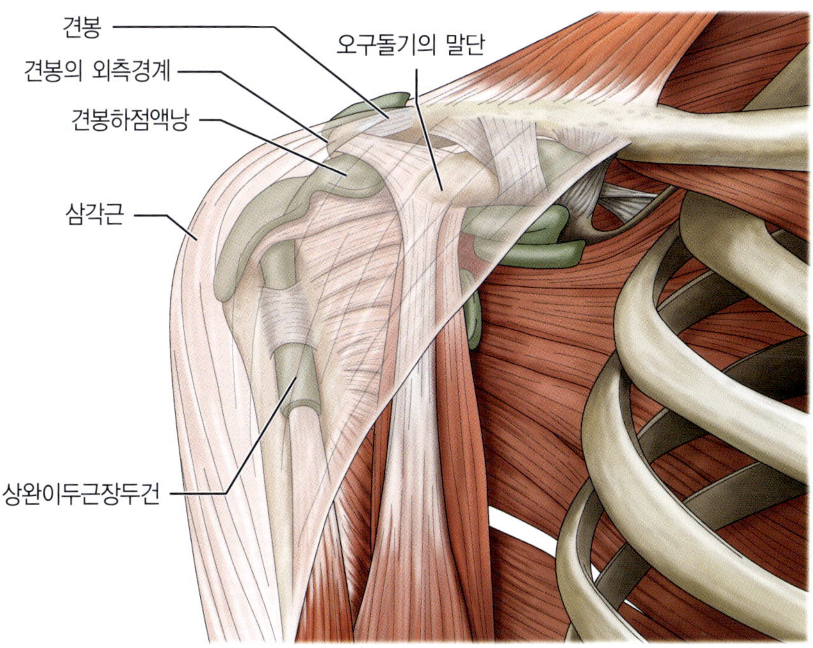

b 측면에서 본 그림

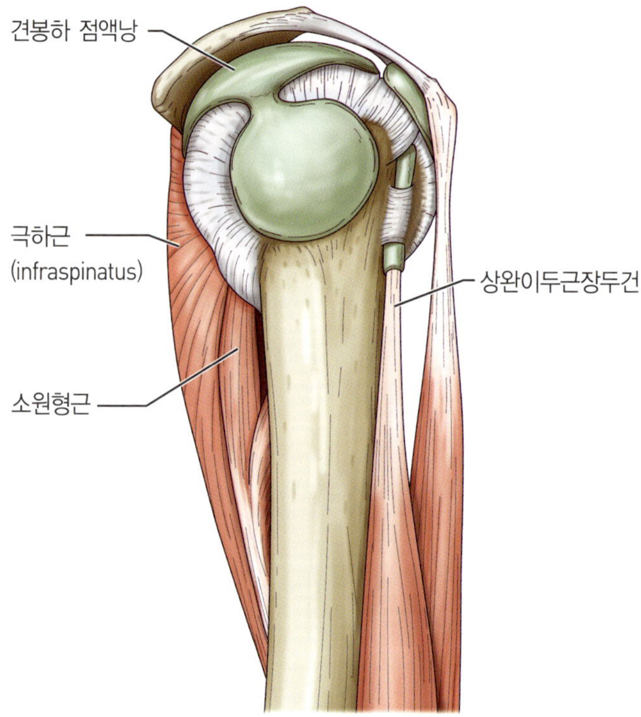

c 위에서 본 그림

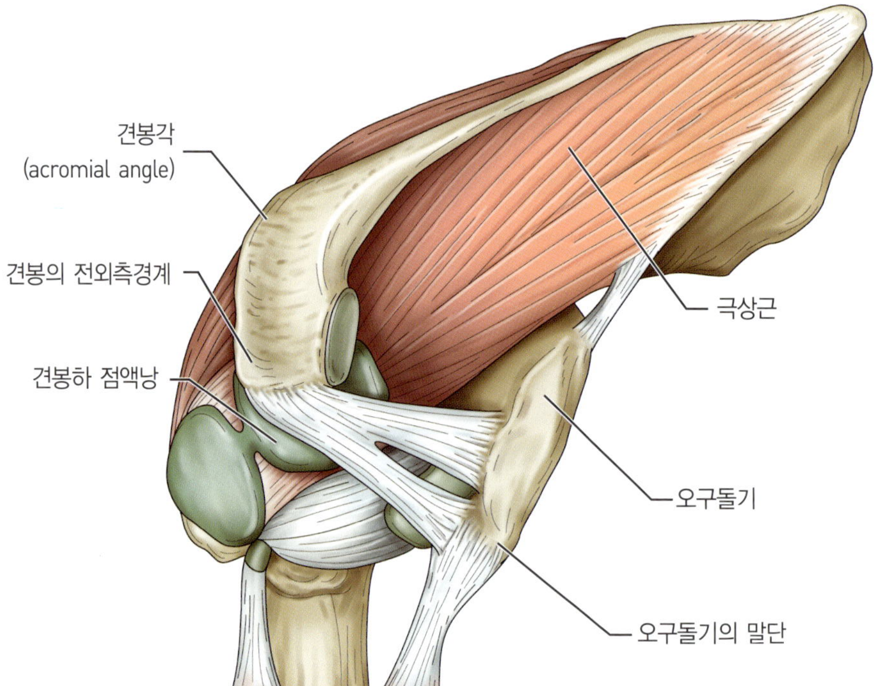

환자 자세와 진입시의 랜드마크

- 앉은 자세로 시행한다. 환측의 상지를 아래로 늘어뜨려, 충분히 릴렉스시킨다(견갑골과 상완골두 사이 공간을 넓히기 위해서, 그림 2).
- 랜드마크 : 견봉의 전외측경계(anterolateral margin), 견봉각

그림 2 / **환자 자세와 진입시의 랜드마크**

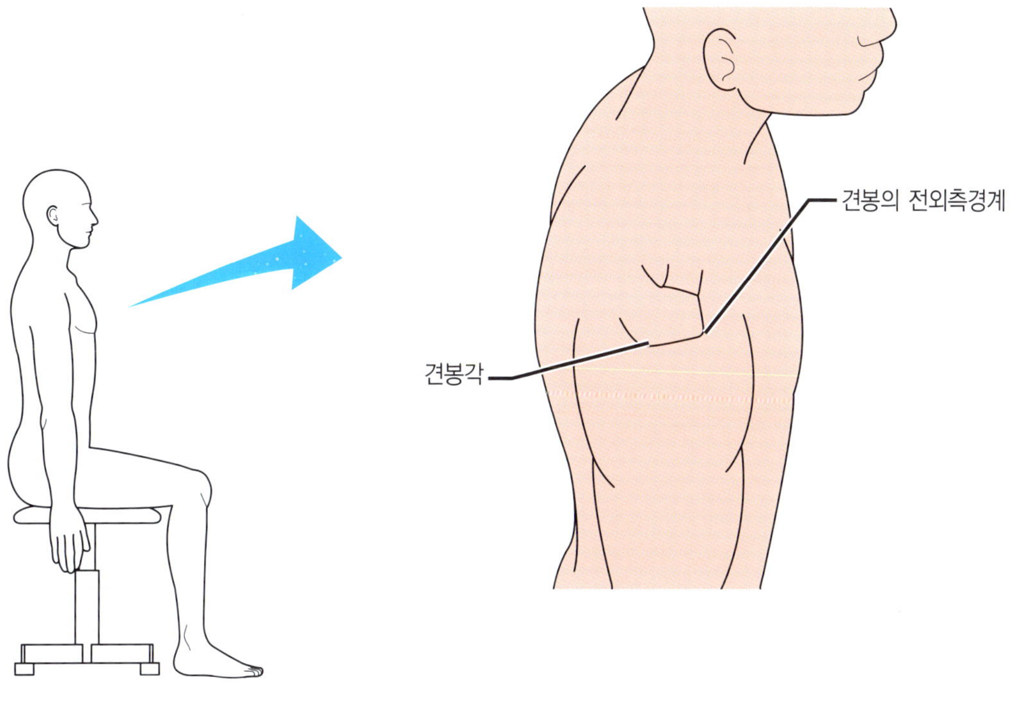

시술의 흐름

견봉각 하방의 함요(陷凹)로 부터 삽입하는 방법도 있는데, 이 경우는 진입부와 견봉 전방부까지의 거리가 길고 바늘 끝이 닿지 않을 수 있으므로 필자는 외측으로부터의 진입을 이용하는 경우가 많다.

1

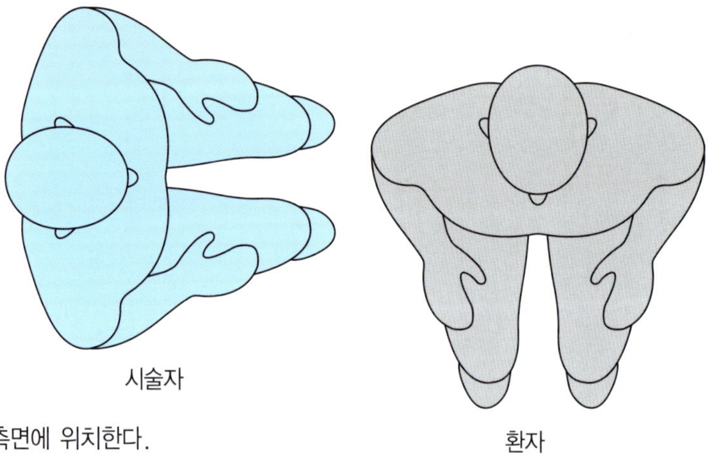

환자 환측의 측면에 위치한다.

2

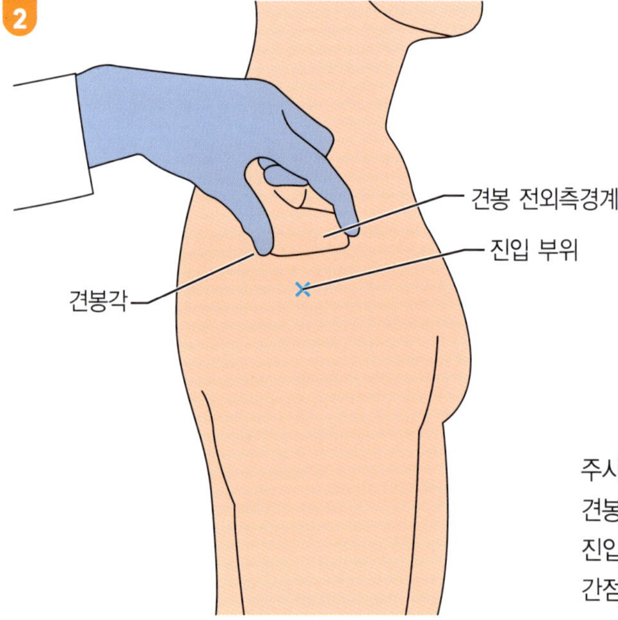

주사하지 않는 손으로 견봉 전외측경계와 견봉각을 촉지한다.
진입부는 견봉 전외측경계와 견봉각의 중간점에서 **2~3cm 원위부로 한다**.

3 **a** 측면에서 바라본 그림

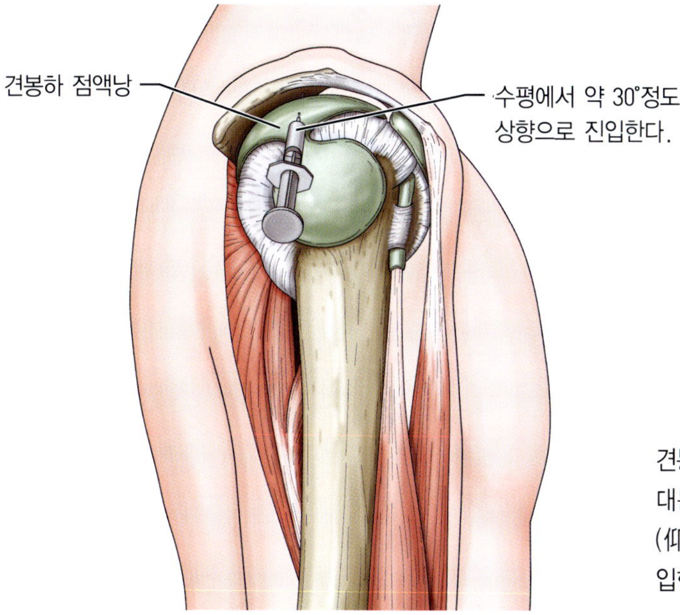

견봉 전방부 견봉 아래에 바늘 끝을 대는 이미지로 **약간 전방에서** 앙각(仰角; elevation angles) 약 30°로 진입한다.

b 위에서 바라본 그림

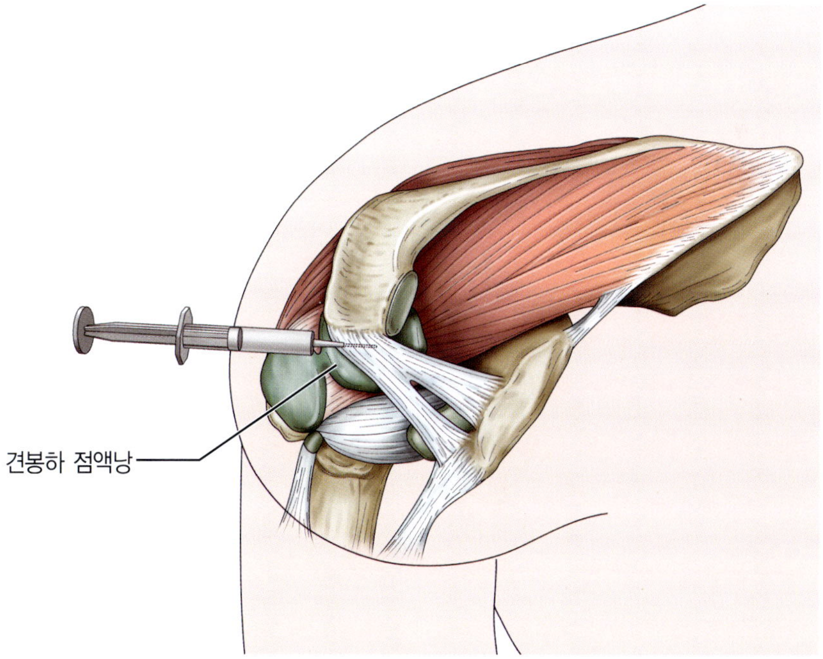

4 견봉 하면에 바늘끝이 닿으면 바늘을 약간 후진하고, 혈액 역류가 없는 것을 확인하고 약제를 주입한다.

5 견봉 하면에 바늘끝이 닿지 않아도 정확하게 점액낭 내에 진입되면 통상적으로 저항감은 없다. 또 약제가 회전근개나 근육 안으로 들어가면 환자가 통증을 호소하기 때문에 정확하게 주입되었는지 판별이 가능하다.

주의사항 !

- 견봉 외측경계보다 상완골두가 더 외측에 있기 때문에 견봉 하면에 바늘 끝을 대지 못하고, 회전근개에 바늘 끝이 들어가기 쉽다(그림 3). 따라서 충분히 원위에서 진입하는 것이 중요하다. 특히 체격이 큰 환자는 진입부를 약간 더 원위로 하면 좋다.

그림 3 / **바늘 진입 부위 주의!**

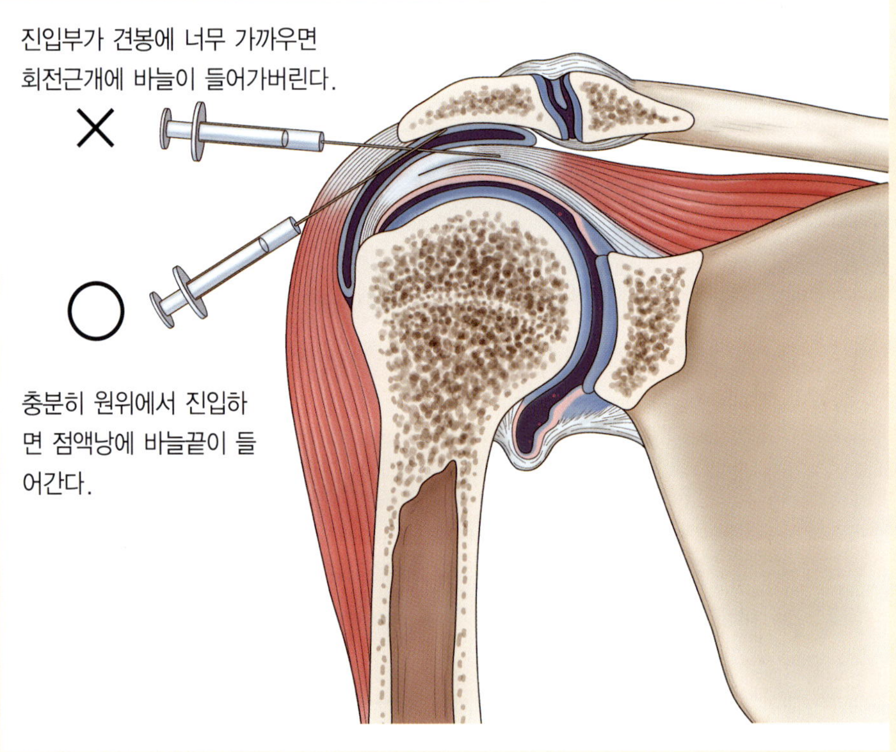

사용하는 기구 및 약제와 투여량

【기구】

- 2.5cm 정도의 23G 바늘
- 5ml 주사기

【약제】

- 히알루론산: 1 ample (+ 1% Lidocaine 2ml[필요에 따라서])
- 1% Lidocaine 3mL+ Triamcinolone Acetonide 8~10mg

본 수기에 특이적으로 발생하는 합병증과 그 대처법

· 스테로이드를 회전근개 안에 주입하면 파열의 위험이 있다.

【대처법】

· 저항이 있는 경우에는 무리하게 주입하지 않는다.

· 견봉 하면에 확실히 바늘끝을 댄다.

· 초음파가 있으면 초음파 유도 하에서 바늘 끝을 확인한다.

6 견갑상신경(Suprascapular Nerve) 차단술

적응증

- 견관절 주위염
- 외상 후(골절, 탈구등) 견관절 구축
- 견관절수술 후 통증
- 견갑상 신경포착증후군등
- 악성종양이나 대상포진등으로 생긴 견관절 주위 통증
- C5, C6 신경근증으로 발생한 견관절 통증

진입 부위 주변 해부

견갑상신경은 운동 · 지각 · 교감신경섬유를 포함하는 혼합신경이다. 견갑골 상방의 상견갑횡인대(superior transverse scapular ligament)의 아래를 지나 극상와(supraspinatus fossa)에 들어가, 극상근에 운동신경분지와 견관절낭에 감각신경분지를 보낸 후, 견갑극(scapular spine) 외측연의 하견갑횡인대(inferior transverse scapular ligament)의 아래를 지나 극관절와절흔(spinoglenoid notch)에 이른다(그림 1a~c). 그 후 극하근에 운동신경분지와 견관절낭에 하관절분지로 나누어져서 주행한다.

환자 자세와 진입시의 랜드마크(그림 2)

- 앉은 자세에서 목을 약간 굴곡시키고, 상지는 무릎 위에 올린다(등을 가볍게 구부리는 형태, 그림 2).
- 랜드 마크 : 쇄골, 견갑극

그림 1 / 진입 부위 주변 해부

a 표층의 해부 : 뒤쪽(dorsal)에서 본 그림

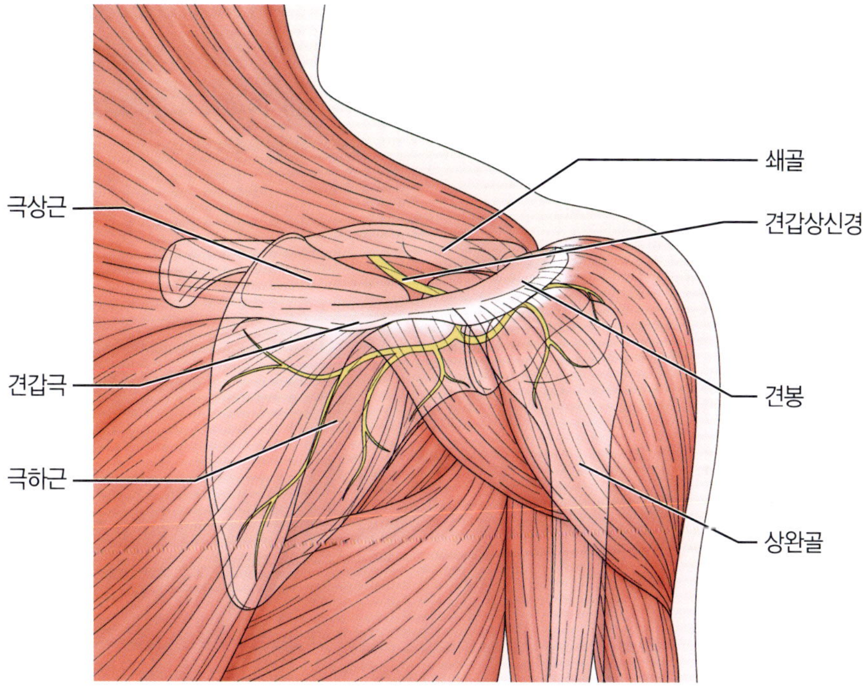

b 견갑상신경의 주행 : 뒤쪽(dorsal)에서 본 그림

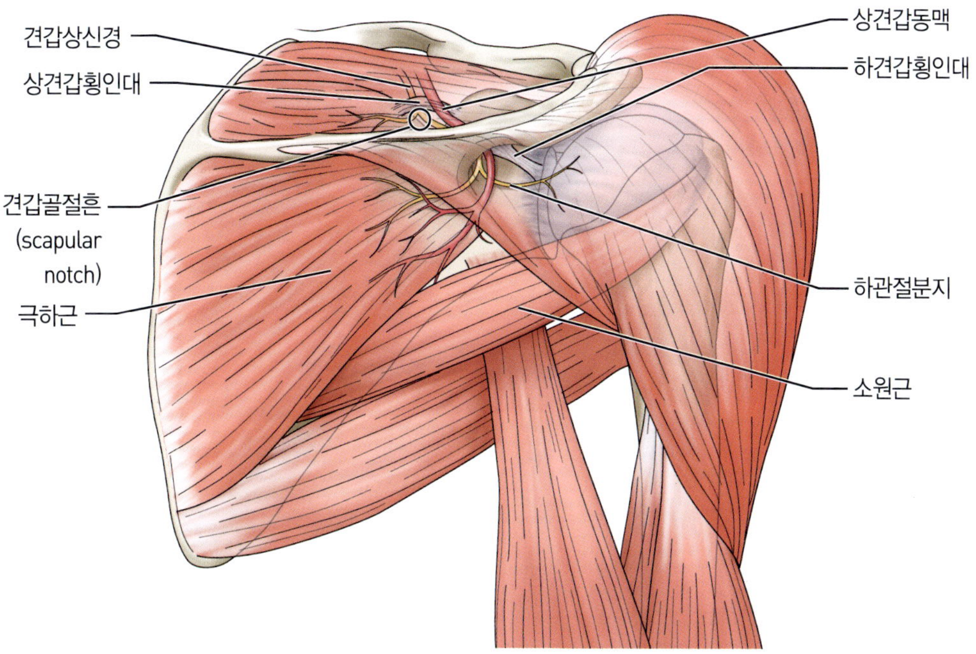

c 견갑상신경의 주행 : 상부(superior)에서 본 그림

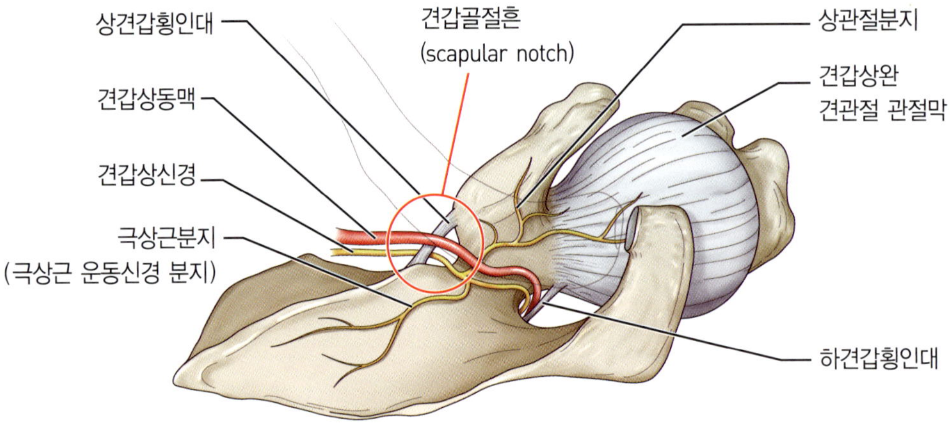

그림 2 / **환자 자세와 진입시의 랜드마크**

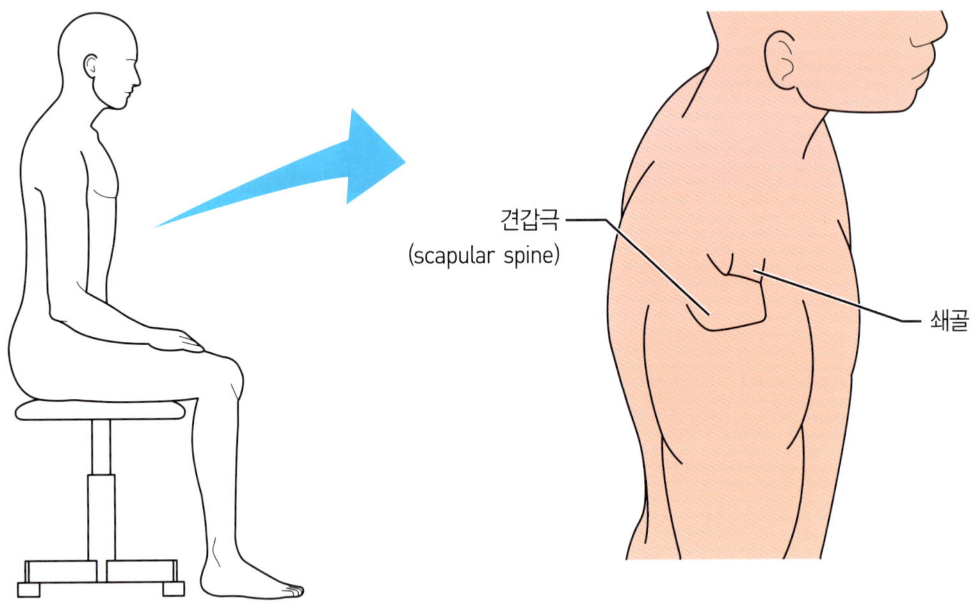

수기의 흐름

합병증의 위험이 적고 특별히 피부에 표식을 할 필요가 없다는 점 때문에 필자는 견갑골 절흔 부위의 견갑상신경을 직접 겨냥하는 Moore 방법[1]이 아니라 신경 주위에 침윤시키는 간단한 방법[2]을 이용하고 있다.

1

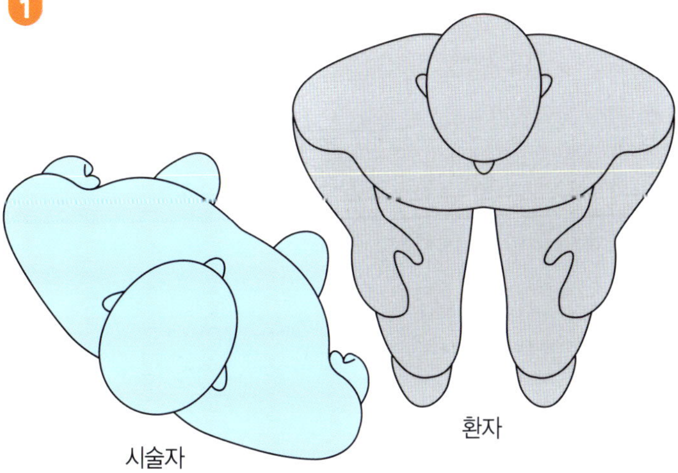

환자의 전방에서 비스듬히 위치한다.

2

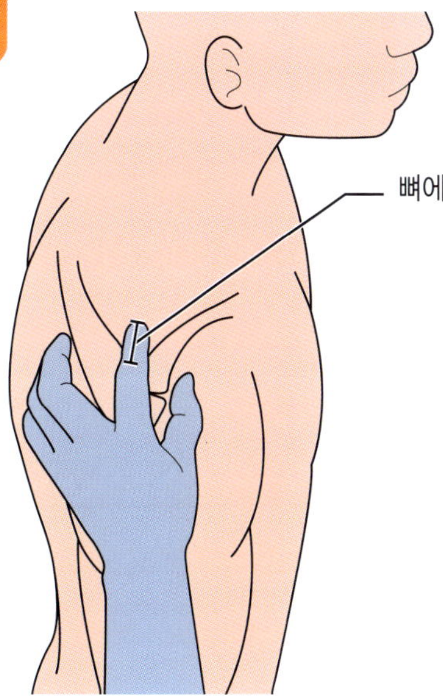

주사기를 가지고 있지 않은 쪽의 손의 엄지와 중지를 각각 쇄골과 견갑극에 두고, 견갑극과 쇄골 사이에 손가락끝이 묻힐 정도의 장소에 검지로 누른다.

3

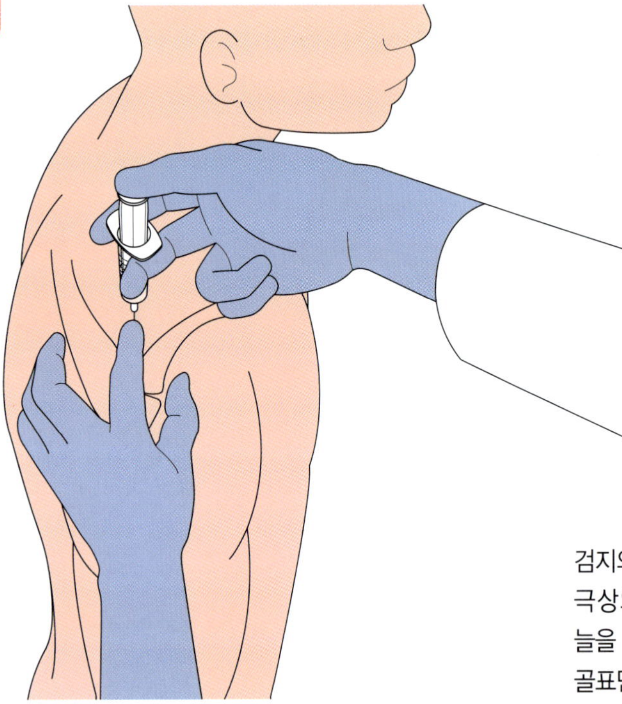

검지의 끝에서 수직으로 바늘을 삽입해, 극상와(supraspinatous fossa)까지 바늘을 진입한다. 보통 4~5cm 진입하면 골표면에 도달한다.

4

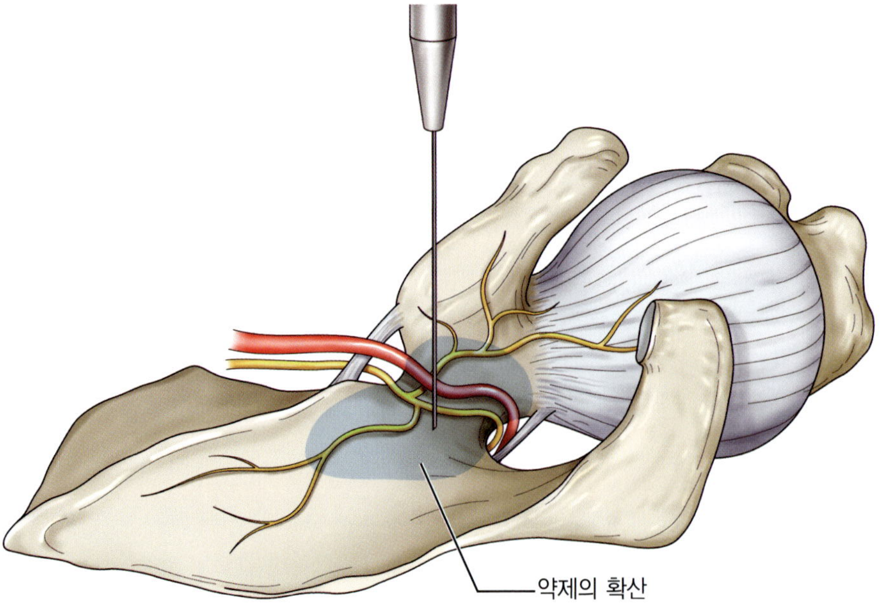

바늘이 극상와의 골면에 이르면 혈액의 역류가 없는 것을 확인한 뒤, 약제를 주입한다.

이렇게 하면 쉽다!

- 바늘을 4~5cm 진입해도 극상와의 골면에 닿지 않는 경우는 전방에 위치한 폐로 진입되어 있을 수 있으므로(그림 3a), 그 이상은 진입하지 않는다(기흉이나 혈흉 등의 합병증을 일으킬 수 있음).
- 바늘끝을 후방을 향해 다시 찔러 보고 견갑극에 바늘끝을 대고 깊이와 방향을 재확인(그림 3b①)한다. 그리고 다시 극상와를 향해 주사한다(그림 3b②).

그림 3 / 바늘끝이 극상와의 골표면에 닿지 않는 경우의 처리법

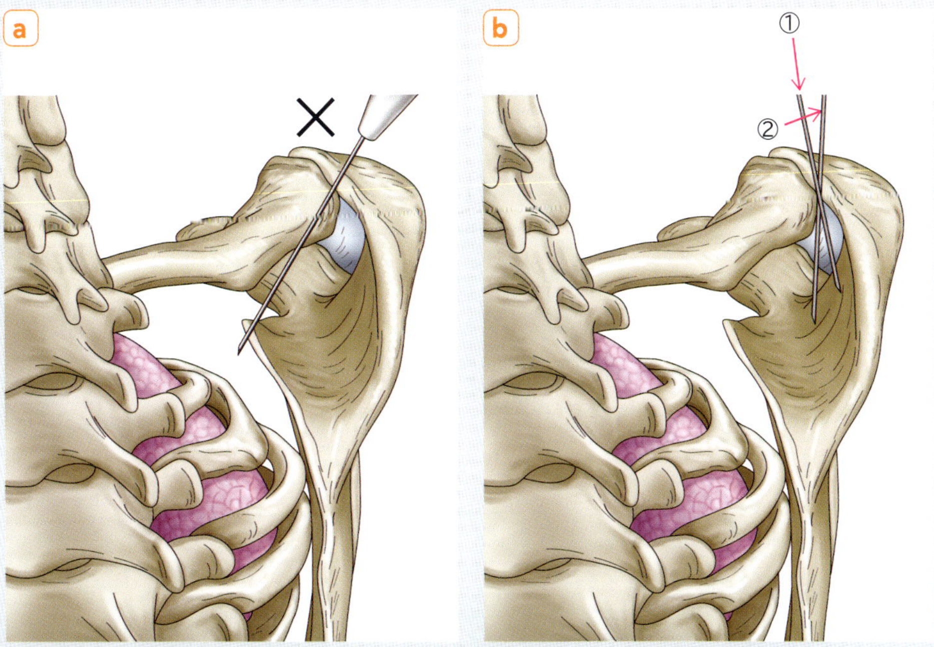

a 부적절한 진입방향

b 바늘끝을 후방을 향하여 진입하고 견갑극에 바늘끝을 접촉한 후(①), 극상와를 향해서 진입한다(②).

사용하는 기구 및 약제와 투여량

【기구】

- 6cm의 23G Spinal needle
- 5ml 혹은 10ml 주사기

【약제】

- 1% Mepivacaine 5~8mL
- 1% Lidocaine 3~5mL

본 수기에 특이적으로 발생하는 합병증과 그 대처법

견갑상신경차단술의 합병증을 표 1에 정리하였다.

표 1 / 견갑상신경차단술의 합병증과 대처법

합병증	증상	원인	대응	예방
기흉, 혈흉	호흡곤란	삽입 방향이 과도하게 전방으로 향하면, 바늘 끝이 견갑절흔을 벗어나 폐 첨부를 침범하여 발생	흉부 x선이나 호흡상태의 확인(SPO_2 등)	바늘 진입방향에 주의하고 이상하다고 생각되면 더이상 바늘을 진입하지 않는다.
견갑상신경 손상	방사통	신경에 바늘이 관통하게 되면 발생	자연회복되는 경우가 많으므로 경과 관찰한다.	무리하게 견갑절흔 방향으로 향하려고 하지 말고 수직으로 진입한다.
혈관 천자		상견갑동맥을 찌르는 경우	주사 부위 압박	약제 주입 전에 반드시 혈액 역류 여부를 확인한다.
상지 거상 (elevation) 불능	-	마취제의 효과가 너무 강하면 극상근, 극하근의 일시적 마비가 올 수 있다.	통상적으로 일과성으로 지나가며 자연 회복된다.	-

【참고문헌】

1) Moore DC. Block of the suprascapular nerve. Regional block. 4th ed. Springfield : Charles C Thomas Publisher ; 1975. p300-3.
2) 増田　豊. そのほかのブロック. 整形・災害外科 1979 ; 22 : 1197-210.

7 견관절(Shoulder Joint) 주사법

적응증

- 회전근개파열
- 관절와순(glenoid labrum) 손상
- 퇴행성 관절염
- 습관성 견관절 탈구
- 동결견등
- 외상후 관절강직
- Throwing Shoulder
  (SLAP, Internal Impingement, Bennet 병변)

진입 부위 주변 해부

견관절은 상완골두와 견갑골의 관절와로 구성된 구상 관절(Ball and socket joint)이며, 상완골두와 관절와를 둘러싸듯이 견관절막이 존재한다(그림 1a, b). 견관절의 해부학적 특징인 관절면이 시상면에 대해 약 20~25° 기울어져 있으므로(그림 1c) 바늘 진입 시 그 방향을 의식할 필요가 있다.

그림 1 / 견관절

a 전방에서 비스듬하게 본 그림

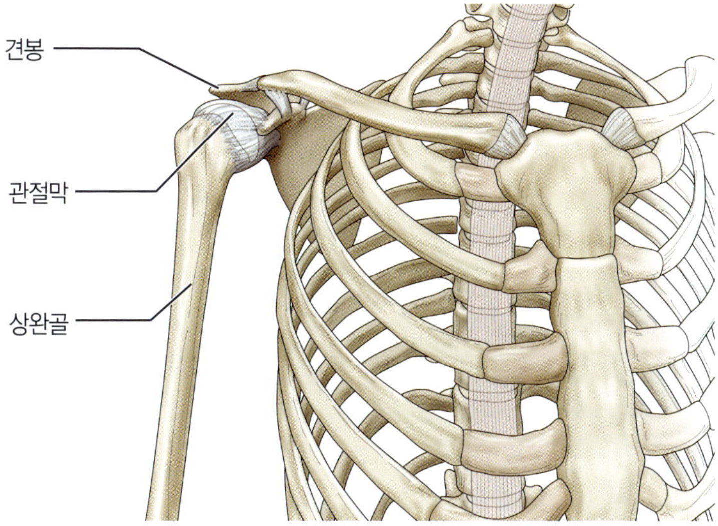

b 후방에서 비스듬하게 본 그림

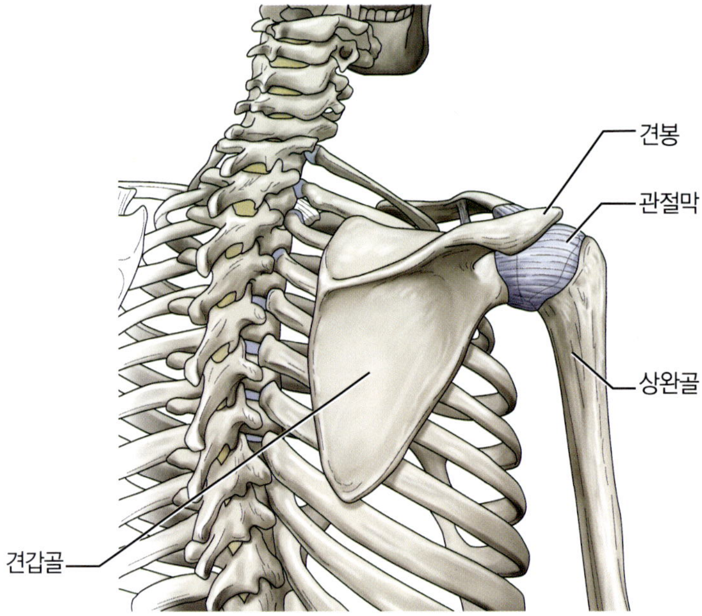

c 견관절 수평단면 (우측 견관절)

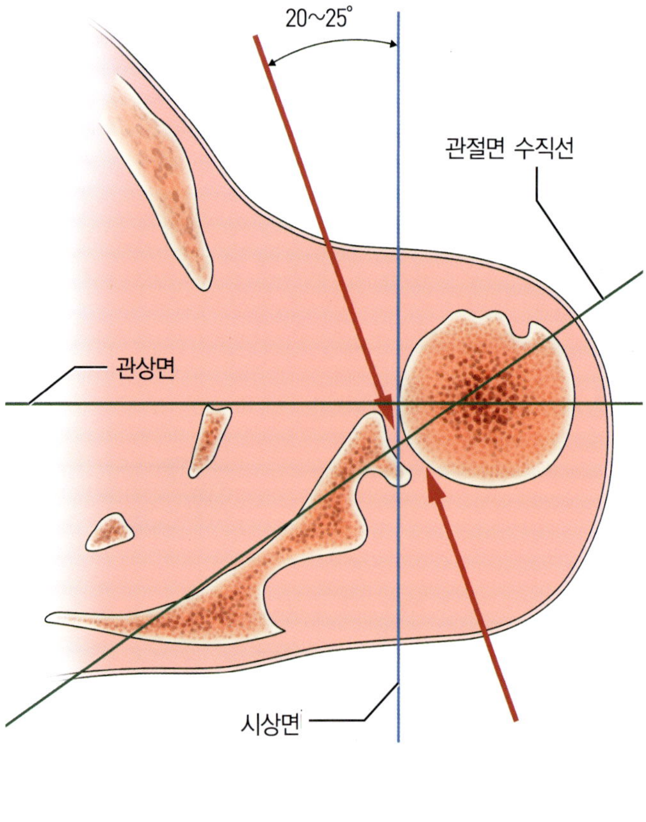

환자 자세와 진입시의 랜드마크

- 자세 (그림 2)
- 랜드마크 : 오구돌기의 말단(tip), 견봉각

그림 2 / **환자 자세와 진입시의 랜드마크**

a 정면에서 본 그림

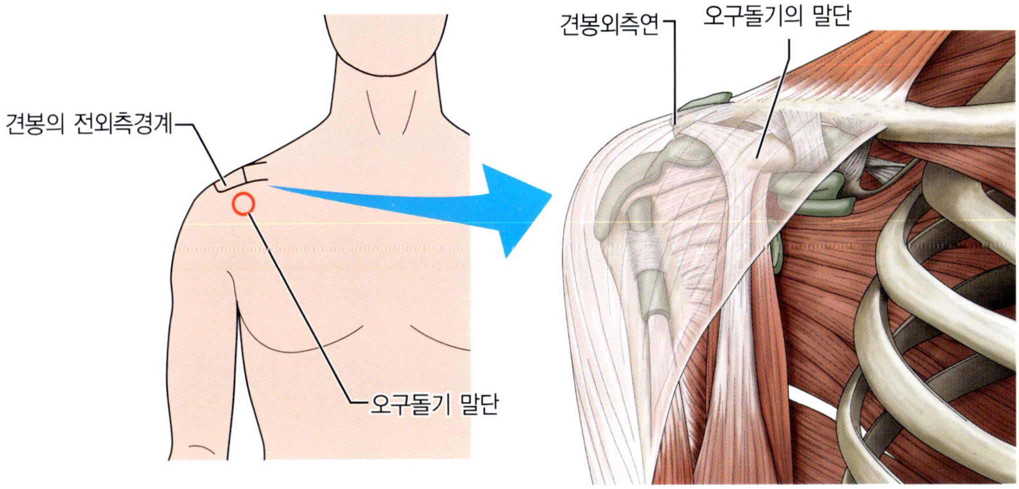

b 후방에서 본 그림

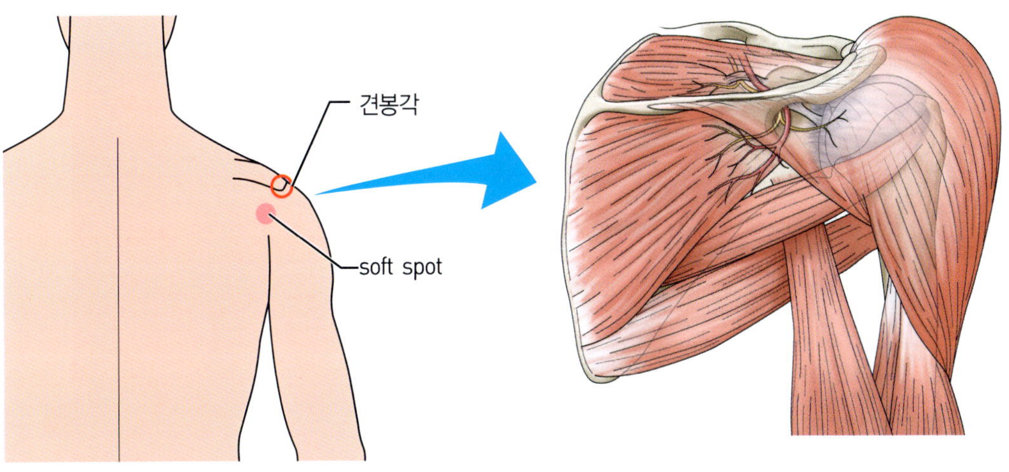

수기의 흐름

1

a 전방주입하는 경우

b 후방주입하는 경우

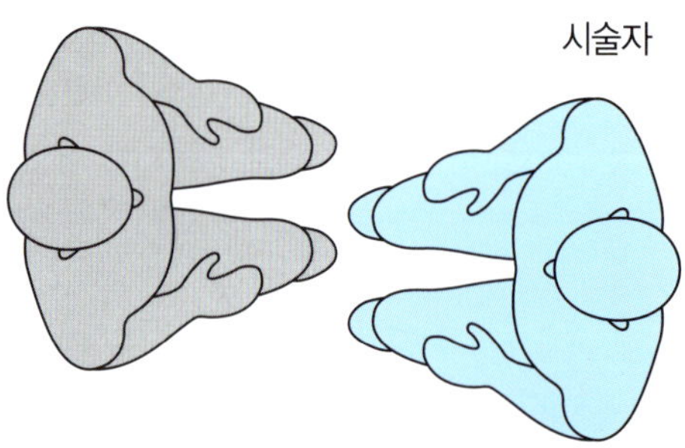

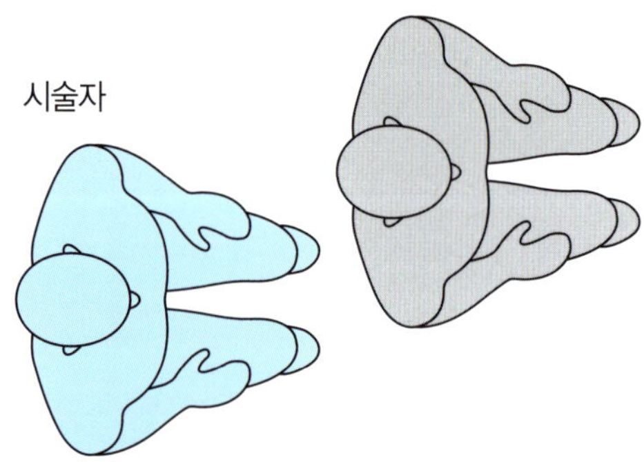

전방에서 주사하는 경우 환자 정면에 앉는다(a). 후방에서 주사하는 경우 환자 뒤쪽에 앉는다(b).

2

a 전방에서 촉지

b 전방에서 촉지

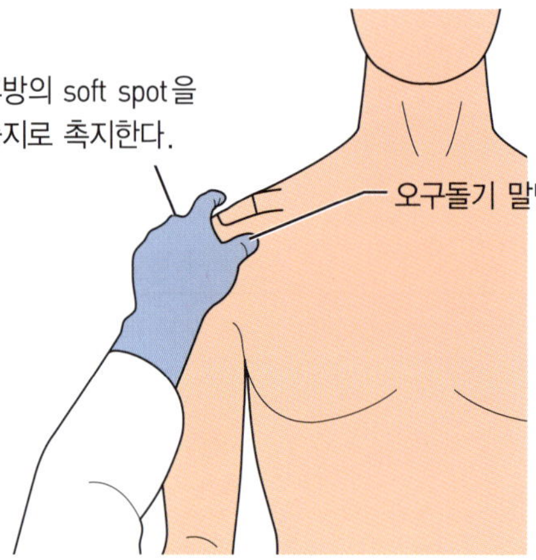

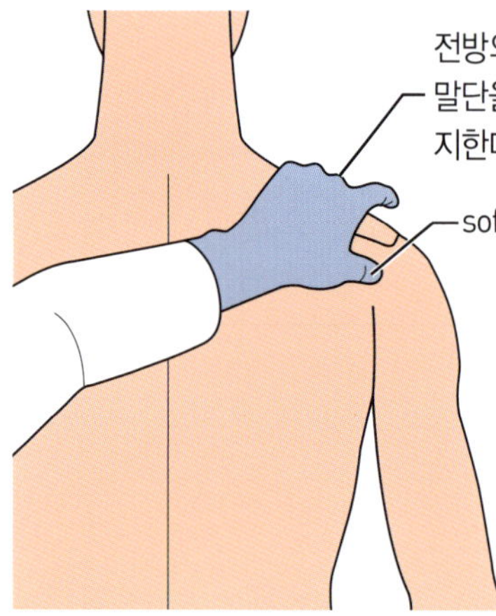

주사기가 없는 손의 엄지와 중지로 오구돌기 말단과 견봉각에서 약 1cm 아래쪽, 1cm 내측에 있는 soft spot을 촉지한다.

3

a 전방주입하는 경우의 진입점

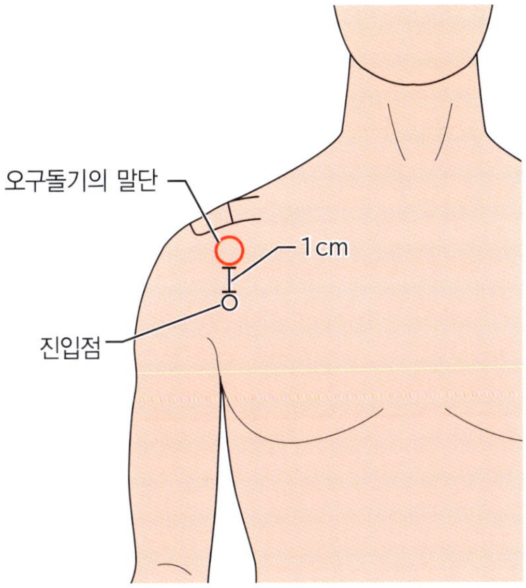

전방에서 주사할 경우에는 오구돌기 말단에서 하방 약 1cm 정도를 진입점으로 하고, 후면의 soft spot를 향하여 바늘을 진입시킨다(a~d).

b 측면에서 본 그림

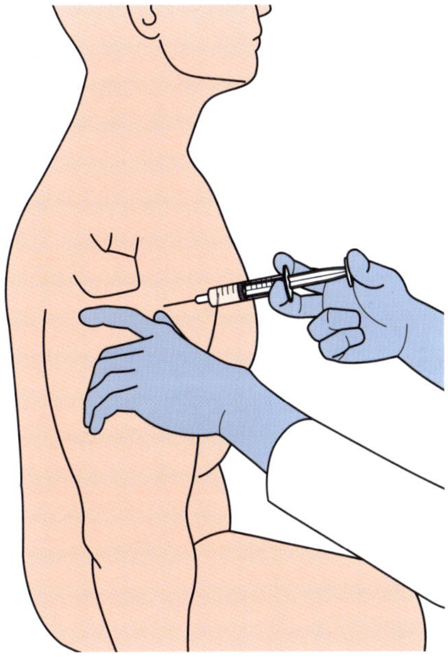

c 위에서 본 그림

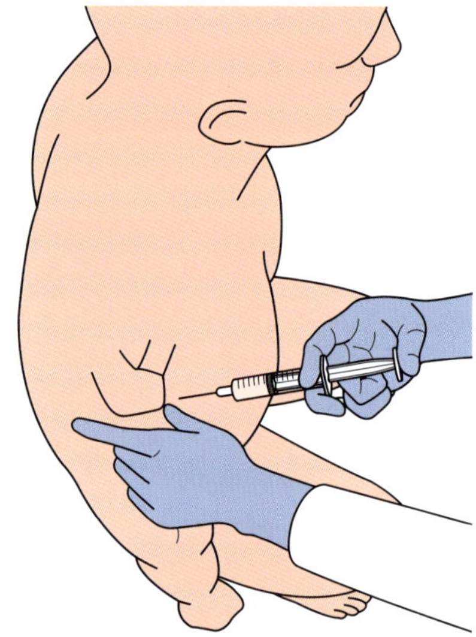

d 전방주입법의 이해를 위한 Image

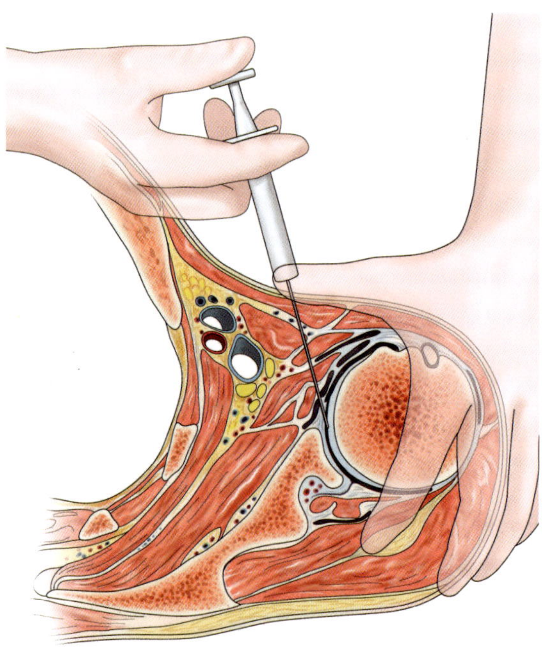

3

e 후방주입하는 경우의 진입점

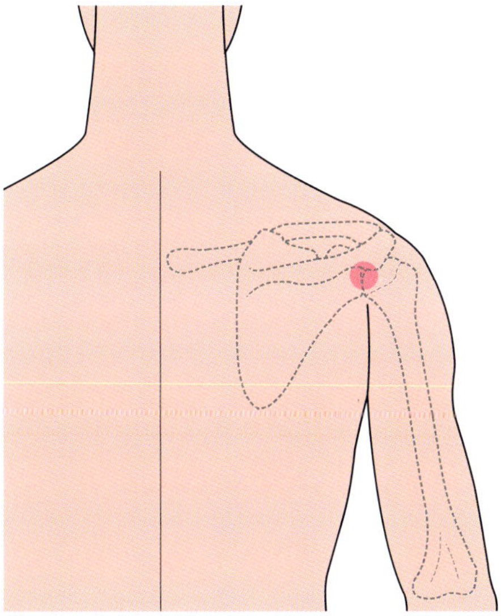

f 측면에서 본 그림

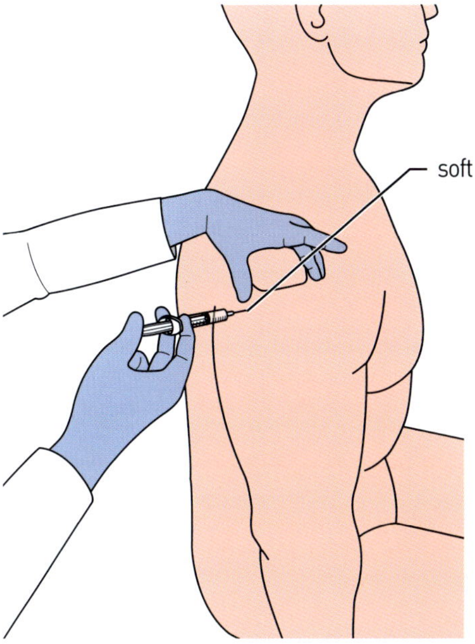

g 위에서 본 그림

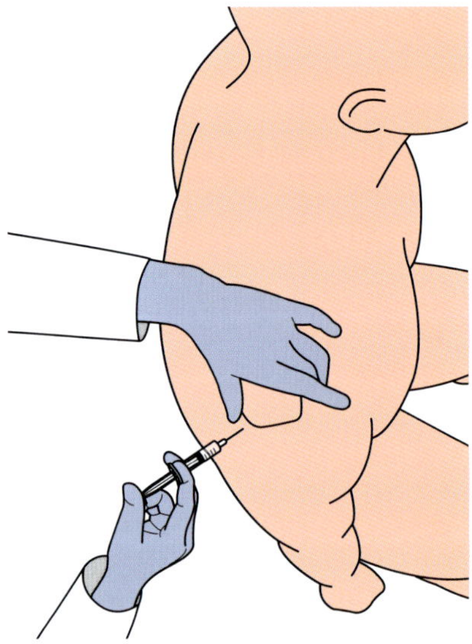

h 후방주입법 이해를 위한 image

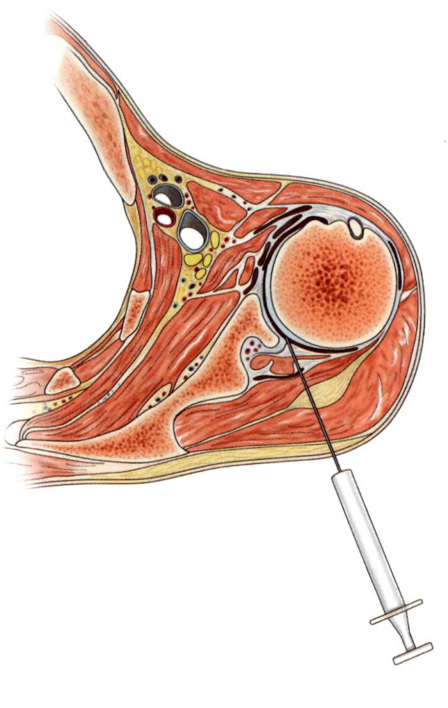

후방 주입하는 경우에는 견봉각의 내측에 위치한 soft spot을 진입점으로 하여 오구돌기 말단을 향해서 진입한다(e~h).

4 바늘이 저항없이 진입되면 관절 안으로 바늘 끝이 들어간 셈이다. 상완골두에 바늘끝이 닿았을 경우는 바늘 끝을 수 mm 정도만 살짝 당겨보고 저항없이 약제가 주입되면 바늘 끝은 관절 내에 있다고 생각해도 좋다.

사용하는 기구 및 약제와 투여량

【기구】

- 2.5cm 의 23G 침(전방주사)
- 6cm 의 23G Spinal needle(후방주사)
- 5mL 주사기

【약제】

- 히알루론산나트륨 : 1A + [1% Lidocaine 2mL(필요시)]
- 1% Lidocaine 5mL + Triamcinolone Acetonide 8~10mg

이렇게 하면 쉽다!

【전방, 후방 공통】

- 바늘끝이 어느 부위에 닿아 있는지 잘 모르겠으면, 상완골을 내측 혹은 외측으로 회전시켜 볼것.
  → 상완골의 회전운동으로 바늘끝이 움직이면 바늘끝은 상완골두에 닿아있다는 것이다. 움직임이 없다면 관절와에 도달했을 가능성이 높다.
- 바늘끝이 상완골두에 닿아 관절내에 들어가지 않는 경우
  → 상완골두에 바늘끝이 닿은 경우에, 전방주사시에는 상완골두를 경도로(mild) 내회전, 후방에서 주사할 때는 외회전하여 바늘 끝을 관절 방향으로 유도하여, 관절내에 바늘끝을 도달하게 할 수 있다(그림 3).

【후방에서 주사하는 경우】

- 바늘이 관절내까지 닿지 않는 경우
  → 뒤쪽은 앞쪽에 비해 근육이 두꺼워 바늘끝이 관절내까지 닿지 않는 경우가 많다. Spinal needle등 길이가 긴 바늘을 이용하면 좋다.

그림 3 / 바늘 끝을 관절 내로 유도하는 방법

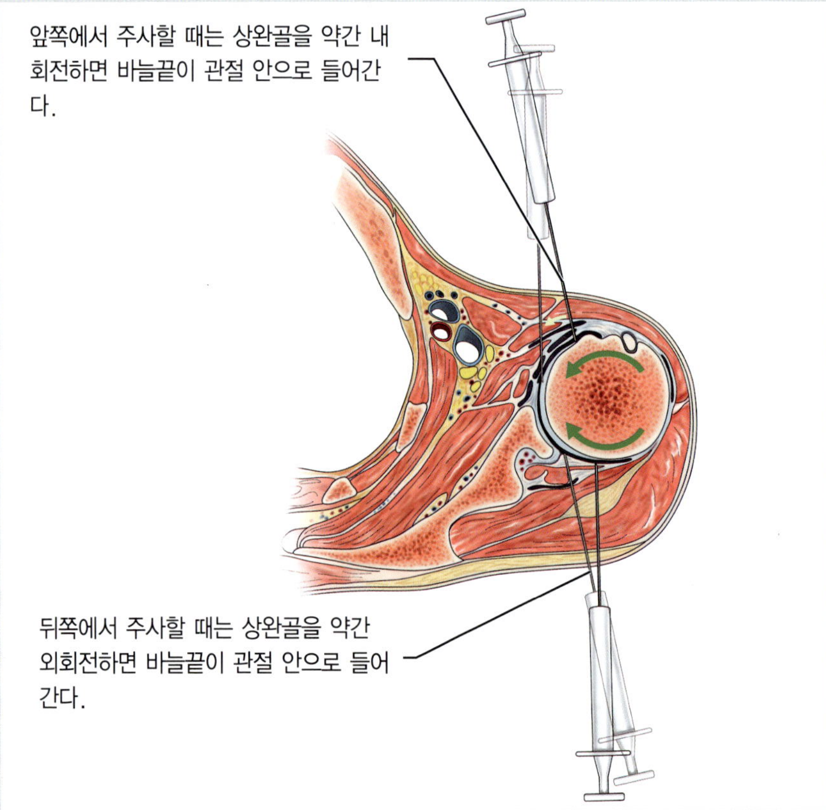

팔꿈치 · 손목

1. 주관절(Elbow Joint) 주사법
2. 외상과염(Lateral Epicondylitis) 주사법
3. 수지신경(Digital Nerve) 차단 : Oberst 마취, 총수지신경 차단
4. 드퀘르뱅 병(De Quervain's disease) · 방아쇠 수지(Trigger Finger)의 마취
5. 지간관절(Interphalangeal Joint) 주사법

1 주관절(Elbow Joint) 주사법

적응증

주관절 주사는 관절염 치료를 위해 스테로이드 주사를 놓는 경우가 대부분이기 때문에 관절내에 염증이 생기는 질환이 보통 적응증이 된다. 급성 관절염이나 감염인 경우에는 관절액 채취를 목적으로 천자를 하는 경우에도 시행할 수 있다.

- 퇴행성 관절염
- 주관절내 유리체
- 류마티스 관절염
- 상완골 내외측 상과염
- 주관절 활막염
- 화농성 주관절염
- 상완골 소두의 박리성 골연골염(Osteochondritis Dissecans of Capitellum)

진입 부위 주변 해부

주관절은 상완골-요골-척골로 구성된 관절(humeroradioulnar Joint)이다. 관절의 요측(radial side)에는 요골신경, 척측(ulnar side)에는 척골신경, 앞쪽(anterior)에는 정중신경이 존재한다(그림 1).

환자 자세와 진입시의 랜드마크

환자를 앉는 자세로 하고 상완을 받침대에 올려놓고 주관절을 굴곡시킨 상태로 전완을 아래로 떨어뜨린다(그림 2). 주관절 외측연과 요소두 관절(radiocapitellar joint) 간격을 촉지하고 그 사이에 있는 soft spot를 진입점으로 한다. 요소두 관절간격은 전완을 회내(pronation) 혹은 회외(supination)시키는 방식으로 소두(capitellum)를 회전시키면 쉽게 확인할 수 있다(수기의 흐름 ② 참조).

그림 1 / **주관절 주변의 해부**

a 표층

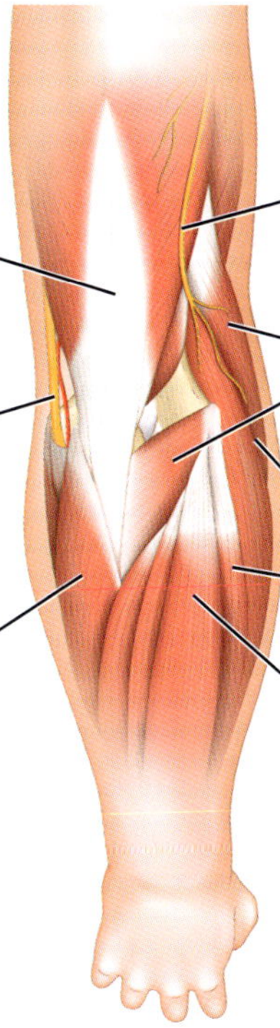

b 심층

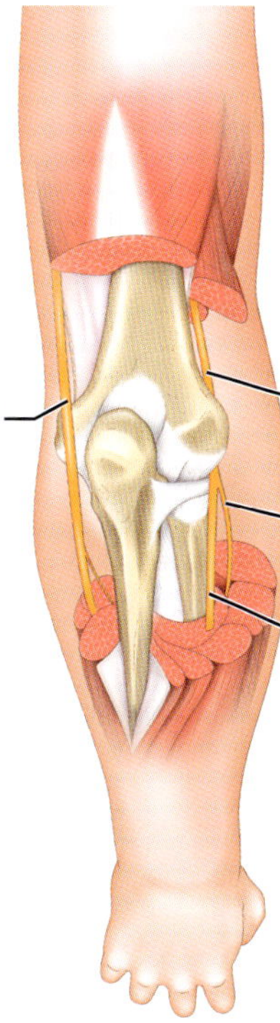

그림 2 / **환자 자세와 진입시의 랜드마크**

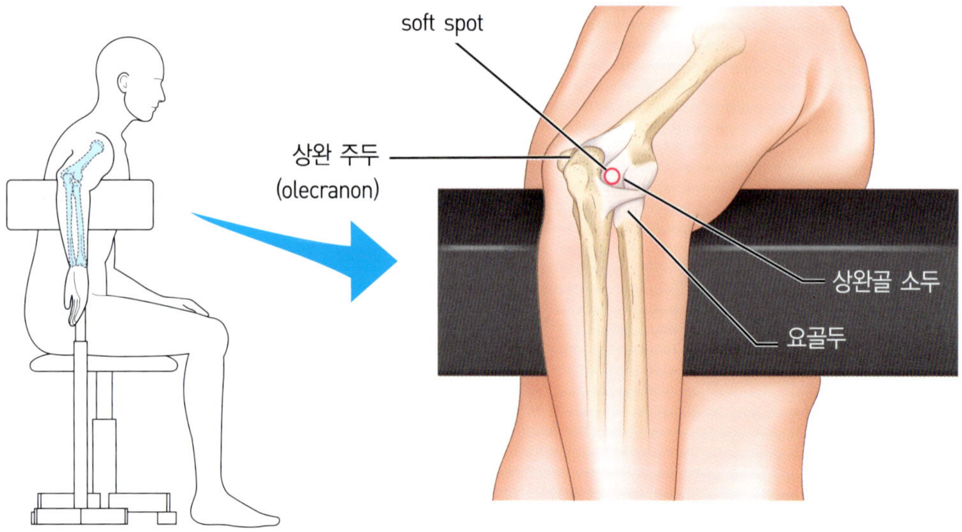

수기의 흐름

1

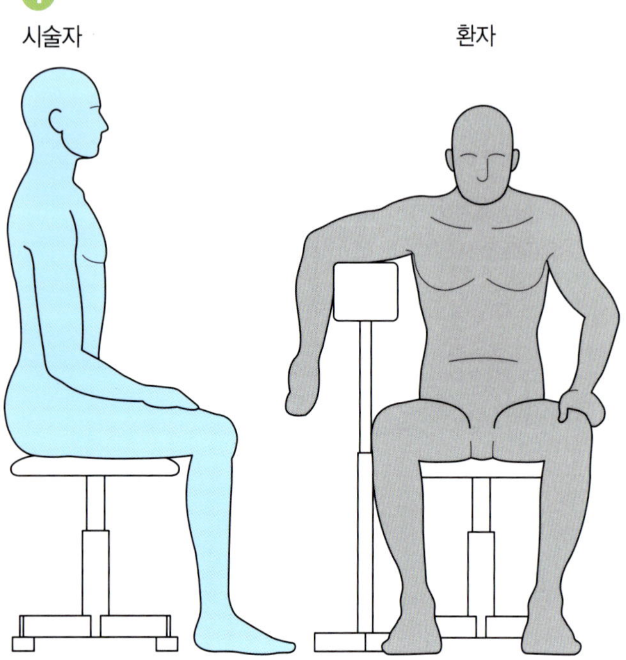

환자의 자세를 확인하고, 시술자는 주사하려는 팔꿈치에서의 연장선상에, 환자 쪽을 향해서 앉는다.

2

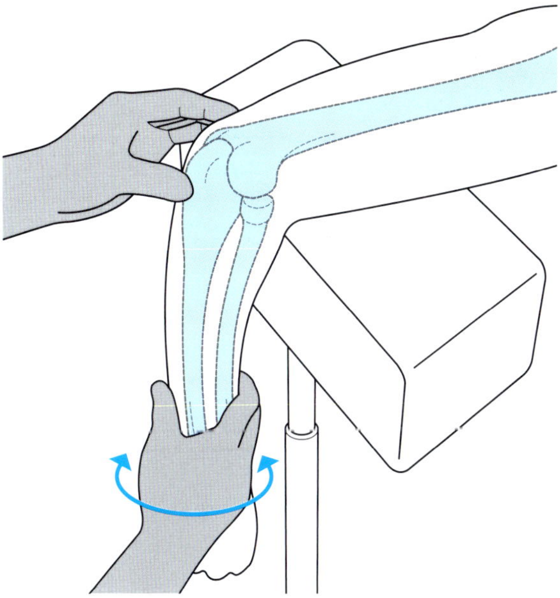

랜드마크로서, 주두(olecranon) 외측 가장자리와 상완요골관절(humeroradial joint)의 위치를 확인한다. 관절의 위치는 전완을 회전시키면서 확인한다.

3

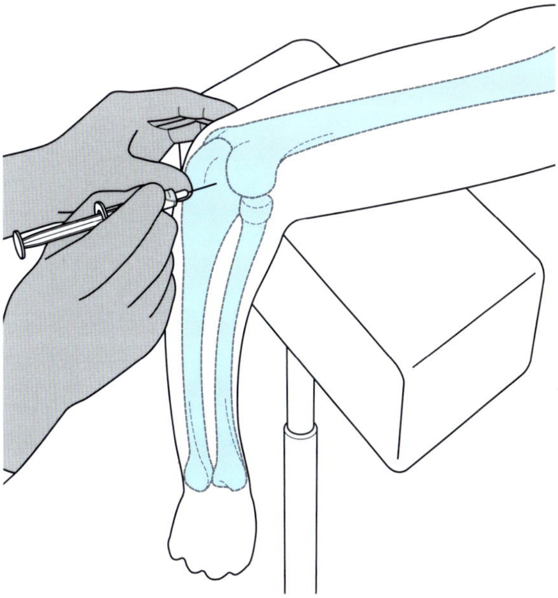

뒤쪽의 soft spot를 주사기를 쥐지 않은 손의 엄지로 촉지하여 진입 부위를 결정한다. 주사기를 펜을 쥐듯 잡고 관절 간격을 향해 바늘을 꽂는다.

4

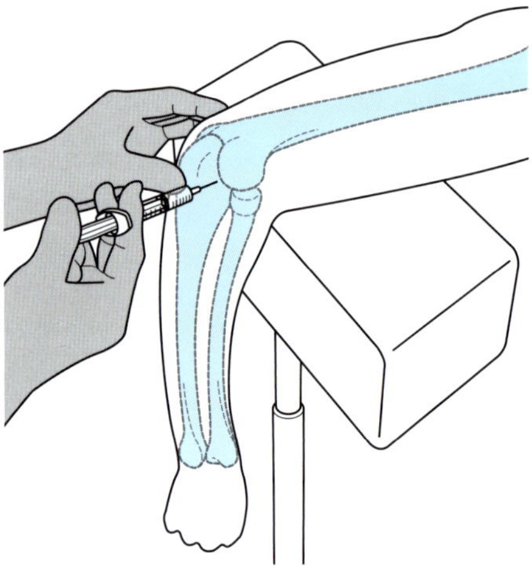

바늘을 통해서 관절막을 관통하는 저항을 확인하면 주사기를 바꿔 약제를 주입한다.

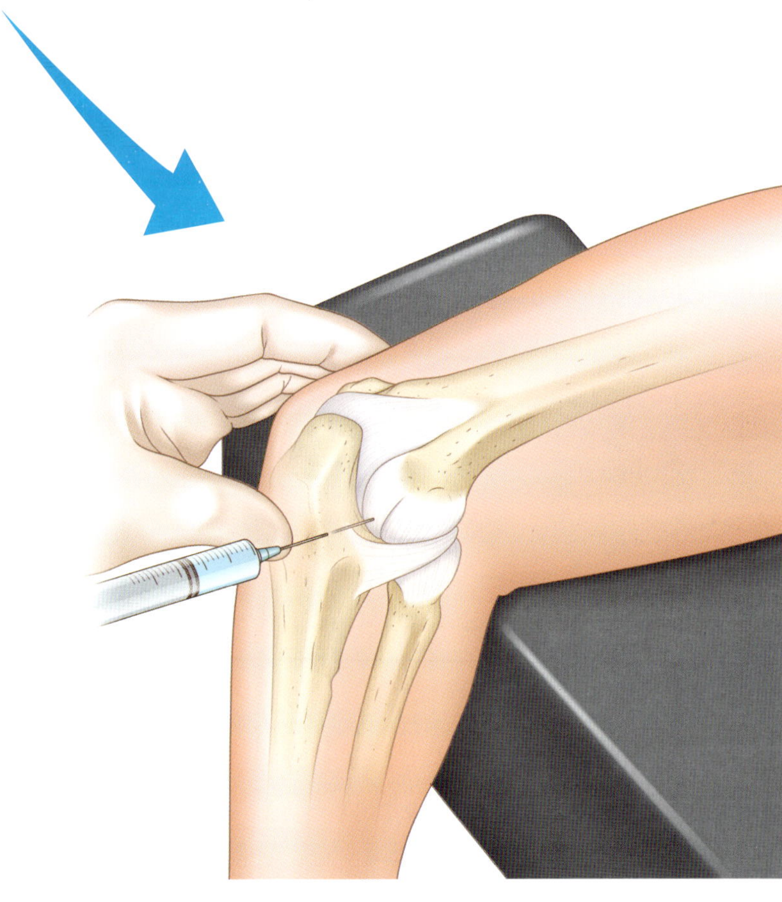

주의사항 !

후방 진입은 신경이나 큰 혈관이 없어 비교적 안전하게 삽입할 수 있기 때문에 주의할 점은 적다. 그러나 위치를 제대로 취하지 않으면 진입의 방향이 어긋나기 때문에 주의를 요한다.

이렇게 하면 쉽다!

- 피부에서 수직으로 바늘을 주사했지만, 관절 내부에 잘 들어가지 않아 뼈에 닿는 경우가 있을 수 있다. 그러나 서두르지 말고 즉석에서 천천히 약액을 주입하면 비교적 통증 없이 주사를 놓을 수 있다.
- 바늘끝이 관절 안으로 들어가 있으면 약제는 별다른 저항 없이 주입할 수 있다. 관절 밖으로 약제가 새면 통증이 생기기 때문에 저항이 있을 경우 무리하지 말고 바늘의 방향을 확인하고 다시 진입하도록 한다.

사용하는 기구 및 약제와 투여량

【기구】

- 손받침대
- 1~5ml 정도의 주사기
- 23~25G 바늘

【약제】

- 마취 : 1% Lidocaine 2~3ml
- 스테로이드 : Triamcinolone 4~5mg
- 히알루론산

※ 히알루론산마취제+스테로이드제, 마취제+히알루론산 혹은 히알루론산 단독 중 하나를 이용하는 경우가 많다.

2 외상과염(Lateral Epicondylitis) 주사법

적응증

외상과염은 단요수지신전근(extensor carpi radialis brevis; ECRB)의 급성 염증이라기 보다는 혈관섬유성의 만성 부착부병증(enthesopathy)으로 정의되고 있다. 그외로 만성 경과를 갖는 증례로는 관절내 병변으로서 윤상인대 부분 파열이나 관절내 활막염, 요소두 관절 활액막 추벽 증후군(Rdaiocapitellar pilica syndrome) 등도 통증의 발생 원인으로 여겨지고 있다[1]. 그러므로 질환에 따라서 주사 부위를 바꿀 필요가 있다.

진입 부위 주변 해부

상완골 외측 상과를 기시로 하는 근육에는 수지신전근(extensor digitorum muscle) · 단요수지신전근(ECRB) 등이 있다(그림 1a). 심층에는 요골신경이 있으며, 요골신경은 표재 요골 신경(superfical radial nerve)을 분지한 후 회외근(supinator)이 형성하는 터널인, 프로세 아케이드(arcade of Froshe)를 통과한다(그림 1b). 여기서 신경이 조여지는 경우가 많아서, 후골간신경(posterior interosseous nerve) 장애를 초래할 수 있다.

환자 자세와 진입시의 랜드마크

- 환자를 앉는 자세로 하고 상완을 받침대에 올려놓고 주관절을 90° 굴곡시킨다(그림 2).
- 랜드마크 : 상완골 외상과에서 약간 원위. 신전근건 기시부

그림 1 / **주관절 주변의 해부**

a 표층

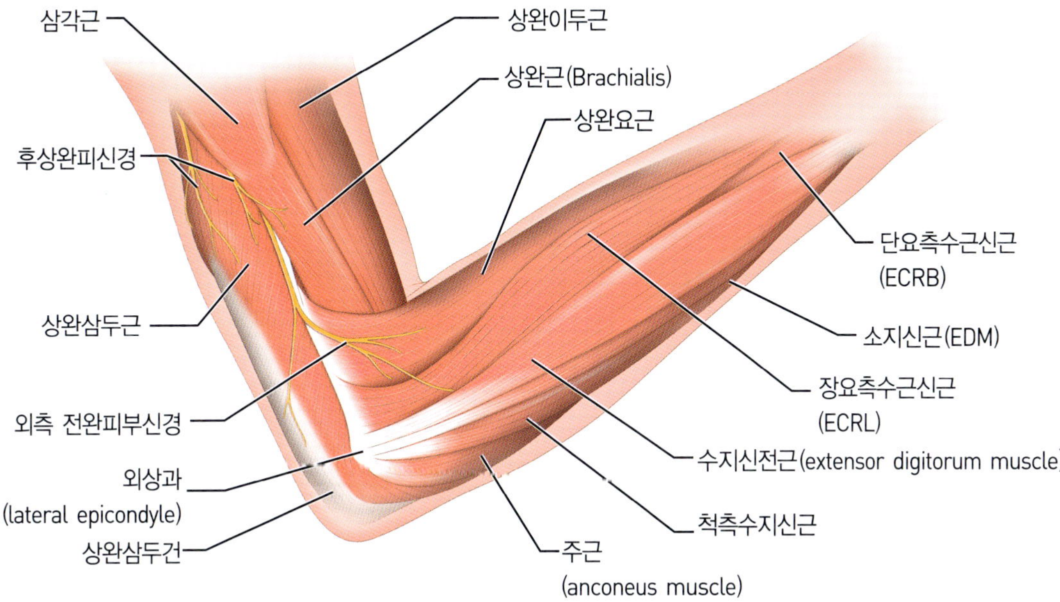

b 심층의 해부, 요골신경이 Arcade of Froshe를 통과한다.

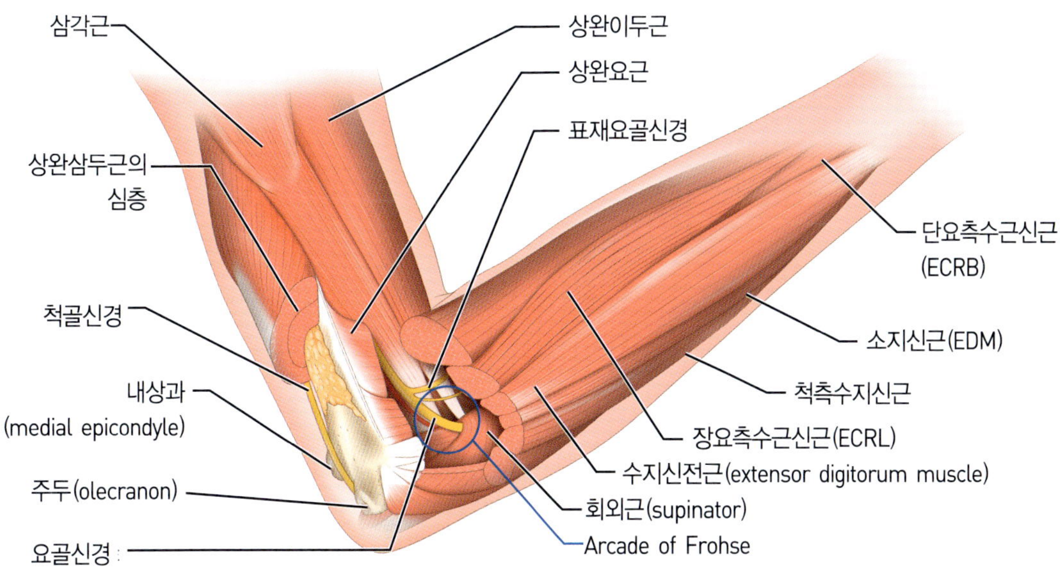

그림 2 / **환자 자세와 진입시의 랜드마크**

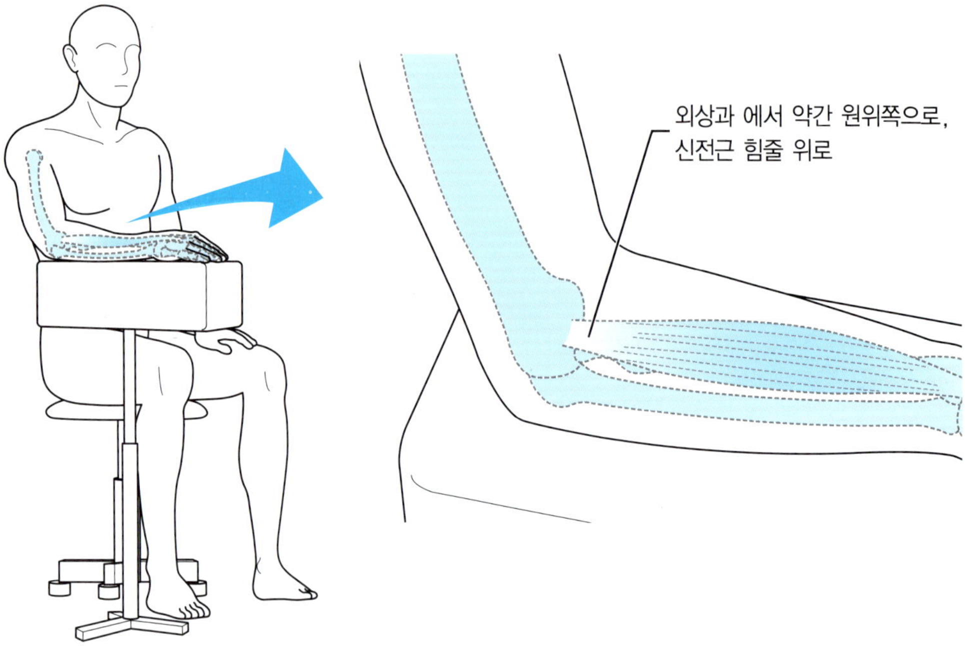

수기의 흐름

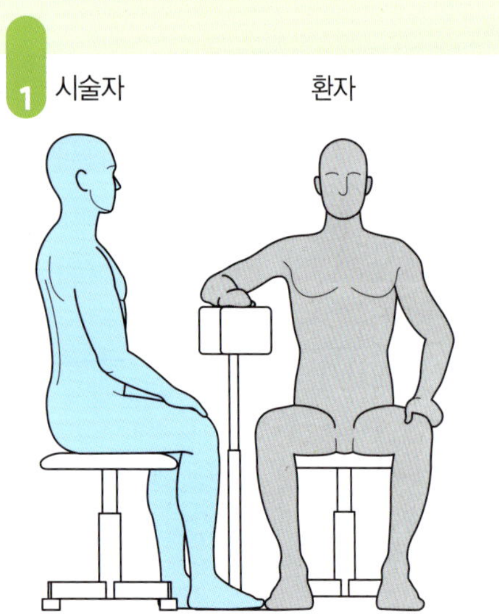

환자의 자세를 확인하고, 시술자는 주사하는 팔꿈치를 향해서 받침대 옆에 앉는다.

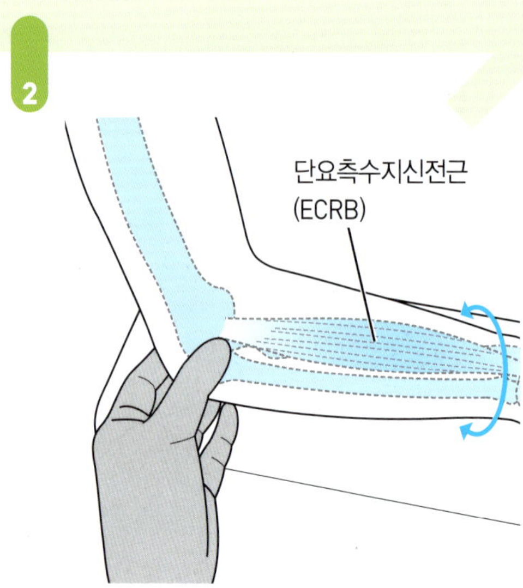

랜드마크로서 전완을 회내, 회외시켜가면서 요골두를 촉지한다.

3

a

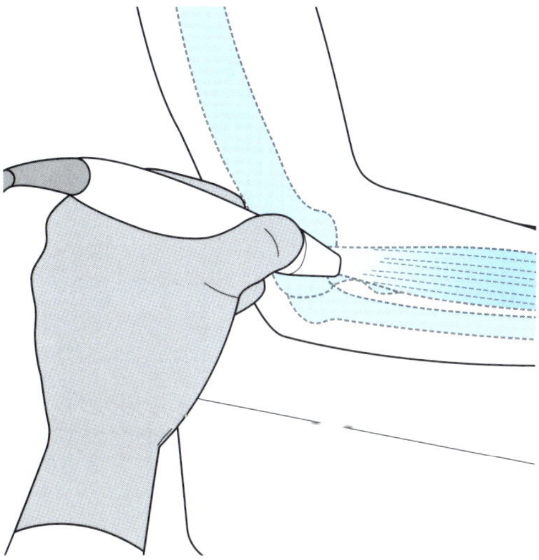

초음파로 단요측수지신건근(ECRB)을 확인한다. 초음파를 이용함으로써 타겟 조직에 안전하고 확실하게 주사를 놓을 수 있다. 프로브를 목표하는 조직에 수직으로 위치하게 해서, 중요한 지표물들이 화면에서 나타낼 수 있도록 위치와 깊이를 조절한다. 목표한 조직이 보일 때까지는 바늘을 삽입하지 않는다. 목표 조직은 손가락을 굴곡-신전해보면서 확인하도록 한다.

b

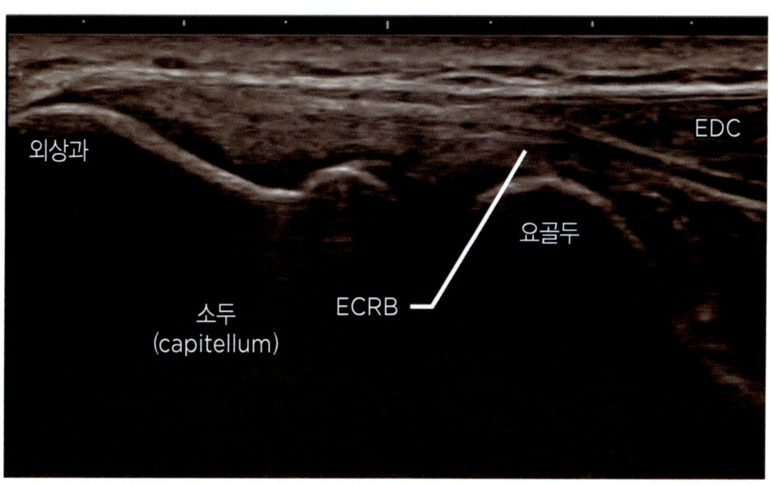

수지신전근(EDC)과 단요측수지신전근(ECRB), 요골두의 위치관계가 명료하게 확인된다.

4

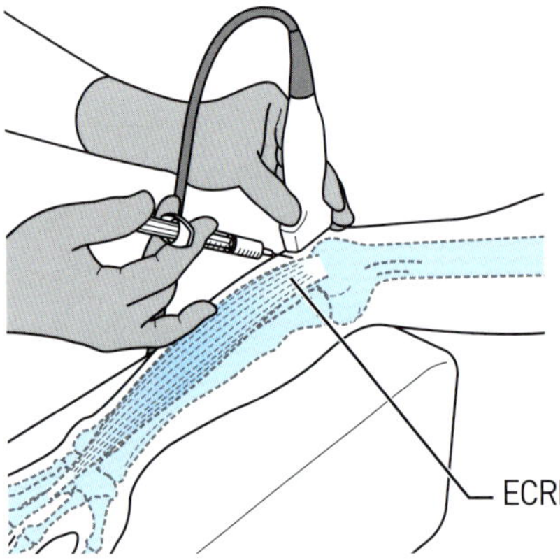

말단측에서 주사 바늘을 삽입하여 ECRB의 주위에 약제를 주입한다.

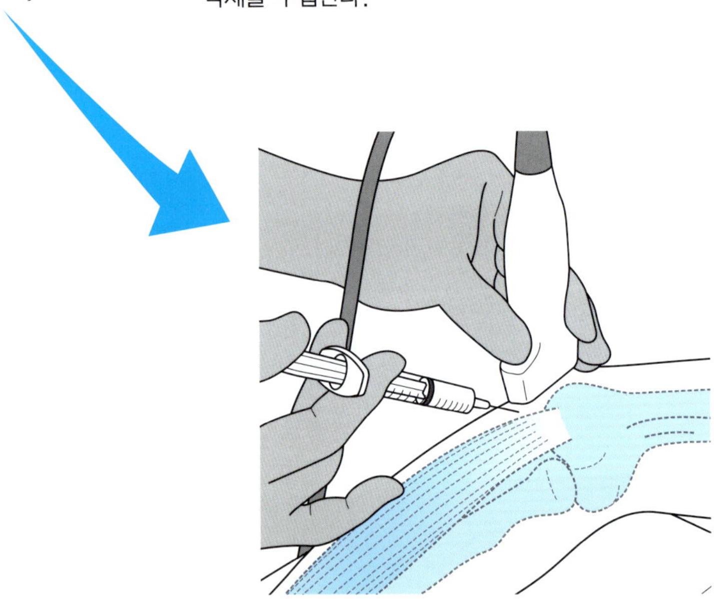

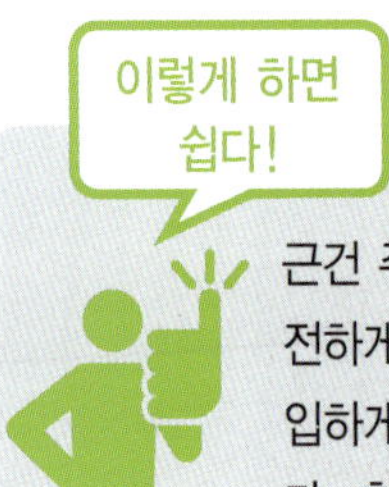

근건 주위나 신경 주위에 주사를 놓을 경우에는 초음파를 이용하는 것이 보다 확실하고 안전하게 주사를 놓을 수 있다. 스테로이드를 근건의 실질이나 신경주위에 직접적으로 주입하게 되면 그 자체로 손상을 주거나 Blind로 바늘을 꽂다가 요골신경이 손상될 수 있다. 최근에는 만성 외상과염에 대해서는 PRP(plate rich plasma) 주사가 신경압박증이나 enthesopathy에 대해서는 약물을 사용하지 않고 생리식염수로 주사하는 hydro-release도 주목받고 있다.

사용하는 기구 및 약제와 투여량

【기구】

- 초음파
- 손받침대
- 1~5ml 정도의 주사기
- 23~25G 바늘

【약제】

- 마취 : 1% Lidocaine 1~2ml
- 스테로이드: Triamcinolone 4~5mg
- 생리식염수(Hydro-release)

본 수기에 특이적으로 발생하는 합병증과 그 대처법

연부조직에 무리하게 주사를 놓으면 강한 통증이 일어난다. 환자가 그렇게 유발된 통증을 참다가 간혹, 미주신경 실신을 일으켜 의식을 잃고 의자에서 떨어질 수도 있어서 무리하게 주사하는 것은 피해야 한다. 미주신경실신이 일어날 가능성이 있는 경우에는 환자를 눕힌 상태에서 주사를 시행하는 것이 좋다.

주의사항 !

주사바늘의 깊이나 진입부를 잘못 선택하면 미주신경실신이나 요골신경장애를 일으킨다. 위치를 확실히 확인하고, 바늘은 천천히 진입한다. 통증이나 저림을 확인하면서 이상이 있을시에는 바로 중지한다.

【참고문헌】

1) 新井　猛. 上腕骨外側上顆炎. 2016 MB Orthop ; 29 : 45-9.
2) 金森章浩 ほか. 肘外側上顆炎に対する多血小板血漿 (PRP) 治療. MB Orthop 2015 ; 28 : 67-72.

3 수지신경(Digital Nerve) 차단 : Oberst 마취, 총수지신경차단

적응증

손가락, 주로 근위 지간관절(proximal interphalangeal joint; PIP 관절)의 원위부에서 시행하는 수술이 적응이 된다. 진입 부위에 따라 손가락 기시부에 마취제를 주입하는 Oberst 마취와 수장부에 주입하는 총지 신경차단술이 있다.

- Oberst 마취 : 통증은 비교적 적은 것으로 알려져 있다. 단, 마취제의 과잉 주입에 따라 부종이나 순환장애를 초래하는 경우가 있다.
- 총지 신경차단술 : 손바닥에서 진입하게 되므로 통증이 따르지만 마취제 주입에 따른 순환장애의 위험성이 적다. 인접 손가락에도 효과가 미친다.

진입 부위 주변 해부

수지의 감각을 담당하는 신경은 수장측(volar)지신경과 배측(dorsal)지신경이다(그림 1). 배측지신경은 근위지골(proximal phalanx) 배측부의 지각을 담당하고 있다. 수장측지신경은 총지신경에서 분지하여 수장측 및 PIP 관절 원위부의 배측 지각까지 지배하고 있다(그림 2).

환자 자세와 진입시의 랜드마크

- 앙와위 혹은 좌위에서도 시행 가능(그림 3).
- 랜드마크(그림 2)
  - Oberst 마취 : 수장수지관절 피부선
  - 총지 신경차단술 : 원위 수장 피부선

그림 1 / 수지 부위의 신경 및 혈관의 주행

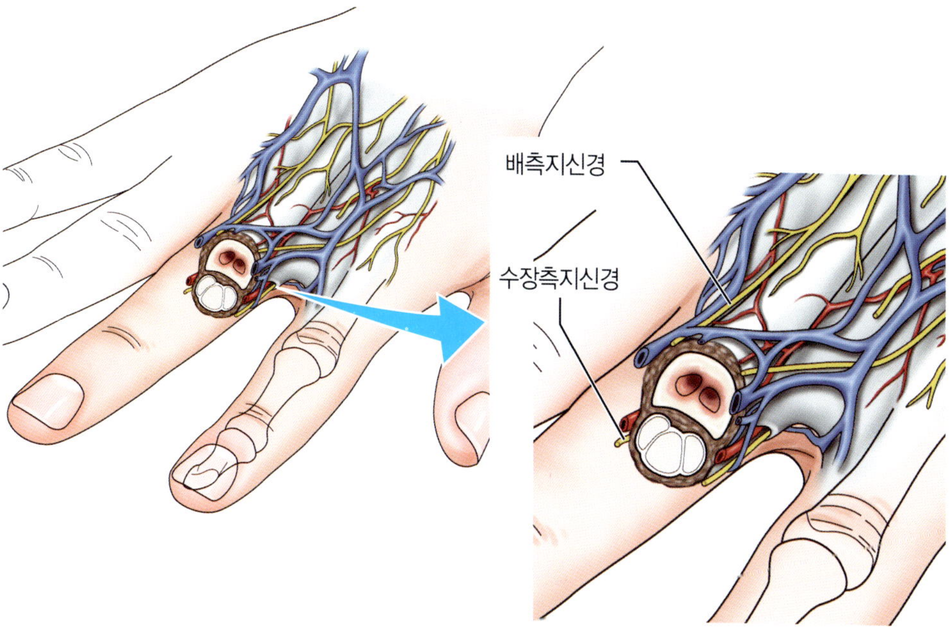

그림 2 / 총수지신경, 수장측지신경과 피부선

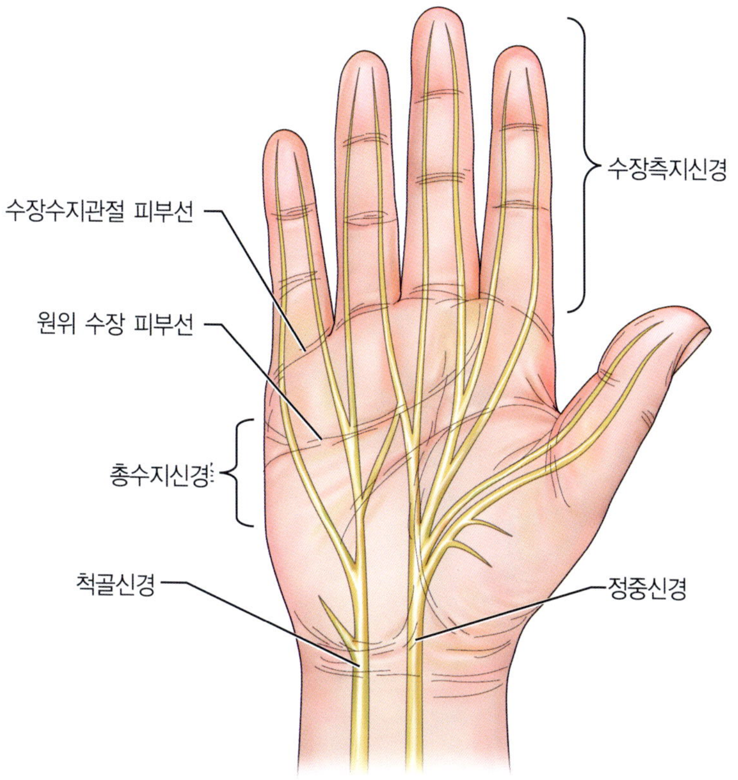

그림 3 / **환자 자세**

a 앙와위

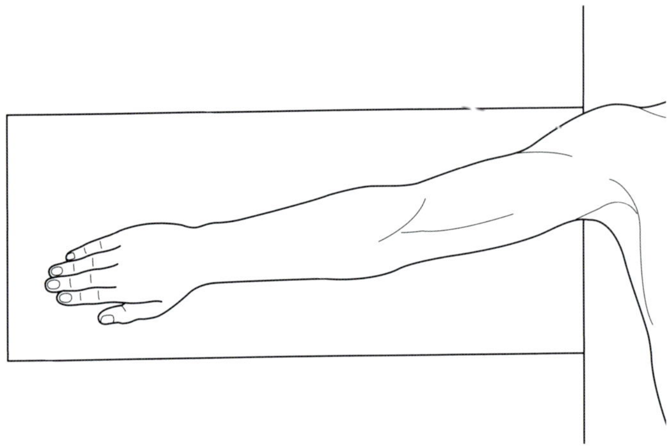

b 앉은 자세

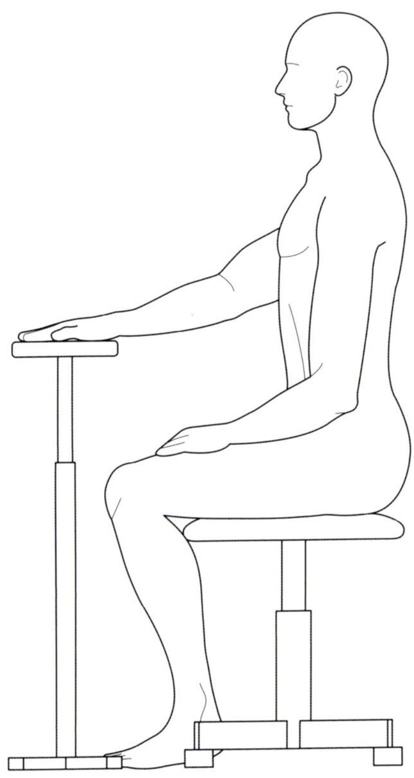

수기의 흐름

Oberst 마취 : 수장측지신경, 배측지신경의 마취

1

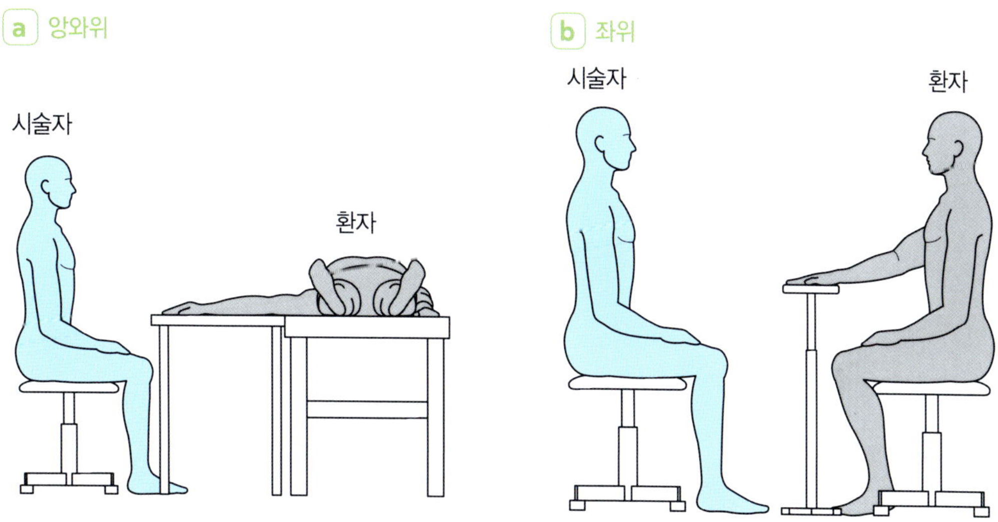

환자 자세를 확인한다. 시술자는 환자의 손가락 끝 부근에 앉는다.

2

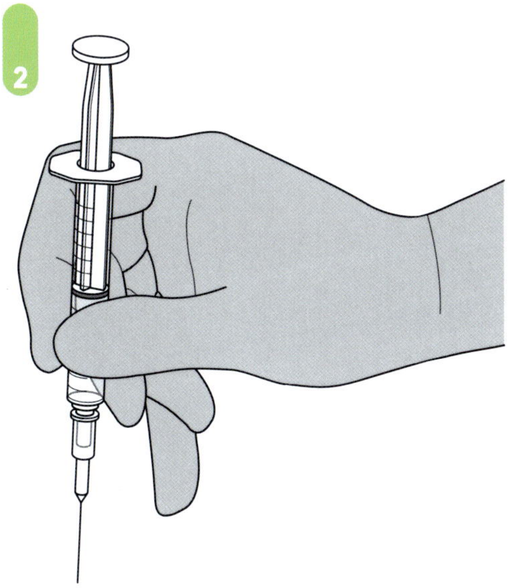

주사기를 펜을 쥐듯 잡는다.

3

a 배측(dorsal)으로 부터 손가락 사이로 진입

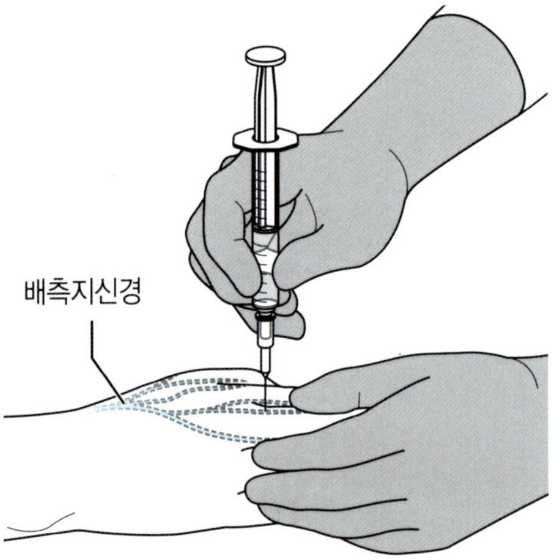

시술자의 다른 손으로 환자의 손가락을 잡고 고정한다. 수장수지관절 피부선 근처에서 배측에서 부터 진입하여 근위지골에 바늘을 댄다.

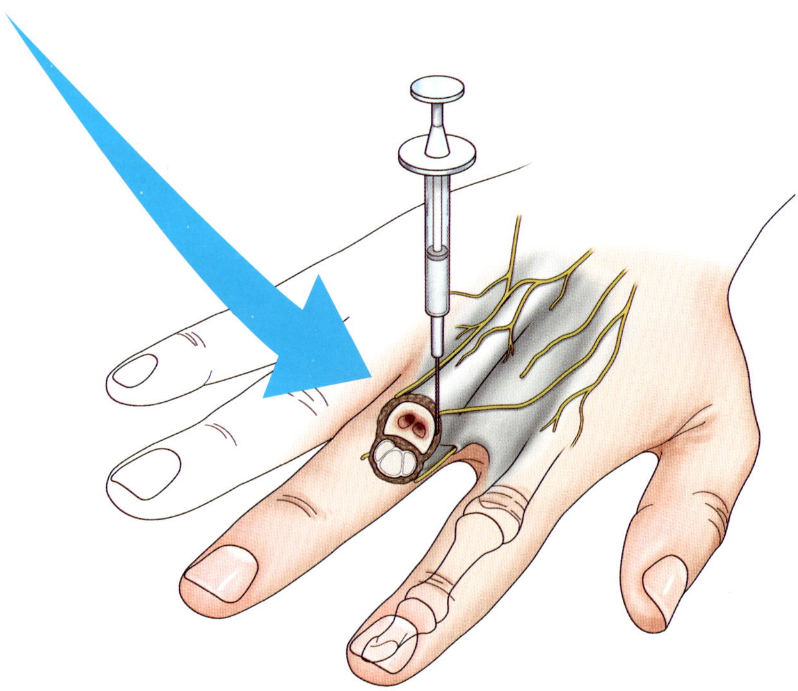

3

b 근위지골에 바늘을 접촉시킨다.

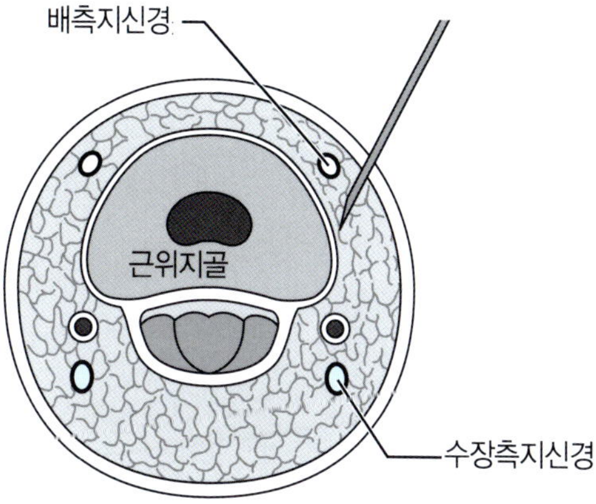

주사부위의 횡단면

4

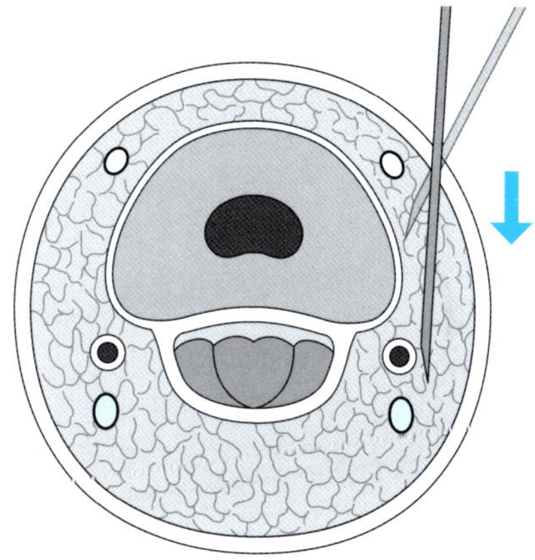

바늘을 조금 당겨서 수장쪽으로 방향을 바꾸어 바늘을 진입시켜 수장측지 신경을 차단한다.

5

a 바늘을 배측으로 방향을 바꾼다.

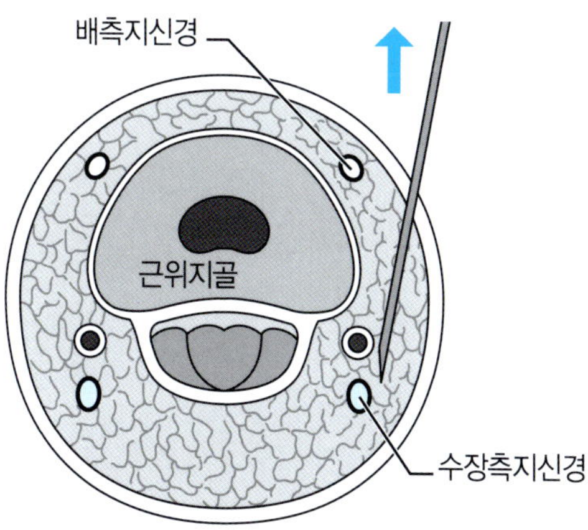

b 배측지 신경을 차단한다.

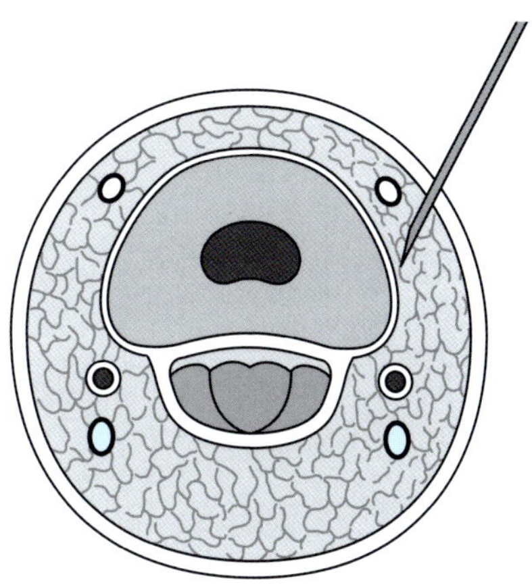

바늘을 배측으로 돌려서 배측지신경을 차단한다.

Oberst 마취: 수장측지신경만 마취하게 되는 경우

1

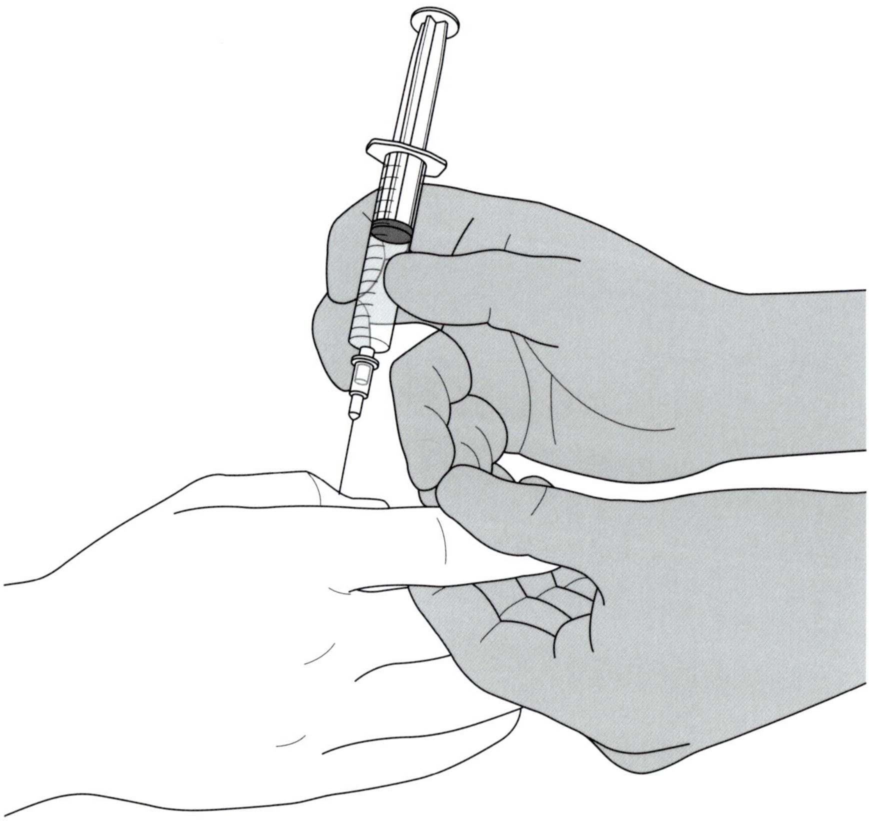

수장측지신경만을 차단하는 경우는 측방으로부터 진입해도 된다. 주사기를 펜 쥐듯이 잡고, 마취하려는 손가락을 고정한다.

2

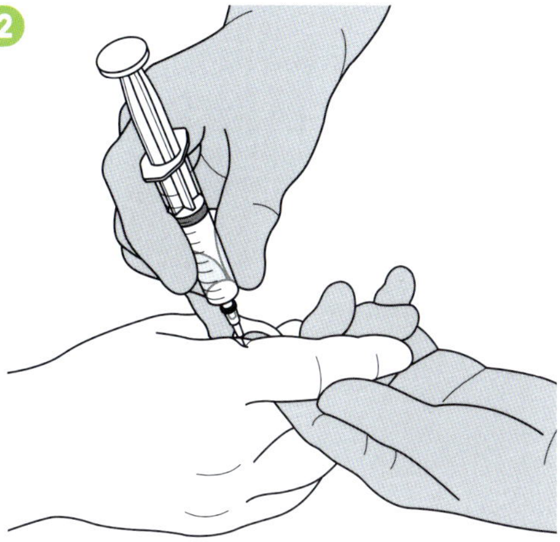

수장지절 피부선 레벨에서 측면으로부터 진입하여 근위지골에 바늘을 닿게 한다.

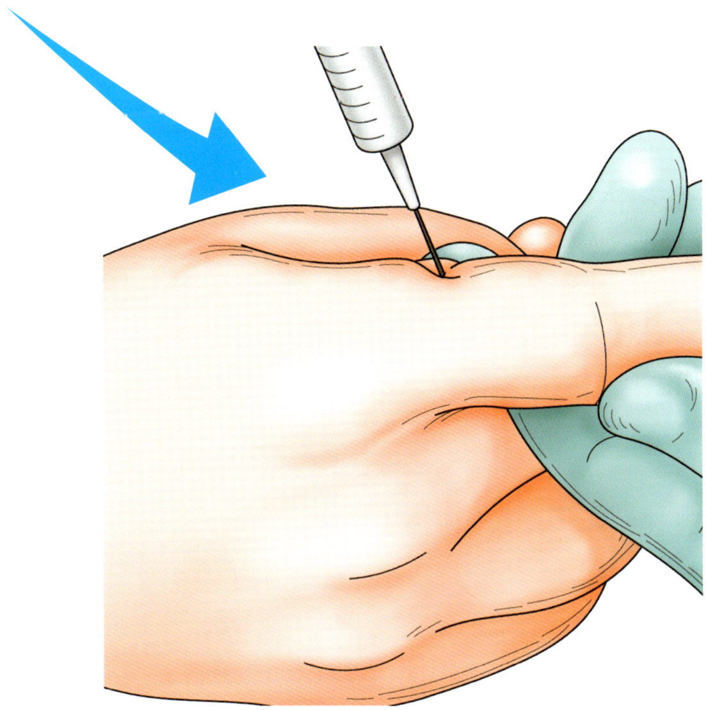

3

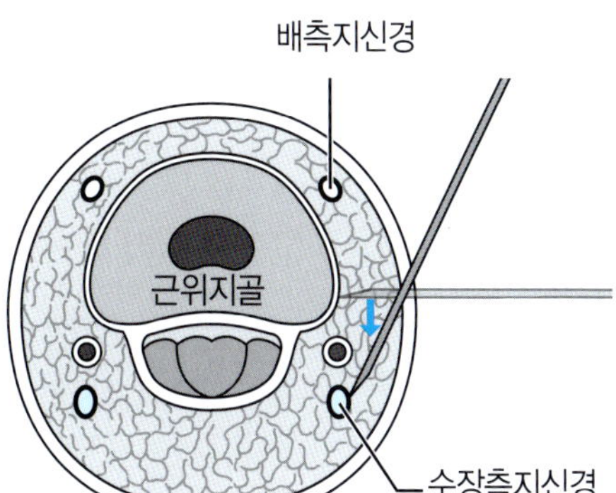

바늘을 조금 당긴 후 수장쪽으로 방향을 바꾸어 바늘을 진행시켜 수장측지신경을 차단한다.

총수장측지신경차단술

1

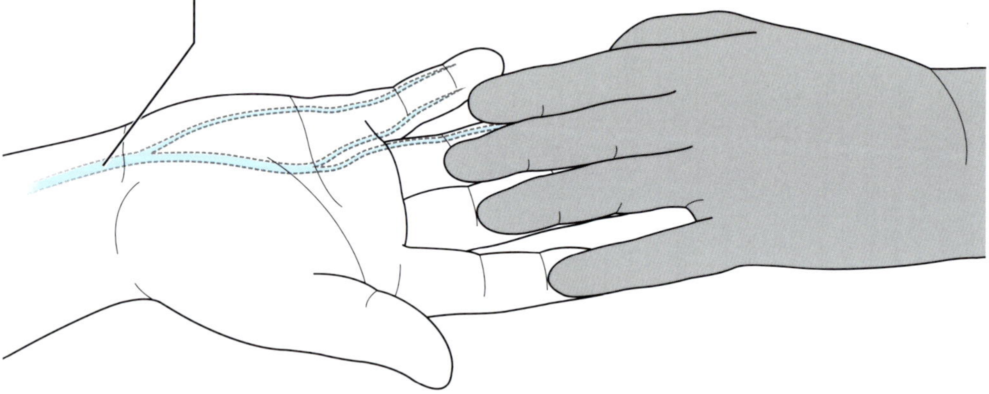

환자의 손바닥을 위를 보게 한 상태로 손가락을 고정한다.

2

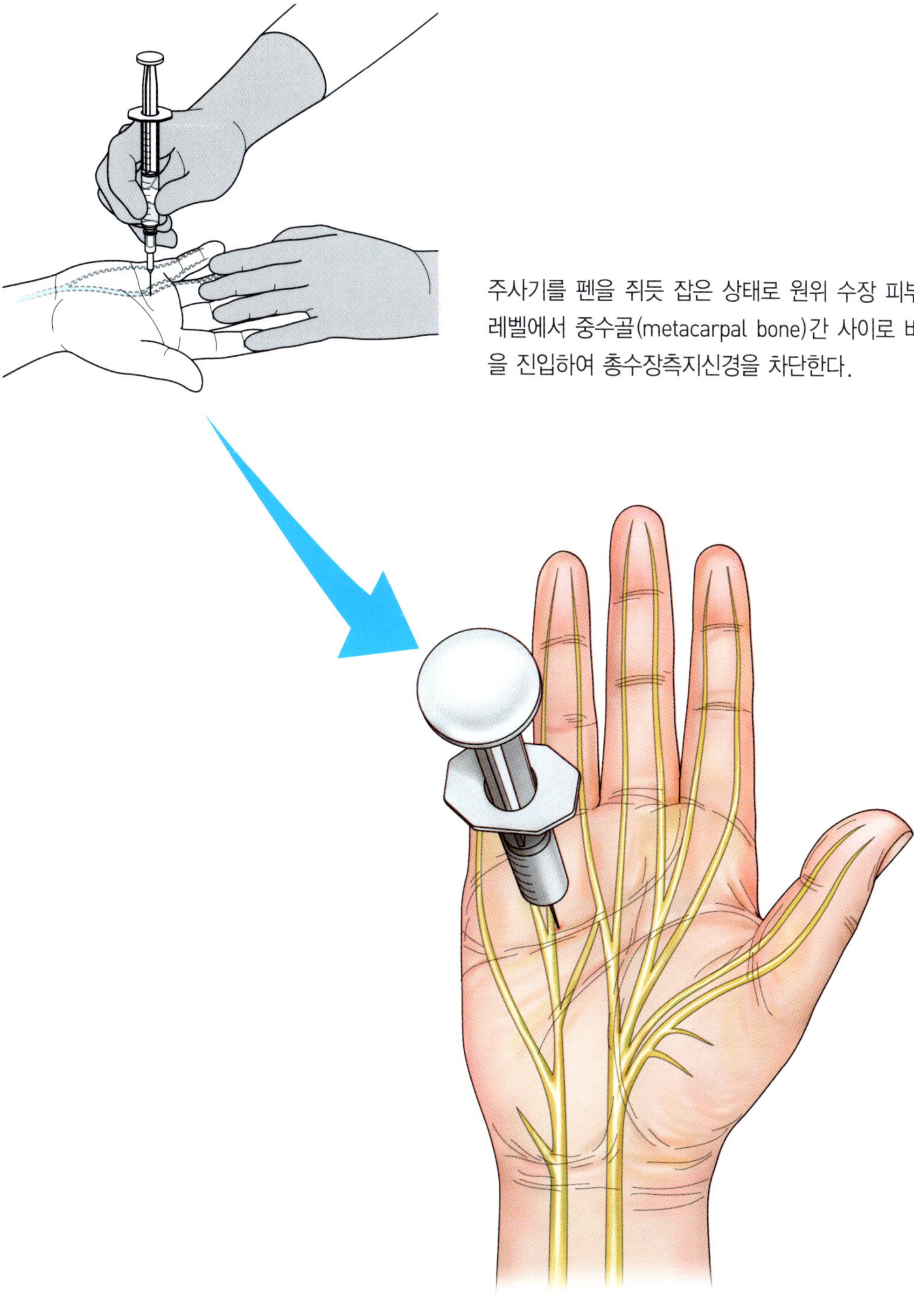

주사기를 펜을 쥐듯 잡은 상태로 원위 수장 피부선 레벨에서 중수골(metacarpal bone)간 사이로 바늘을 진입하여 총수장측지신경을 차단한다.

주의사항 !

- 어느 마취 방법이든지 손가락 전체를 마취를 하기 위해서는 요측과 척측, 2회의 천자를 필요로 한다.
- 최근 Epinephrine과 Lidocaine을 이용한 수지 신경차단술의 보고가 종종 발표되었지만, 일본에서는 2019년 현재 아직 보험 적용이 아니기 때문에 현재 시점에서는 사용은 바람직하지 않다.
- Oberst 마취에서는 손가락 전체 둘레에 약제을 주입하면 순환 장애를 초래할 가능성이 있으므로 약제 주입은 손가락 절반에 멈춰야 한다(그림 4).
- PIP 관절 원위부에서의 배측 감각은 수장측지신경만의 차단으로 효과를 얻는것이 가능하지만(그림 1), PIP 관절의 근위에서는 배측지신경의 블록이 필요하다. 그러므로 PIP 관절보다 근위의 배측에 병변이 있는 경우에는 국소 마취로 배측 지신경만 차단하거나 보다 근위에서의 신경차단술을 선택하는 것이 바람직하다.
- 총지 신경차단술에서는 순환 장애를 초래하는 경우는 거의 없으나 인접 손가락에도 마취가 걸릴 수 있다는 것을 환자에게 설명해 둘 필요가 있다(그림 5).

그림 4 / **Oberst 마취시에는 약제 주입을 손가락의 절반정도에서 멈춰야 한다.**

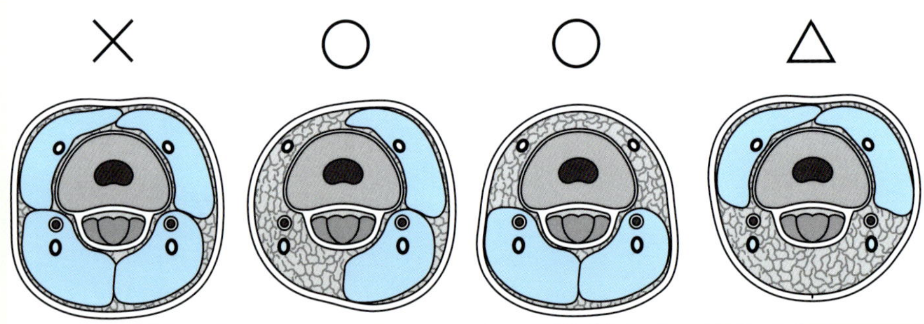

하늘색이 약제를 나타낸다.

△: 배측지신경만 마취하는 것은 PIP관절을 제외하고는 마취가 안되기 때문에 적응이 제한된다.

그림 5 / **총수지 신경차단술의 경우에는 인접손가락에도 마취가 가해진다.**

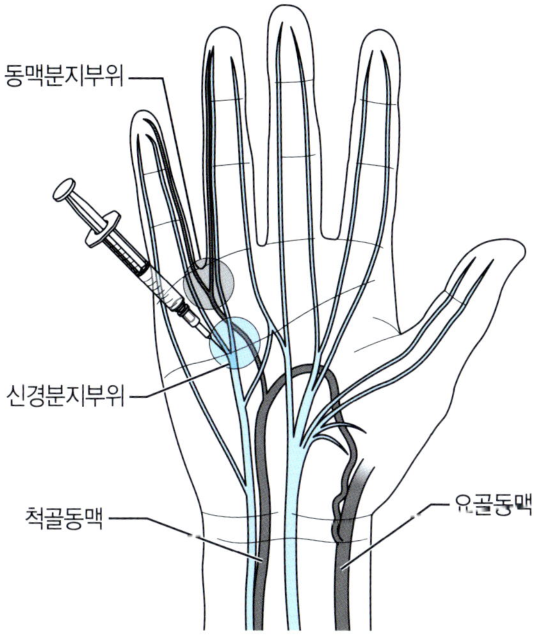

신경분지 부위에 약제가 주입되기 때문에 인접손가락에도 마취가 가해진다.

사용하는 기구 및 약제와 투여량

【기구】

- 5ml 정도의 주사기
- 27-30G 주사 바늘

【약제】

- 마취 : 1% Lidocaine ; 손가락 하나당 1~2ml

본 수기에 특이적으로 발생하는 합병증과 그 대처법

순환장애를 피하기 위해 Oberst 마취는 손가락 전체에 실시하지 않도록 한다. 특히 당뇨병이나 혈관 질환을 갖고 있는 고령자에게는 주의가 필요하다. 천자부위에 혈종이 형성되지 않도록 바늘의 진입은 최소한으로 한다. 또한 신경의 부근에 약제 주입만으로도 충분히 효과를 얻을 수 있으므로, 의인성(iatrogenic) 신경 손상을 피하려고 굳이 방사통을 확인할 필요는 없다.

4 드퀘르뱅 병(De Quervain`s disease) · 방아쇠 수지(Trigger finger)의 마취

적응증

- De Quervain 병 및 방아쇠 수지의 보존적 치료로서의 건초내 주사
- 상기 질환을 수술하고자 할때의 국소 마취

진입 부위 주변 해부

드퀘르뱅(De Quervain) 병은 신근건 제1구획, 주로 단무지신근(extensor pollicis brevis; EPB) 건부의 건초염을 가리킨다. 신근건 제1구획 표층에는 표재요골신경 분지가 주행하고 있다(그림 1). 방아쇠 수지는 수지 굴곡건 A1 pulley에서의 건초염을 가리킨다. 각 손가락에서의 A1 pulley의 위치는 그림 2에 나타낸다.

그림 1 / 손목관절 요측의 해부

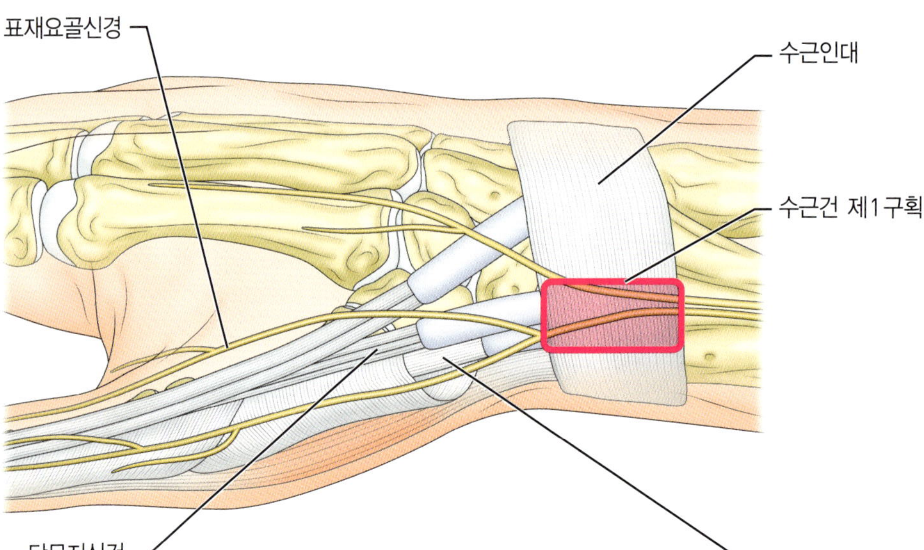

그림 2 / **수장측 해부도**

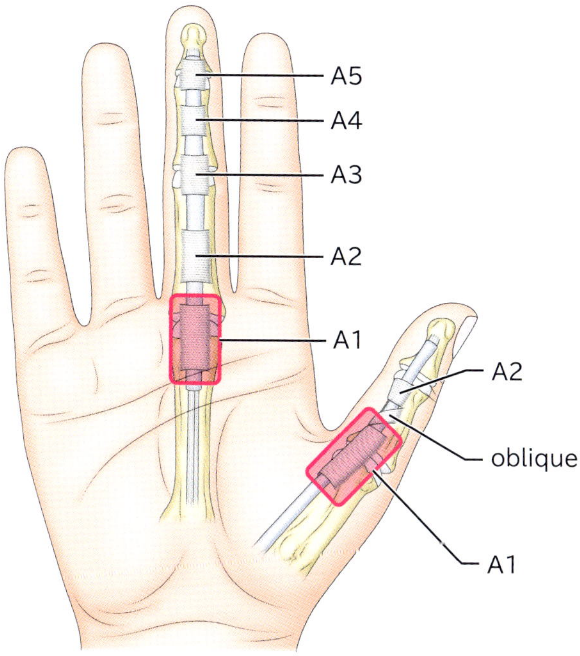

환자 자세와 진입시의 랜드마크

- 앙와위, 좌위 모두 시행 가능하다(그림 3).
- 랜드마크
  - · 드퀘르뱅 병 : 요골경상돌기
  - · 방아쇠 수지 : 수장수지관절 피부선(그림 4)

그림 3 / **환자 자세**

a 앙와위

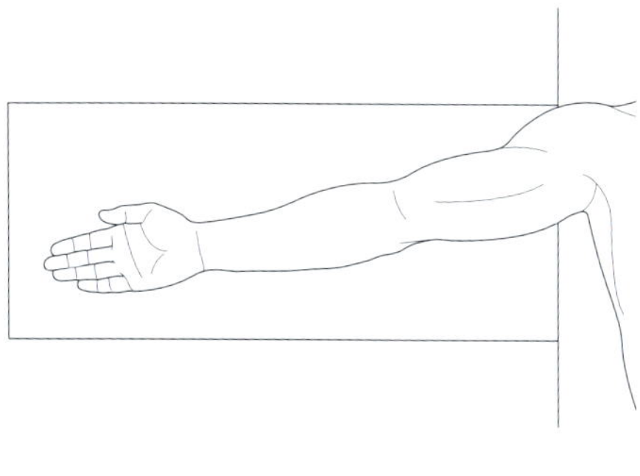

b 좌위

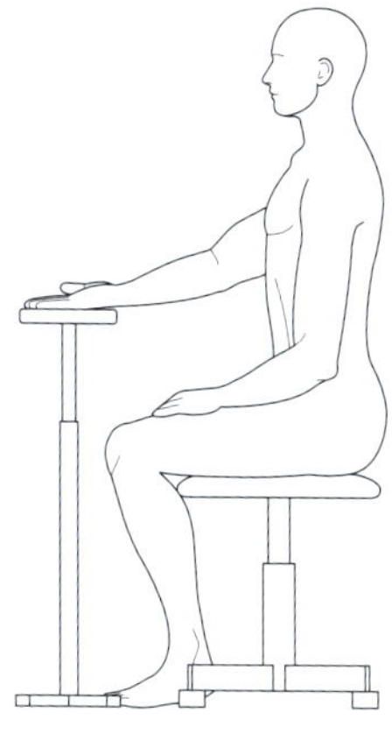

그림 4 / 진입시의 랜드마크

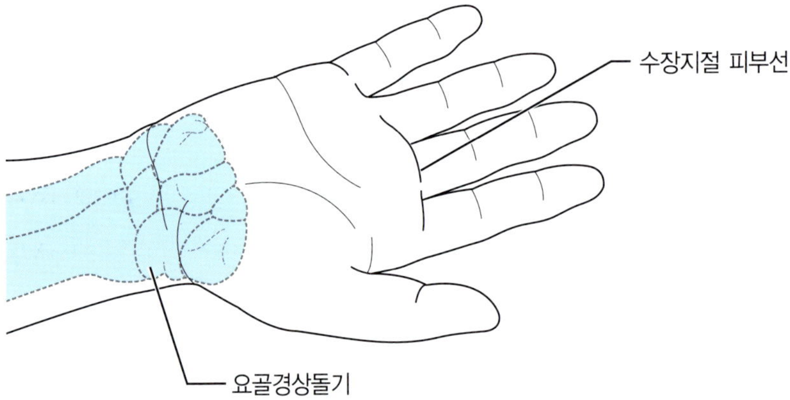

수기의 흐름

드퀘르뱅 병에서 건초내주사

1

ⓐ 앙와위

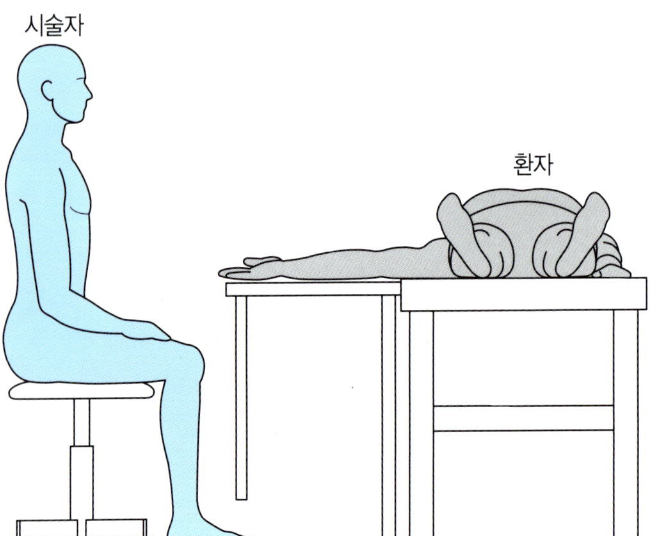

환자의 자세를 확인한 후 시술자가 환자의 손가락 끝부분에 자리를 잡는다.

1

b 좌위

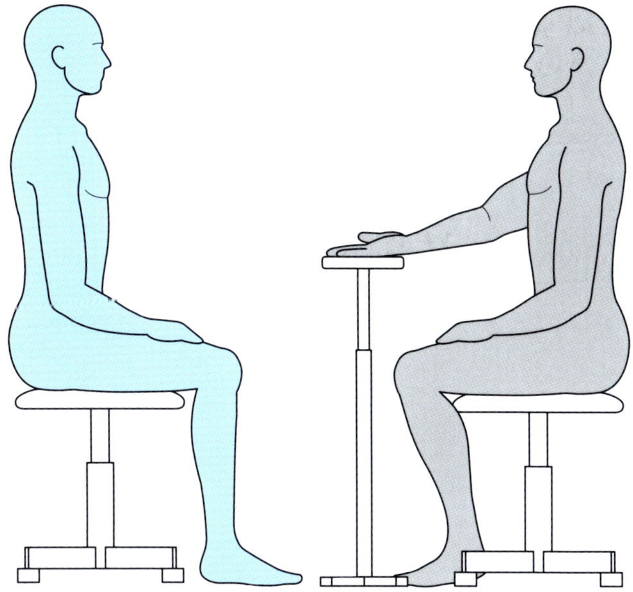

2

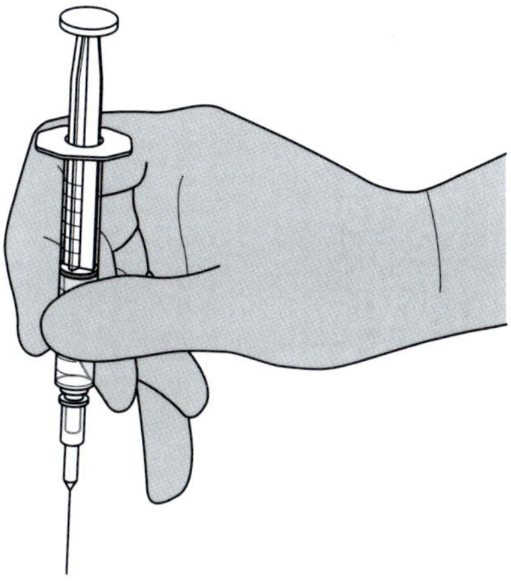

주사기를 펜을 쥐듯 잡는다.

3

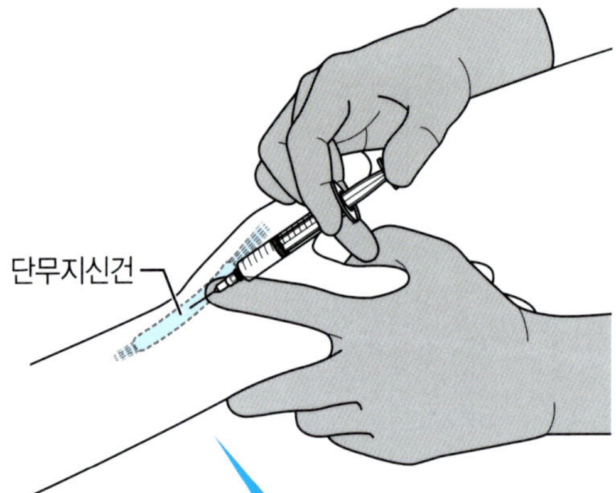

반대쪽 손으로 환자의 검지부터 새끼손가락까지를 고정한다. 엄지를 자연스럽게 신전시켜 EPB 건을 확인하고 EPB 건의 척측방향으로 바늘을 진입하다.

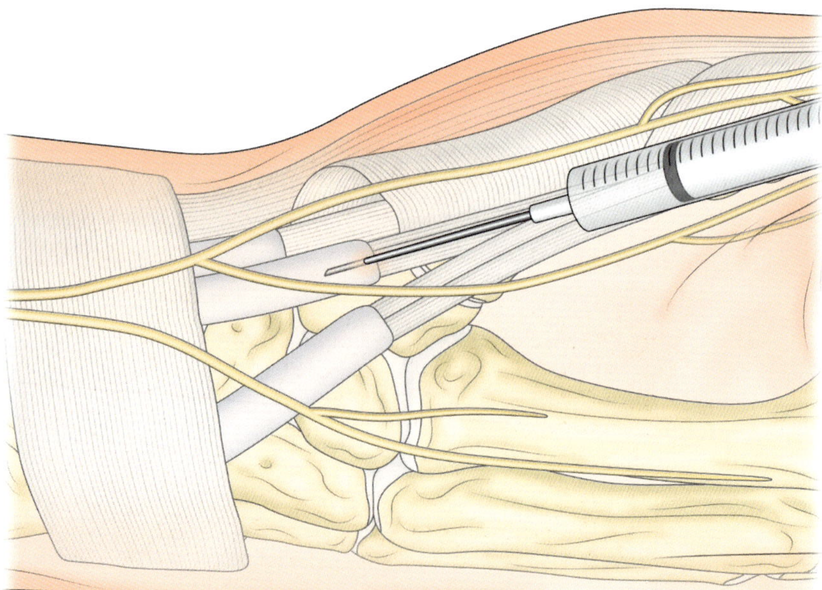

4

a 초음파 유도 하에 건초내 주사 방법

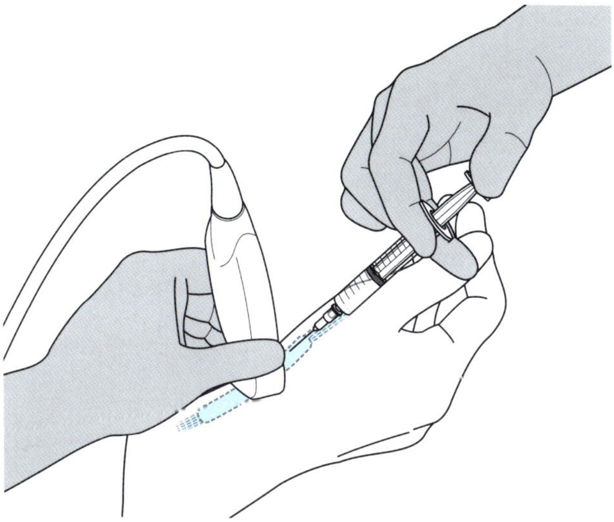

b 초음파 단축상

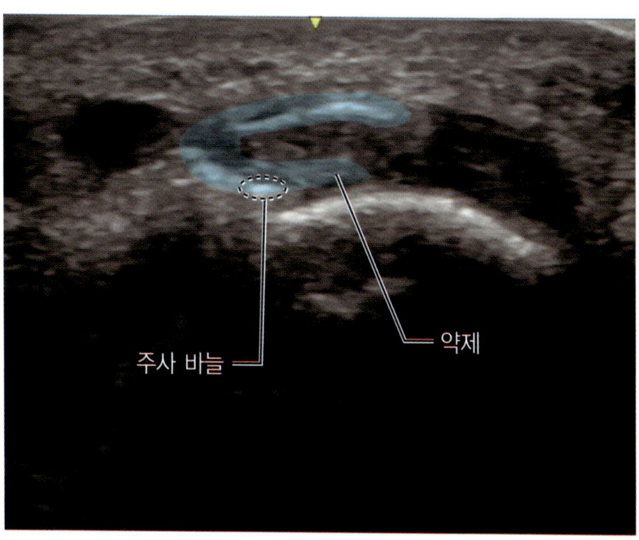

EPB의 건초 내에 확실히 바늘을 진행하여(주입 시 피하가 부풀어 오르지 않고 저항은 감소한다.) 약제를 주입한다(약제가 다 들어가고 후반분에 건초의 종창이 보일 수는 있다). 건초 내로 확실한 약제 주입을 위해 초음파 진단장치를 병용할 수 있다.

방아쇠 수지에서의 건초내 주사

1

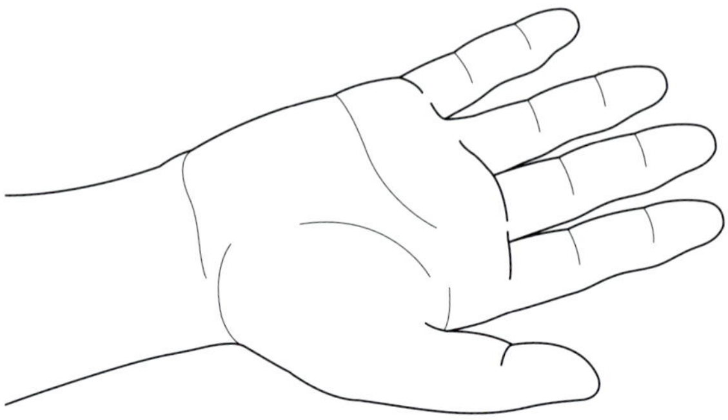

환자의 손바닥을 위로 향하게 한다.

2

a 엄지에 주사

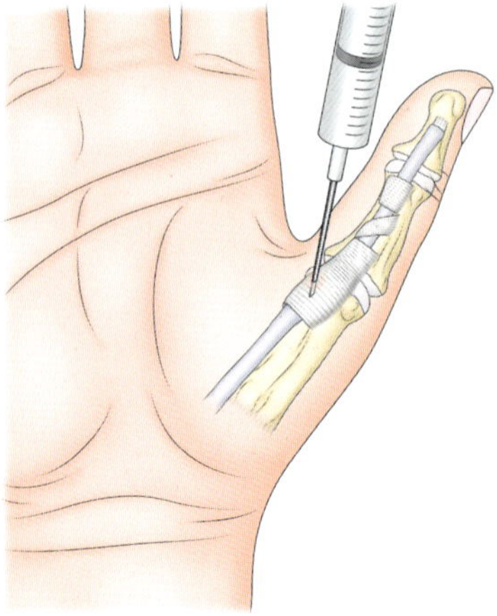

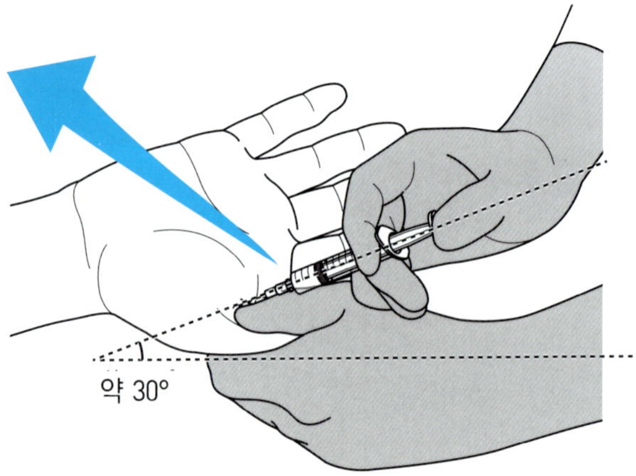

중수지관절(metacarpophalangeal joint; MCP관절)의 수장측(volar)에서 부어있는 A1을 촉지하여 말초에서 약 30° 각도로 진입한다.

b 엄지 이외에 주사할 때

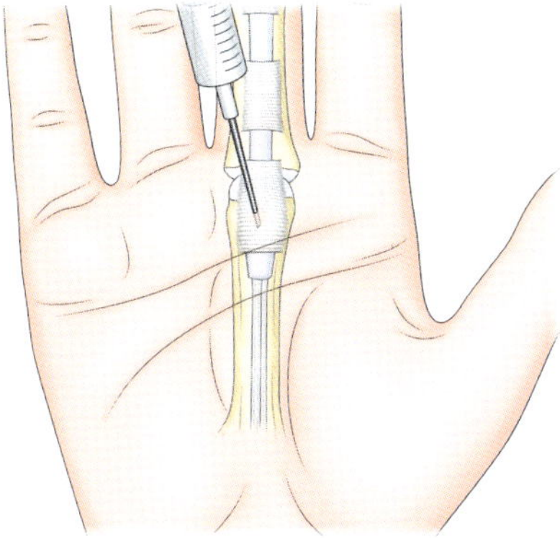

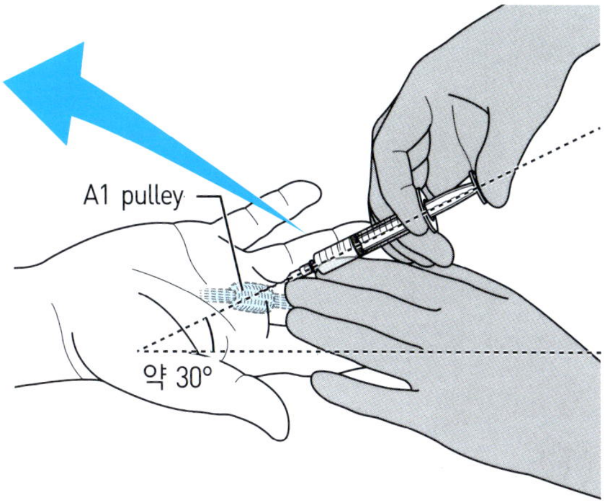

3

a 초음파 유도 하에 건초내 주사 방법

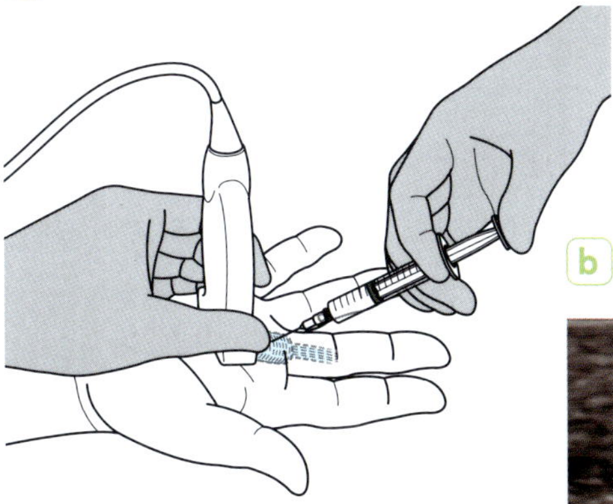

b 초음파 단축상

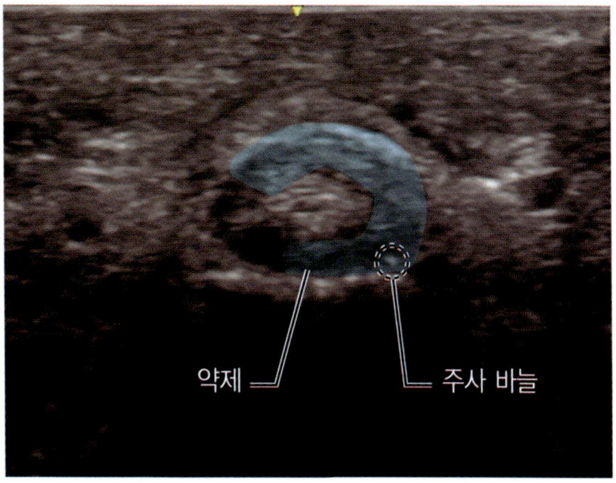

A1 pulley 내에 확실히 바늘을 진행하여(주입 시 피하가 부풀어 오르지 않고 저항은 감소한다.) 약제를 주입한다(약제가 다 들어가고 후반분에 건초의 종창이 보일 수는 있다). 건초 내로 확실한 약제 주입을 위해 초음파 진단장치를 병용할 수 있다.

수술시 국소마취

1

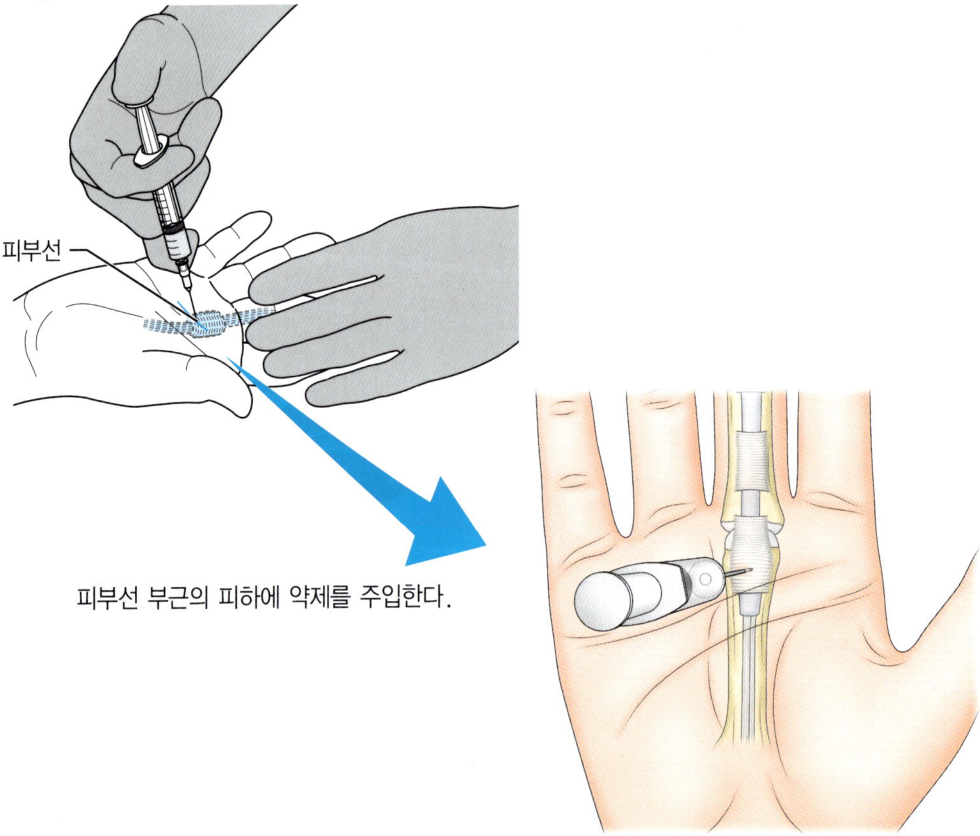

피부선 부근의 피하에 약제를 주입한다.

주의사항 !

- 드퀘르뱅 병의 건초 내 주사에서 약제가 피하로 새면 피부의 저색소(hypopigmentation)를 초래할 수 있으므로 약제는 확실하게 건초 안으로 주입해야 한다. 한편 방아쇠 손가락의 건초내 주사는 건초 주위에 약제가 새어나와도 효과는 유효하고 합병증도 거의 일어나지 않는다.
- 최근 Epinephrine과 Lidocaine을 이용한 수지 신경차단의 보고가 여러차례 보인다. 방아쇠 손가락 수술 시 마취에도 사용 가능할 것으로 생각되지만, 아직 논란이 남아 있다.
- 수술 중 통증을 호소하는 경우에는 국소마취제의 건초내 주사를 추가한다.

사용하는 기구 및 약제와 투여량

【기구】

- 1~2.5ml 정도의 주사기 : Locking이 가능한 주사기를 사용하는 것이 용이함.
- 27~30G 주사 바늘

【약제】

- 건초내주사 : 1% Lidocaine 0.5~1ml+ Triamcinolone 4~10mg
- 수술시 국소마취: 1% Lidocaine 3~5ml

※ 드퀘르뱅 병 수술시 국소마취에는 Epinephrine을 섞은 Lidocaine을 사용해도 좋다.

본 수기에 특이적으로 발생하는 합병증과 그 대처법(표 1)

· 건초내 주사는 화농성 건초염을 초래할 가능성이 있으므로 청결한 환경에서 주입해야 하는 것에 유의하며, 주사 후 6시간 이상은 물의 사용을 제한한다. 또한 드퀘르뱅 병에서는 앞서 언급한 바와 같이 약제가 피하로 새어나가면 피부의 저색소를 초래할 수 있으므로 약제는 확실히 건초 안으로 주입되어야 하며 EPB를 확인하기 위해서 초음파 진단장치를 사용하는 것이 바람직하다.

· 모든 건초 내 주사에서 Triamcinolone의 투여량이 많거나 단기간 자주 투여하게 되면 건파열이나 건초 파열을 초래할 수 있으므로 Triamcinolone의 1회 투여량은 10mg 이하, 투여 간격은 최소 6주 이상을 엄수한다.

표 1 / **건초내 주사에 특이적인 합병증과 그 대처법**

합병증	원인	예방
화농성 건초염	–	· 청결한 환경을 반드시 염두에 둔다. · 주사 후 6시간 이내로는 부위에 물을 닿지 않도록 교육한다.
피부의 저색소	약제가 피하로 새어나옴	· 약제를 확실히 건초내에 주입한다. · 초음파를 사용하는 것이 바람직하다.
건 · 건초파열	· Triamcinolone의 투여량이 많을때 · Triamcinolone을 단기간에 자주 투여하게 될 때	· 바람직한 Triamcinolone의 1회 투여량 10mg 이하, 투여간격 6주 이상을 엄수한다.

5 지간관절(Interphalangeal Joint) 주사법

적응증

· 퇴행성 관절염 및 류마티스 관절염 환자에서 관절염 치료
· 관절탈구나 잠김상태에서 정복술 시행시의 진통 조절
· 관절조영술

진입 부위 주변 해부

관절의 요배측 혹은 척배측에서 중앙속(central band)을 피해 진입한다. 중수지관절(metacarpophalangeal joint; MCP)에서는 extensor hood가, 근위지간 관절(proximal interphalangeal joint; PIP) 에는 신근 기전(extensor mechanism)이 존재한다(그림 1).

그림 1 / 중수지관절, 근위지간관절의 해부

a 측면에서 본 그림

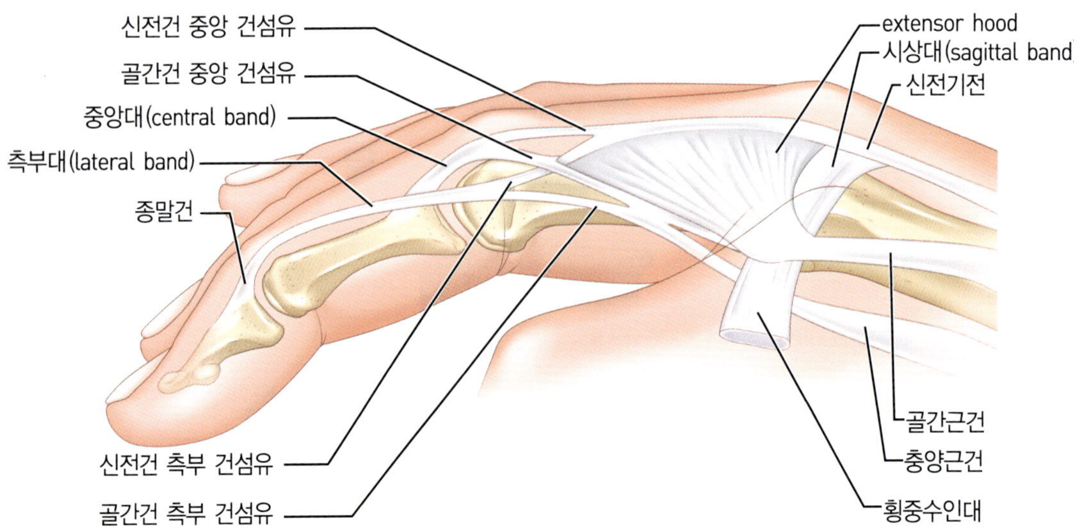

b 손등에서 바라본 그림

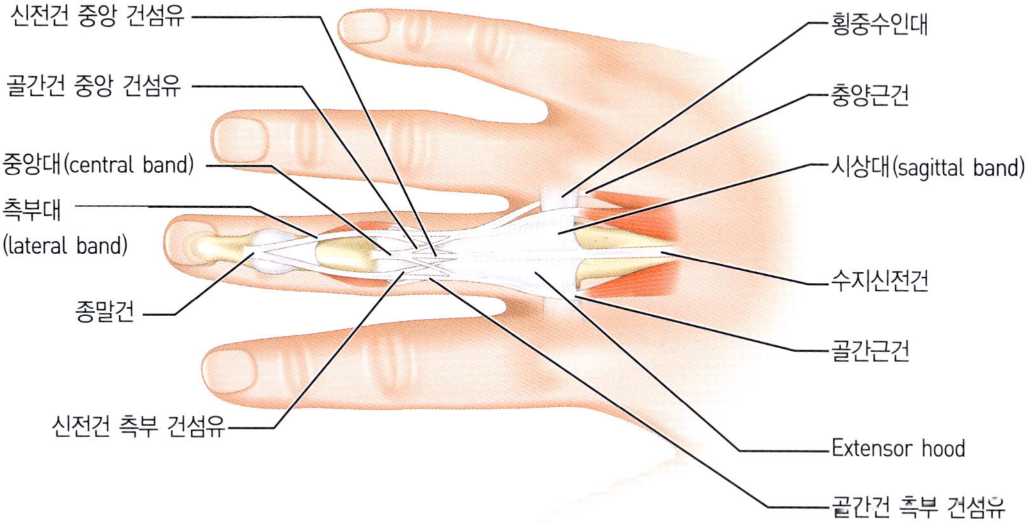

환자 자세와 진입시의 랜드마크

- 좌위(그림 2a) 또는 앙와위(그림2b) 도 가능하며, 손받침대를 사용한다.
- 랜드마크(그림 2c); 중수골 골두, 근위 지골 골두, 중위 지골 골두

그림 2 / **환자 자세와 진입시의 랜드마크**

a 좌위

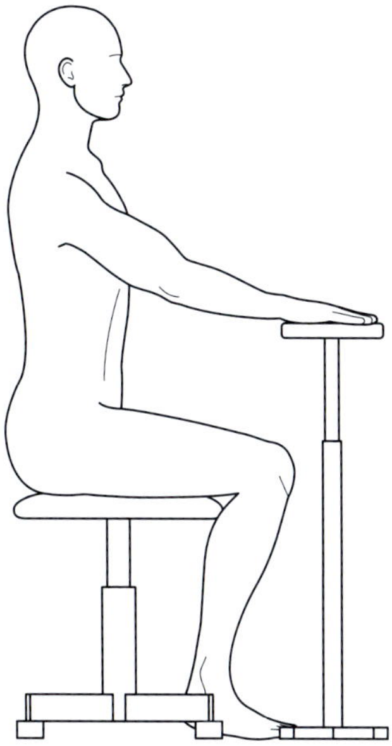

b 앙와위

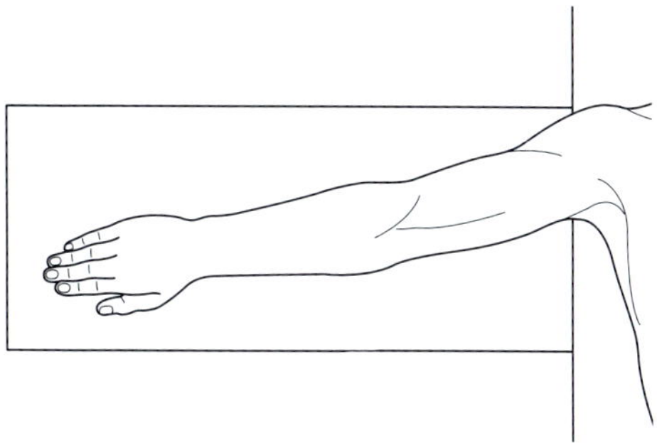

c 랜드마크

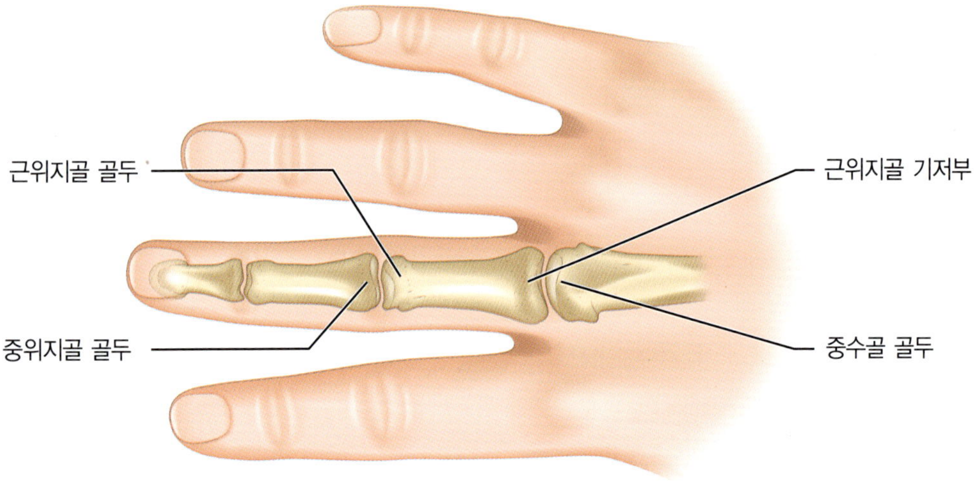

수기의 흐름

1

a 좌위의 경우

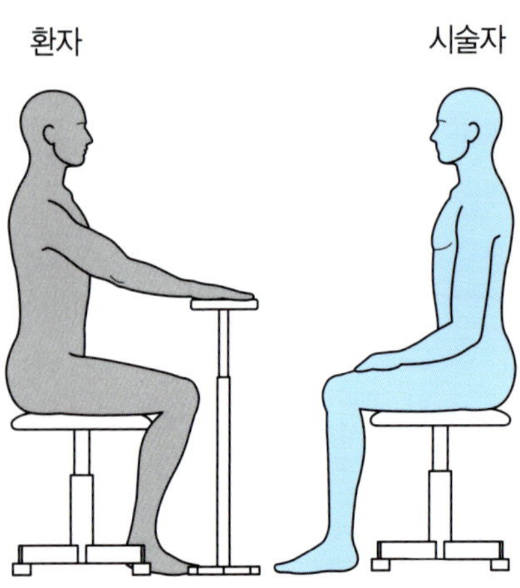

b 앙와위의 경우

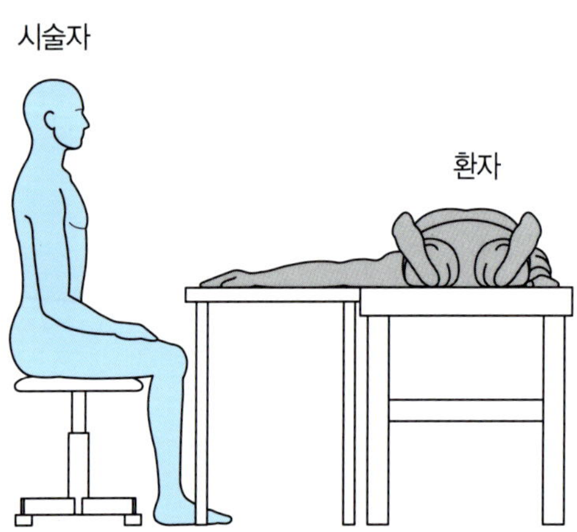

환자의 자세를 확인하고 시술자가 환자의 손가락 끝 부위에 자리를 잡는다.

2

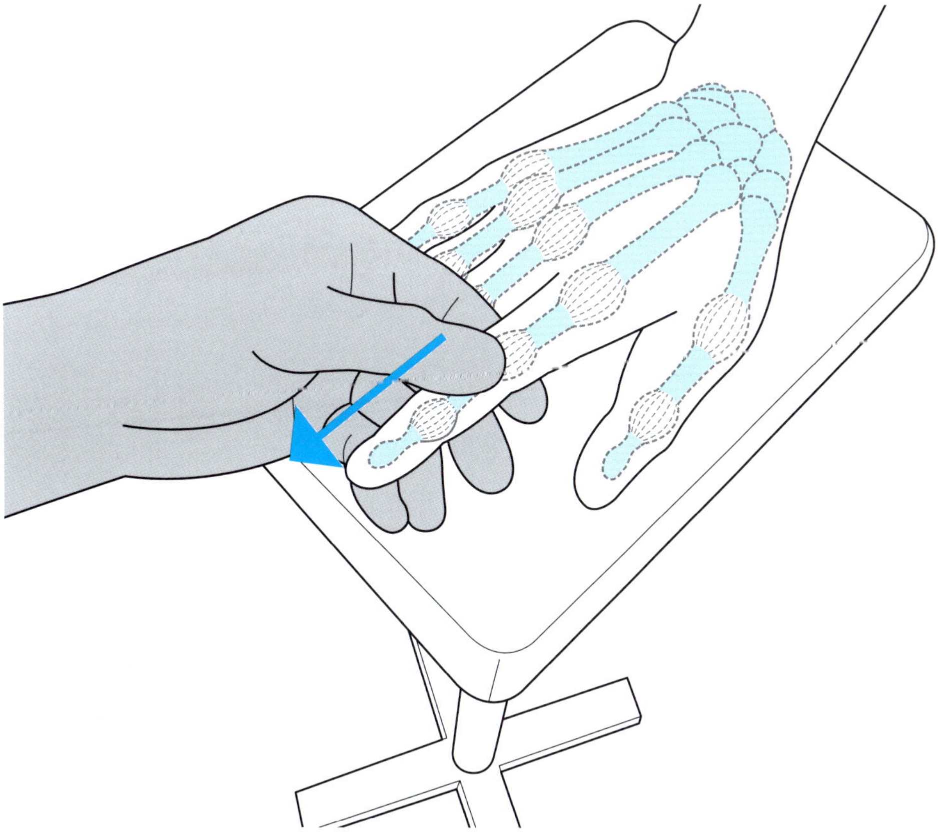

해당 관절을 신전 상태 혹은 약간 굴곡 상태로 만든 뒤에 살짝 견인한다.

3

a PIP 관절에 주사

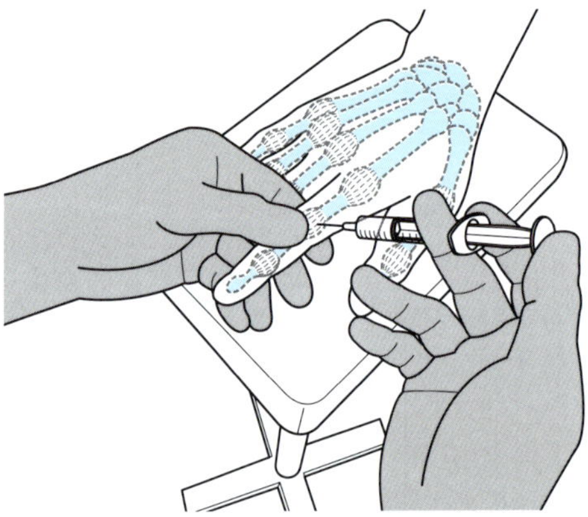

PIP 관절의 요배측 혹은 척배측에서 약간 중앙을 향해서 주입한다.

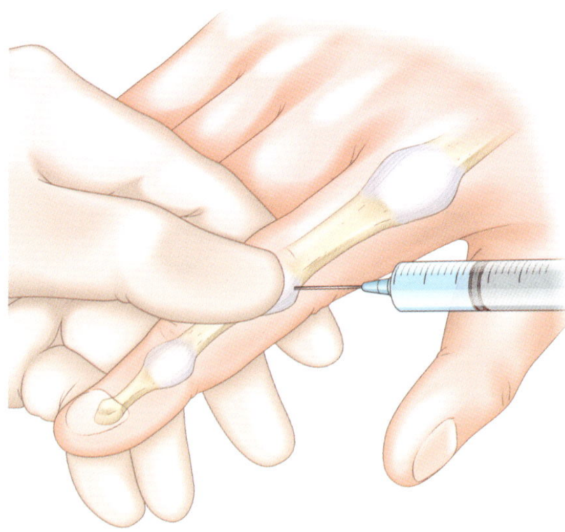

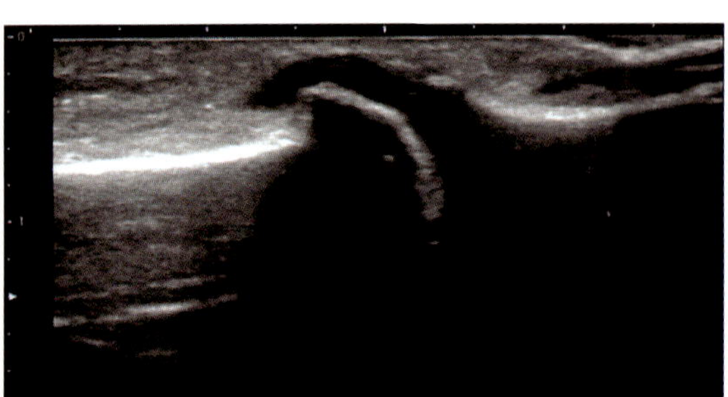

류마티스 관절염 증례에서 PIP관절의 초음파 장축상

3

b 중수지관절에 주사

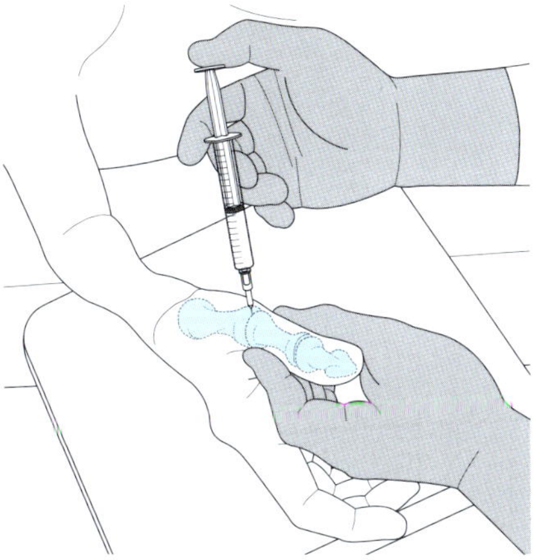

중수지관절의 요배측 혹은 척배측에서 약간 중앙을 향해서 주입한다. 중수골의 골두는 반구형(hemispherical)이므로 골두를 따라서 진입하면 된다.

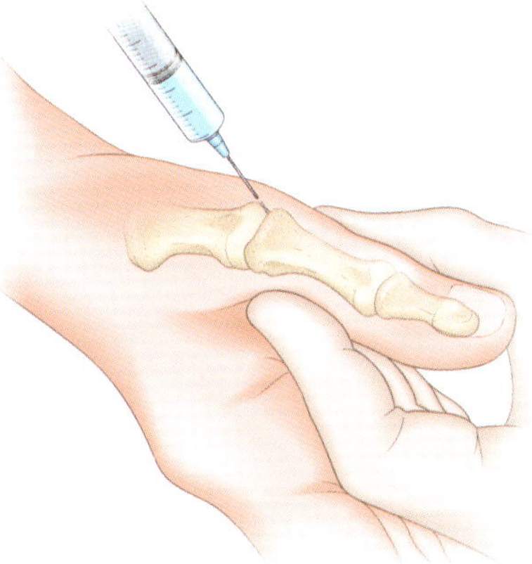

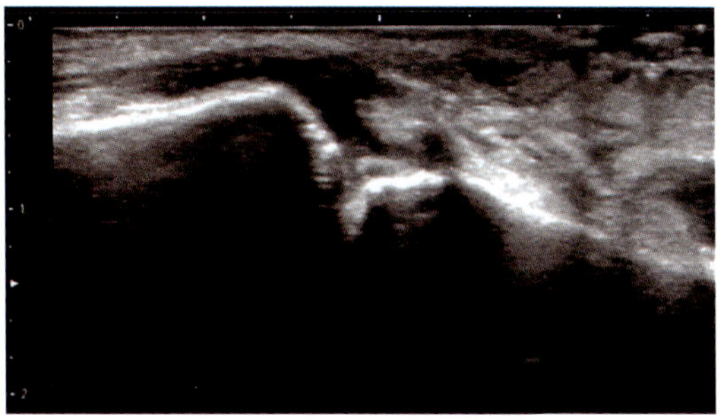

류마티스 관절염 증례에서 MCP 관절의 초음파상 장축상

4

바늘이 관절강에 바르게 진입되면 약제가 쉽게 주입된다. 약제로 관절낭이 채워지면 저항감을 느낄 수 있다.

이렇게 하면 쉽다!

반구형인 중수골 골두와는 달리 근위지골 골두는 손바닥 쪽으로 넓어지는 사다리꼴[1]이며 (그림 3) 골극 형성 · 변형에 의해서 PIP 관절공간을 확인할 수 없는 경우가 있다. 이 경우 초음파상에서 확인하는 방법 외에 중위지골 기저부에 손을 대고 PIP 관절의 굴곡 · 신전을 반복하면 관절강을 알아내기 쉽다(그림 4).

- 골극이나 변형이 확인되는 경우는 방향을 달리하여 관찰되지 않는 쪽에서 주사한다. 반복 주사가 필요한 예도 있어, 찔러 넣기 쉬운 쪽의 위치를 기록해 두는 것이 좋다.
- PIP관절에의 주사에는, PIP관절을 굴곡시켜, 손바닥쪽에서 접근하는 방법도 있다[2].
- 관절염 치료를 위한 주사 후에는 단기간의 Splint 고정을 병용해도 좋다[3].
- 조기 RA에 대한 약물치료에 스테로이드 관절내 주사를 병용함으로써 염증 제어에 유용하다는 보고도 있다.

그림 3 / 중수골 골두와 근위지골 골두의 형태 차이

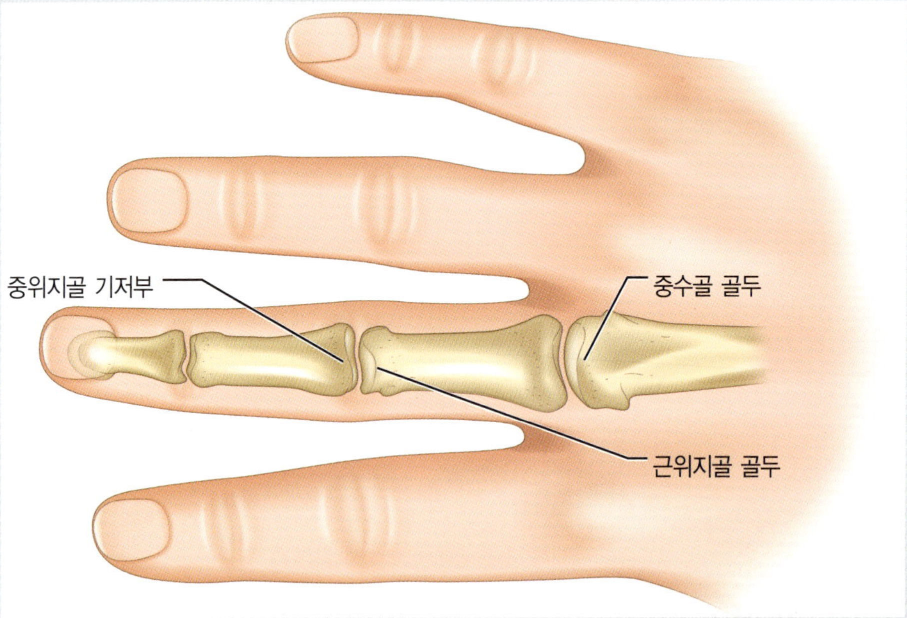

그림 4 / PIP관절의 관절공간을 확인하는 방법

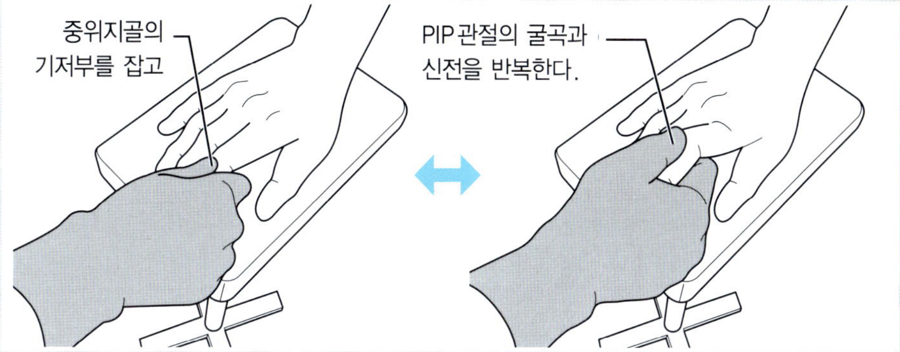

사용하는 기구 및 약제와 투여량

【기구】

- 주사바늘 : 27G 혹은 25G
- 주사기 : 1.0 mL, 2.5mL

【약제】

- 관절염 치료의 경우 : 1% Lidocaine 0.25mL + Triamcinolone 0.25mL(40mg/mL)

본 수기에 특이적으로 발생하는 합병증과 그 대처법

PIP관절 · MCP관절은 피부와 관절낭 사이가 가까워서 피하로 약제가 잘못 투입될 수 있기 때문에 약제를 투입할때 저항감이 드는 경우는 바늘이 관절 내에 제대로 삽입되어 있는지 확인해야 한다.

【참고문헌】

1) 上羽康夫. 手 その機能と解剖. 第6版. 東京：金芳堂；2016.
2) McClelland WB Jr., McClinton MA, Proximal interphalangeal joint injection through a volar approach：anatomic feasibility and cadaveric assessment of success. J Hand Surg Am 2013；38：733–9.
3) Spolidoro Paschoal Nde O, Natour J, Machado FS, et al. Effectiveness of triamcinolone hexacetonide intraarticular injection in interphalangeal joints：a 12–week randomized controlled trial in patients with hand osteoarthritis. J Rheumatol 2015；42：1869–77.
4) Hetland ML, Østergaard M, Ejbjerg B, et al. Short– and long–term efficacy of intra–articular injections with betamethasone as part of a treat–to–target strategy in early rheumatoid arthritis：impact of joint area, repeated injections, MRI findings, anti–CCP, IgM–RF and CRP. Ann Rheum Dis 2012；71：851–6.

요추

1. 척수지주막하 마취(Subarachnoid Anesthesia)
2. 요추경막외 차단술(Lumbar Epidural Block)
3. 미추 차단술(Caudal Block)
4. 요추부 선택적 신경근 차단술
   (Selective Nerve Root Block)
5. 후관절(Facet Joint) 차단술
6. 상 · 중둔피신경(Superior/Middle Cluneal Nerve)
   차단술
7. 천장관절(Sacroiliac Joint) 차단술

1 척수지주막하 마취(Subarachnoid Anesthesia)

적응증

척수지주막하 마취는 지주막하강(subarachnoid space)에 국소마취제를 주입하여 척수 및 척수신경근을 차단하는 방법으로, 정형외과 영역에서는 고관절 및 하지 수술에 적합하다.

진입 부위 주변 해부

척추관은 대후두공(occipital foramen)에서 천골열공(sacral hiatus)까지 펼쳐져 있으며, 추체, 추궁판, 척추경, 극돌기라는 골구조로 둘러싸여 있다(그림 1). 척수는 연막(pia mater), 지주막, 경막(dura)으로 덮여 있다. 지주막하강은 연막과 지주막 사이에 존재하며 뇌척수액으로 채워져 있다. 척수의 하단측 끝부분은 신생아에서는 제3요추(L3), 성인에서는 L1-2하단까지 존재하며 그 이하는 마미신경(cauda equina)이다. 따라서 지주막하 마취에서는 L2-3, L3-4, L4-5 에서 천자할 수 있지만 L3-4 에서 천자하는 것이 일반적이다. 지주막하 마취에서 바늘은 피부, 피하조직, 극상인대(supraspinous ligament), 극간인대(interspinous ligament), 황색인대(ligamentum flavum), 경막외강(epidural space), 경막하강(subdural space), 지주막(arachnoid membrane)을 거쳐 지주막하강에 도달한다(그림 2).

그림 1 / 척추횡단면

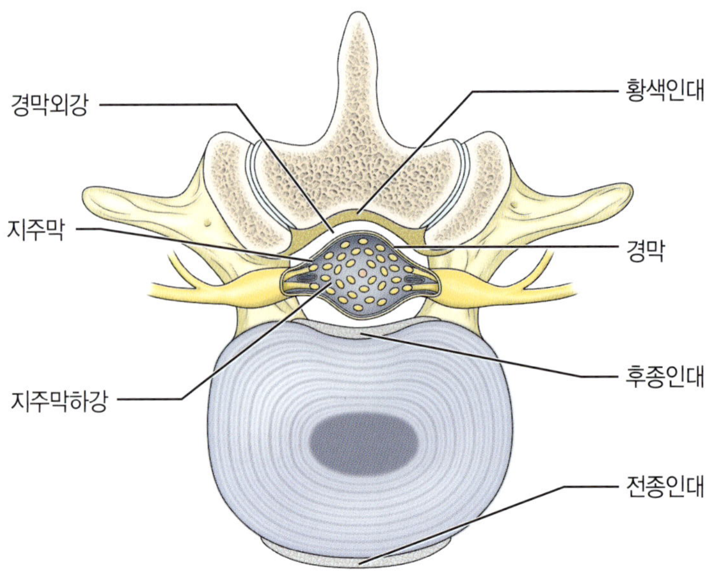

그림 2 / **척추시상단면**

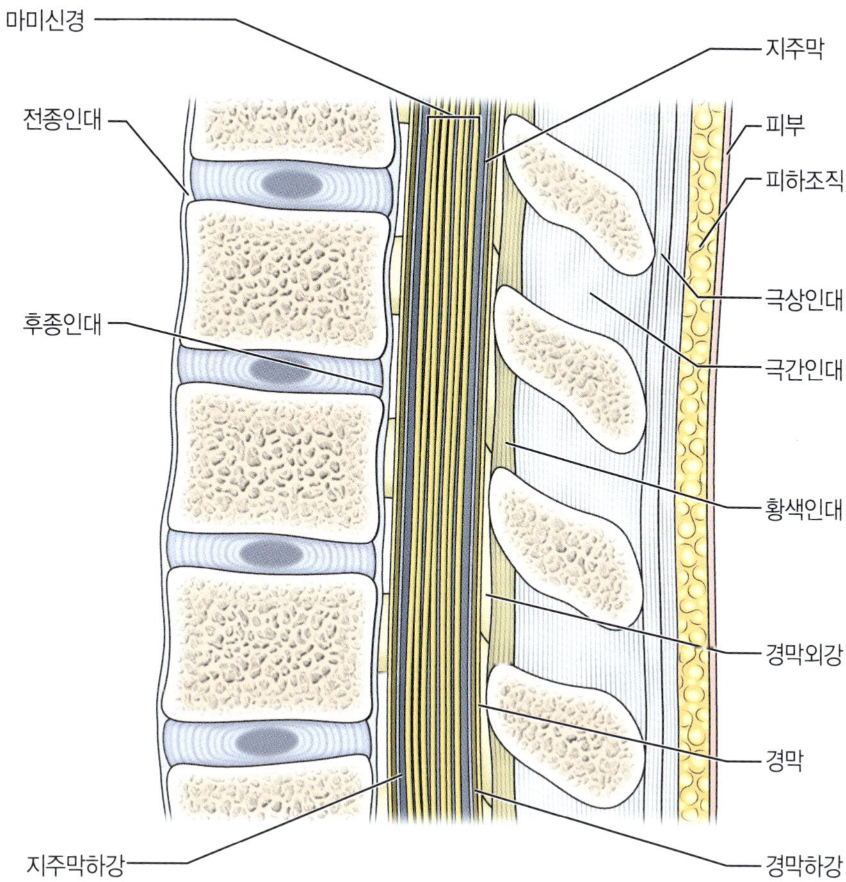

환자 자세와 진입시의 랜드마크

· 측와위로 행한다. 고비중의 마취액을 이용할 경우는 환측을 아래로, 등비중의 마취액을 이용할 경우는 환측을 위로 한다. 환자의 베개는 높은 것을 이용한다.

· 환자가 두경부를 앞으로 숙여서 양 무릎을 안게 한다(그림 3a). 이때 환자의 등쪽이 수술대에 수직이 되도록 한다(그림 3b). 보조자는 환자의 어깨와 엉덩이를 손으로 눌러 단단히 고정한다.

· 지주막하 마취천자시의 수술대의 높이는 진입 부위가 시술자의 눈 높이보다 약간 낮은 위치가 되도록 한다(그림 4). 척추와 바닥이 평행하도록 수술대를 조정한다.

· 요추의 X선상을 참고하여 천자 부위를 정해야 하는데, 보통 양쪽 장골능선(iliac crest) 을 연결하는 선(Jacoby 선)은 L3-4 극돌기 사이 또는 L4극돌기상을 지난다(그림 5).

· 참고로 양쪽의 상후장골극(PSIS)을 연결한 직선을 밑변으로 하는 20°의 이등변삼각형의 정점은 L5극돌기에 일치한다.

그림 3 / 요추 횡단면

a 위에서 본 모습

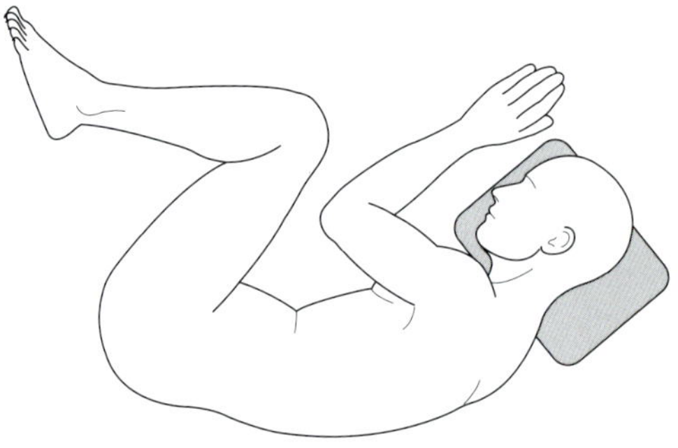

b 후면에서 본 모습

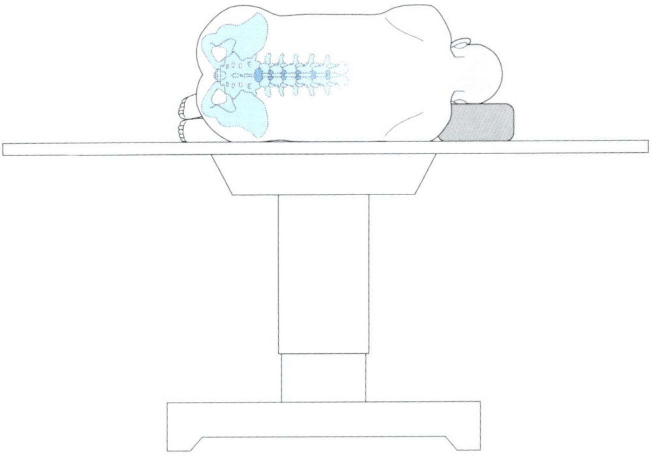

그림 4 / 수술대의 높이

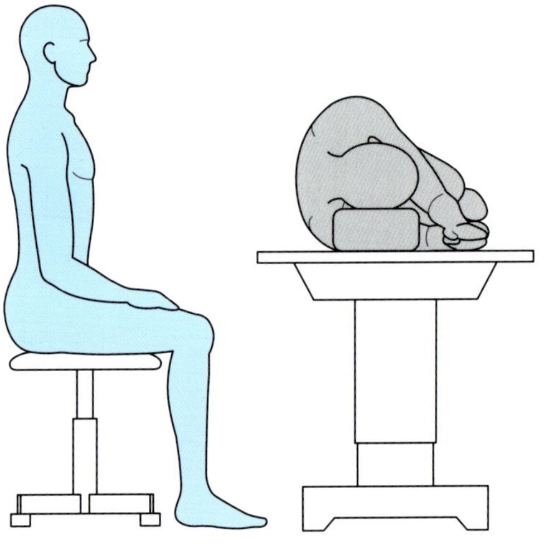

그림 5 / **진입시의 랜드마크**

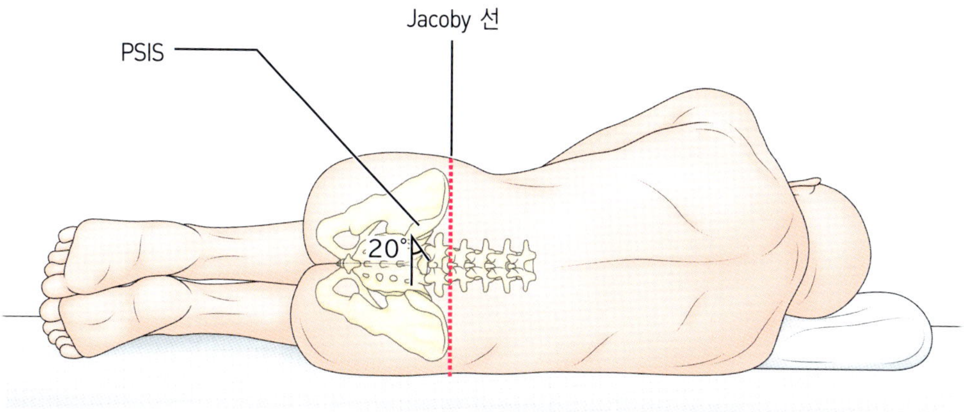

수기의 흐름

1

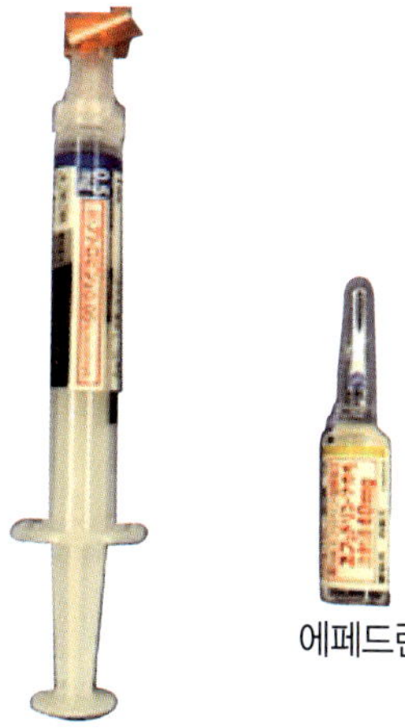

심전도, 혈압계, 산소포화도 모니터를 장착하고 정맥 라인을 확보한다. 에페드린 같은 승압제 및 항콜린제인 황산 아트로핀을 준비한다.

2

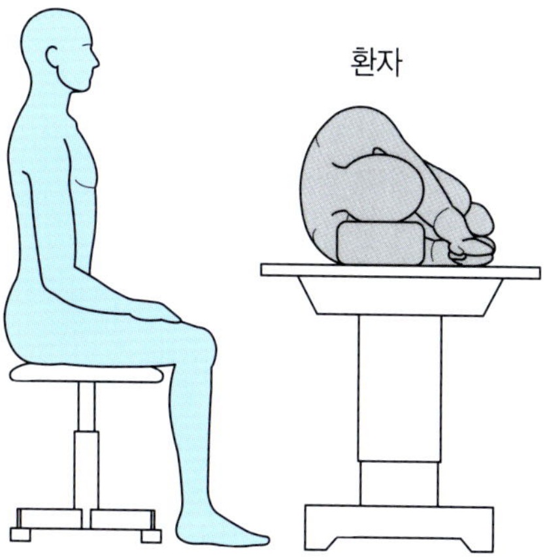

환자로 하여금 그림의 자세를 취하게 하고, 천자부위를 확인한다. 시술자는 진입부위를 향하여 자리를 잡는다.

3

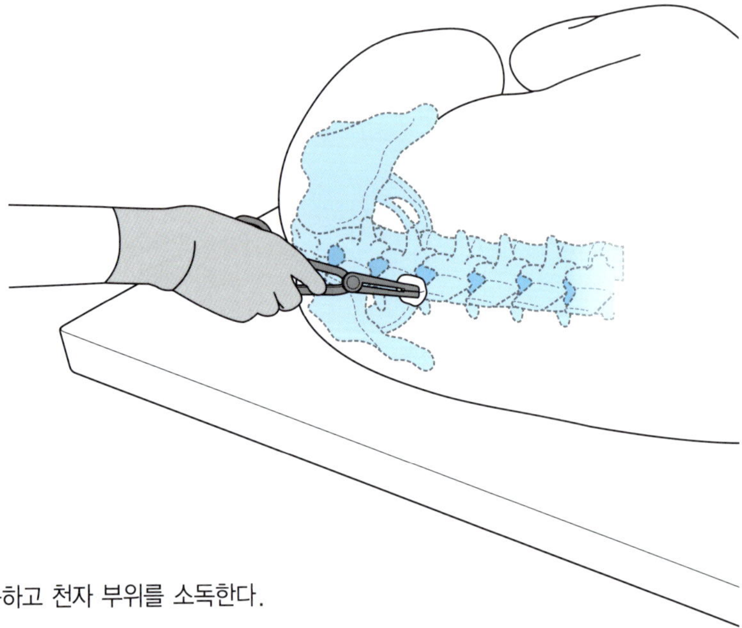

장갑을 착용하고 천자 부위를 소독한다.

4

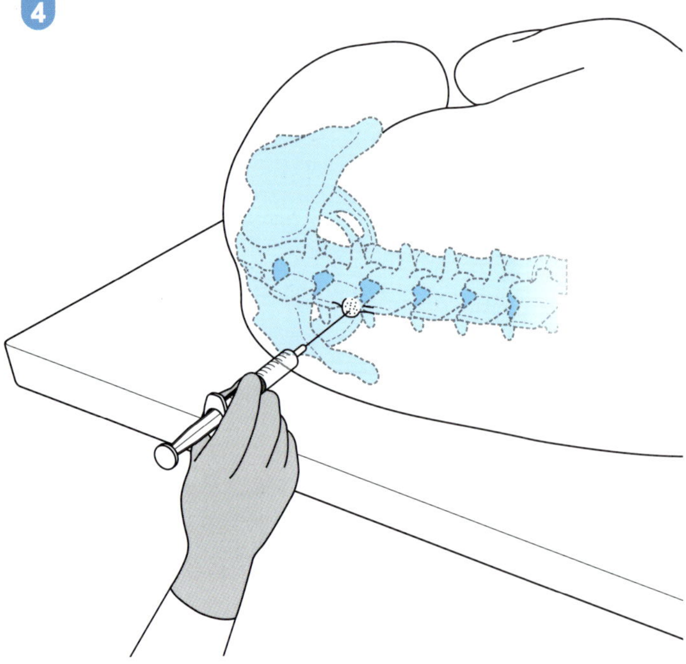

천자 부위에 국소마취를 시행한다. 피부에 대해 바늘을 수직으로 찔러 넣어 팽진을 만든다.

5

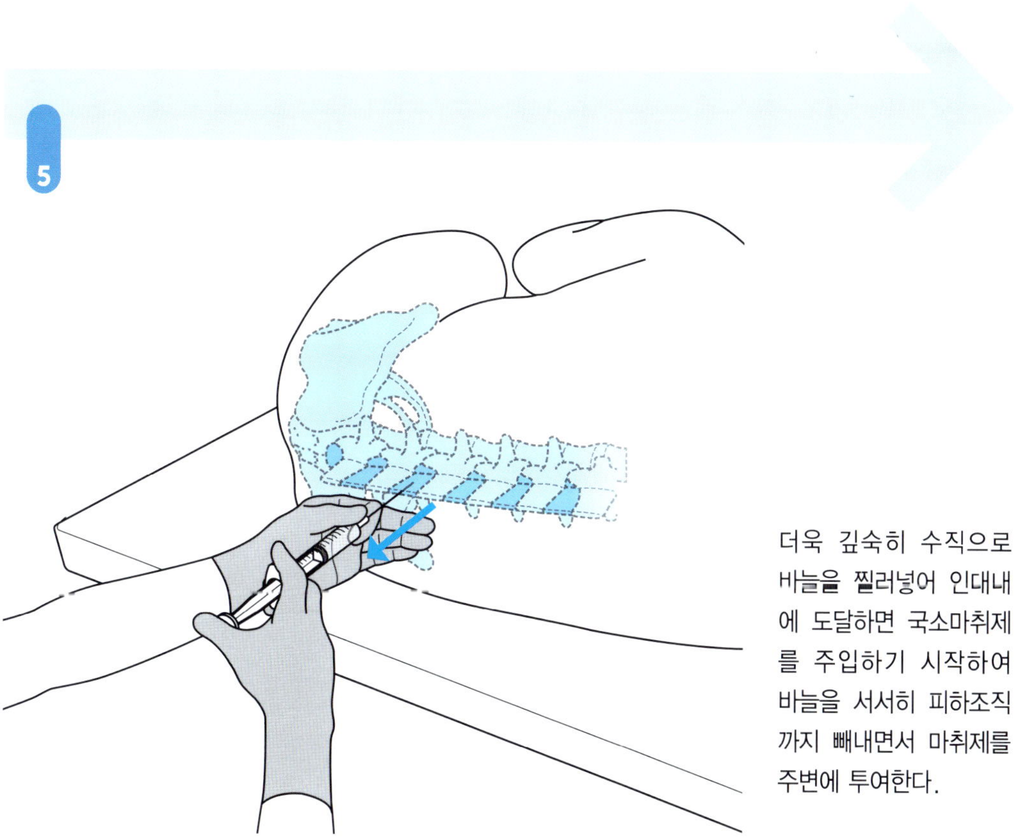

더욱 깊숙히 수직으로 바늘을 찔러넣어 인대내에 도달하면 국소마취제를 주입하기 시작하여 바늘을 서서히 피하조직까지 빼내면서 마취제를 주변에 투여한다.

6

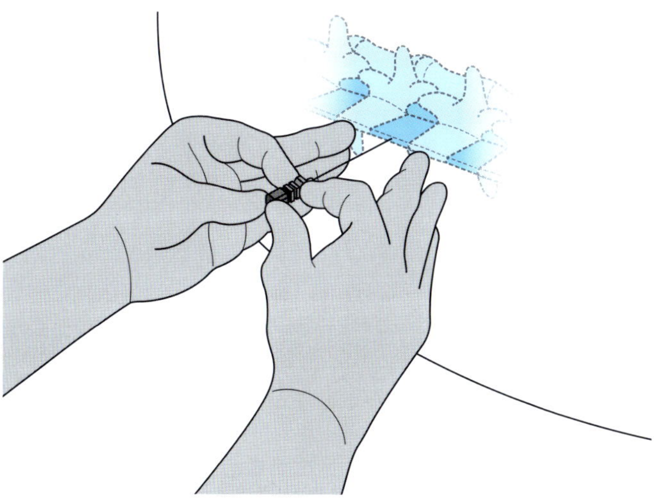

지주막하 마취바늘을 주입한다. 양손 중지를 환자의 등에 대서 세우고 척수 지주막하 마취바늘의 hub을 양손 엄지와 검지 손가락으로 눌러 천천히 진행한다. 바늘을 1mm 진행시키고는 속침(stylet)을 빼서 척수액의 역류 유무를 확인한다. 척수액의 역류가 없으면 속침을 다시 집어넣고 마취바늘을 1mm 진행하여 또 다시 척수액의 역류 유무를 확인한다. 뇌척수액의 역류가 보일때까지 반복한다.

7

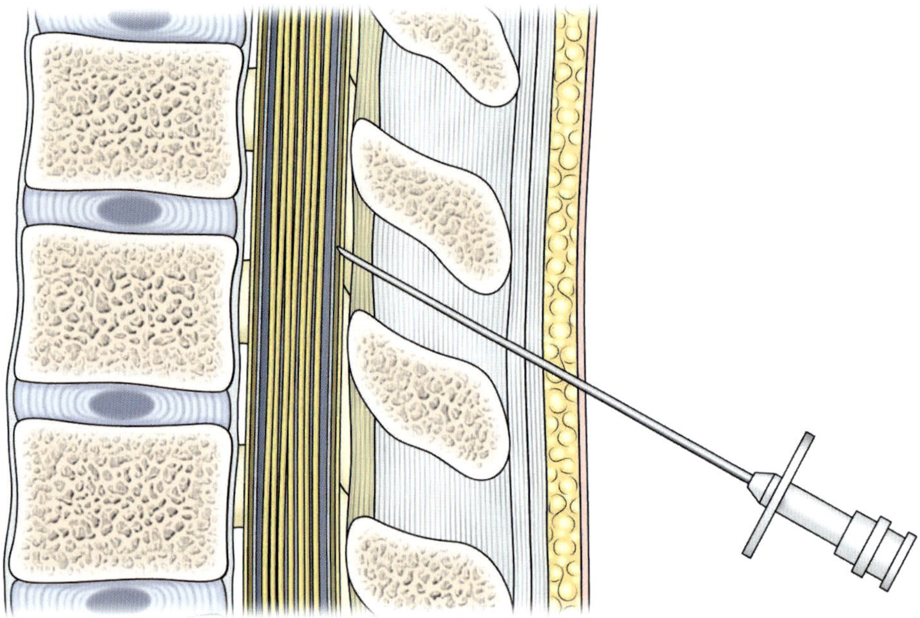

바늘이 척수 지주막하 공간에 도달되면 척수액의 역류가 보이게 된다. 그러면, 바늘을 머리쪽(cranial)으로 향하게 한 상태로 국소마취제를 주입한다. 주입 후 척수액이 역류되는지 확인하고, 이 척수액까지 주입하여 척수 지주막하 마취바늘을 빼낸다.

8

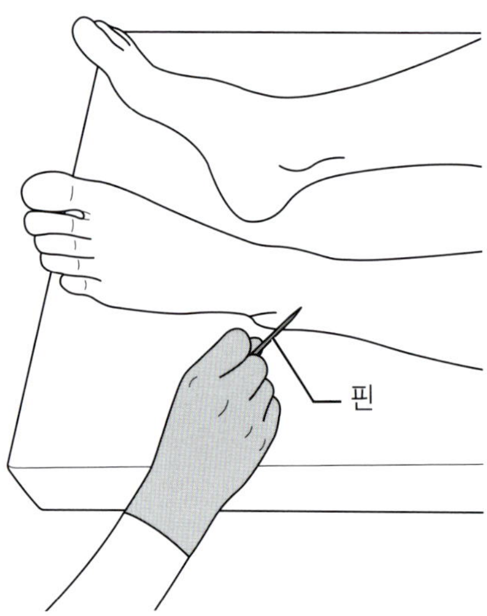

국소마취제의 확산(피부감각)을 확인한다. 지주막하 공간에 국소마취제를 주입한 후 앙와위를 취하게 하고 수시로 침통각(pinprick sensation)을 확인한다. 무통영역이 고정될 때까지 15~20분간은 자주 혈압을 모니터링 하면서 필요에 따라 승압제를 투여한다. 수술에 필요한 무통영역이 확보되었음을 확인한 후 필요에 따라서 자세 변환을 시행한다.

이렇게 하면 쉽다!

지주막하 마취를 성공시키기 위해서는 국소마취제를 확실하게 척수지주막하 공간에 주입해야 한다. '수기의 흐름 6'에 나타나 있는 바와 같이 척수지주막하 공간에 바늘끝이 도달하여 척수액의 역류를 확인한 후 왼손의 손등을 환자의 등에 누르면서 고정하고, 엄지와 검지로 바늘을 단단히 잡고, 오른손으로 국소마취제가 들어간 주사기를 연결하여 약을 주입한다(그림 6). 척수지주막하 마취에서는 바늘의 깊이를 고정하고 약을 주입하는 것이 성공의 가장 큰 요령이다.

그림 6 / **바늘과 주사기 설치**

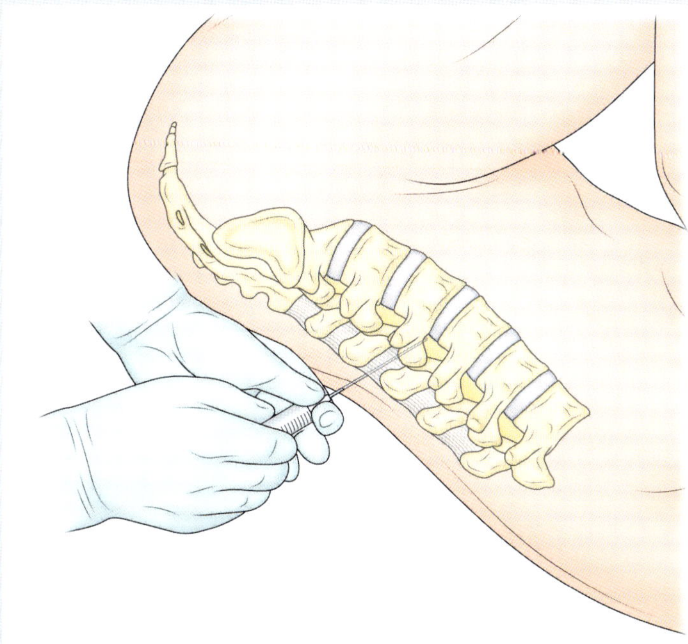

본 수기에 특이적으로 발생하는 합병증과 그 대처법

척수 마취의 합병증을 표 1에 나타낸다.

표 1 / 척수 지주막하 마취의 합병증 (종류 · 증상 · 원인 · 대응 · 비고)

합병증	증상	원인	대응	비고
저혈압	–	가장 빈번한 합병증이다. 마취에 의한 교감신경 차단으로 신체 혈관 저항이 감소하여 정맥 환류량이 감소하면서 심박출량이 저하되어 발생한다[1].	에페드린, 페닐에프린과 같은 승압제를 투여한다.	**[예방]** 시행전에 수액부하(fluid loading)를 한다.
서맥	–	마취에 의해 교감신경 분지가 차단되기 때문	황산 아트로핀을 투여한다.	–
호흡 곤란	–	· 고위 척수 부위 마취로 인함. · 외늑간근, 내늑간근, 복직근 등의 호흡 보조근으로 부터의 구심성 섬유의 고유지각수용 성분이 차단됨.	· 환기가 충분히 이루어지고 있는지 확인한다. · 지주막하 마취가 C3-5 영역에 이른 경우 횡격신경 마비를 초래할 수 있다.이 경우에는 보조호흡, 인공호흡을 실시한다.	–
구역, 구토	–	마취에 의한 저혈압이나 교감 신경차단으로 인한 미주신경의 항진에 의해 생긴다.	승압제, 산소 투여, 황산아트로핀의 투여를 시행하다.	–
경막천자 후 두통 (postdural puncture headache)	보통 경막천자 후 24~48 시간에 출현한다. 두통은 기립시에 악화되고 앙와위에 가벼워진다.	보통, 다음 두 가지 가설에 의해 발병 메커니즘이 설명된다. ① 뇌저부의 견인: 천자 부위에서의 뇌척수액 누출에 의해 두개내 조직의 하수를 초래하고, 견인성 두통이 생긴다. ② 혈관 확장: 수액량이 감소해도 두개 내 부피는 변화하지 않고, 수액이 적어진 부피를 혈관이 확장하여 보충한다는 Monro-Kellie 법칙으로 인한 혈관 확장이 두통을 일으킨다[5].	· 안정, 수액 보충 · 진통제 : 카페인, theophylline, sumatriptan, NSAIDS, Gabapentin, Pregabalin · 혈액 봉합술: 경막외 공간에 자가혈 12~15mL를 주입한다. 주입된 혈액은 꼬리쪽보다 머리쪽으로 퍼지기 쉬우므로 경막 천자가 일어난 레벨이나, 보다 꼬리쪽 레벨에서 시행하는 것이 바람직하다.	**[위험인자]** 젊은 환자, 여성, 임신, 굵은 바늘 사용, 여러번의 천자시도, 천자부의 경막 상태 **[예방]** 가는 바늘을 사용한다. 일반적으로 25~27G를 사용한다.
신경장애	–	· 극히 드물다 · 바늘에 의한 직접적인 손상, 국소마취제나 기타 약제, 세균에 의한 신경 독성, 혈종이 혈관을 압박해서 생기는 허혈 등으로 생긴다 .	즉시 신경과 혹은 신경외과등 다학제적 협진을 한다.	–
감염	–	· 극히 드물다. · 수막염, 경막외 농양이 생길 수 있다.	즉시 신경과 혹은 신경외과등 다학제적 협진을 한다.	–

사용하는 약제와 투여량

0.5% Bupivacaine이 가장 일반적으로 사용되고 있다. 0.5% Bupivacaine 에는 고비중액과 등비중액이 있다. 고비중액은 중력을 따라 척추관 하방으로 이동하고, 등비중액은 주입 부위를 중심으로 멈춘다. 무통 영역은 마취제의 비중, 투여량, 환자의 나이, 신장, 척추의 상태에 따라 영향을 받는다. 정형외과 영역에서 필요한 Th10까지의 무통 영역을 얻기 위한 권장 투여량은 8~12mg(고비중액의 경우)이다.

【참고문헌】

1) 長櫓　巧, 関谷慶介. 脊髄くも膜下麻酔. 麻酔科研修ノート 改訂第2版. 稲田英一ほか 編. 東京：診断と治療社；2017. p328–32.
2) 齋藤洋司. 脊髄くも膜下麻酔, 硬膜外麻酔, 仙骨硬膜外麻酔. MGH麻酔の手引き 第7版. 稲田英一 監訳. 東京：MEDSi；2017. 239–50.
3) 德橋泰明. 脊椎麻酔法. 整形外科医のための局所麻酔法・ブロック療法ABC 第1版. 龍順之助 編. 東京：メジカルビュー社；2001. 94–102.
4) 佐伯　茂, 脊椎麻酔. 麻酔をかけるときに読む本 第1版. 小川節郎, 佐伯　茂 編. 東京：真興交易医書出版部；2004. 83–114.
5) 稲垣泰好, 間宮敬子, 大友重明ほか. プレガバリンが奏功した硬膜穿刺後頭痛の1症例. 日本臨床麻酔学会誌 2013；33：589–93.
6) Richman JM, Joe EM, Cohen SR, et al. Bevel direction and postdural puncture headache : a meta-analysis. Neurologist 2006；12：224–8.
7) 境　徹也, 深野　拓. 低用量自己血パッチが奏功した硬膜穿刺後頭痛の3症例の検討. 日本ペインクリニック学会誌 2000；7：417–9.

2 요추경막외 차단술(Lumbar Epidural Block)

적응증

· 근골격질환 : 요추 추간판 탈출증, 요부 척추관협착증, 퇴행성 척추증 등에 수반된 허리및 하지통
· 신경질환 : 대상포진, 대상포진 후 신경통, 복합성 국소통증증후군, 당뇨병성 신경장애 등에 수반되는 통증
· 말초혈관 질환 : 폐쇄성 동맥경화증, Burger병, 레이노증후군, 동상(frostbite)등 혈행장애에 따른 통증
· 기타 : 암성 통증이나 수술 후 통증 등

요추경막외 차단술(lumbar epidural block)은 요추부 경막외강에 마취제를 주입하여 요추 신경지배 영역인 요추와 하지의 통증을 치료하는 방법이다. 주입 횟수에 따라 다음 2가지 방법으로 분류된다.
· 1회 주입법(single epidural block) : 약액을 1회 주입한다.
· 지속법(continuous epidural block) : 경막외 카테터를 유치하여 약액을 지속 주입하다.

진입 부위 주변 해부

경막외강이란 상단을 대후두공, 하단을 천미인대(sacrococcygeal ligament)로 하는 종축으로 길게 이어지는 연속 공간이다(그림 1). 전방에 추체, 바깥쪽에는 척추경(pedicle), 후방으로는 황색인대나 후관절(facet joint) 등의 조직으로 둘러싸이면서 추간공(intervertebral foramen)에서 외부로의 통로를 갖는다(그림 2).

내부는 지방조직이나 혈관 등으로 채워진 얇은 결합조직이다. 정중선 접근법(midline approach), 정중옆 접근법(paramedian approach) 모두 추궁판 사이간격(interlaminar space)을 향해서 바늘을 찌르게 되는데, 이곳은 황색인대로 덮여 있다. 황색인대는 정중앙 부위에서는 두껍지만, 옆으로 갈수록 얇아진다. 요추 부위 정중앙의 경우, 황색 인대에서 경막까지의 거리는 5~6 mm(성인 남성)이다(그림 3).

그림 1 / 경막외강

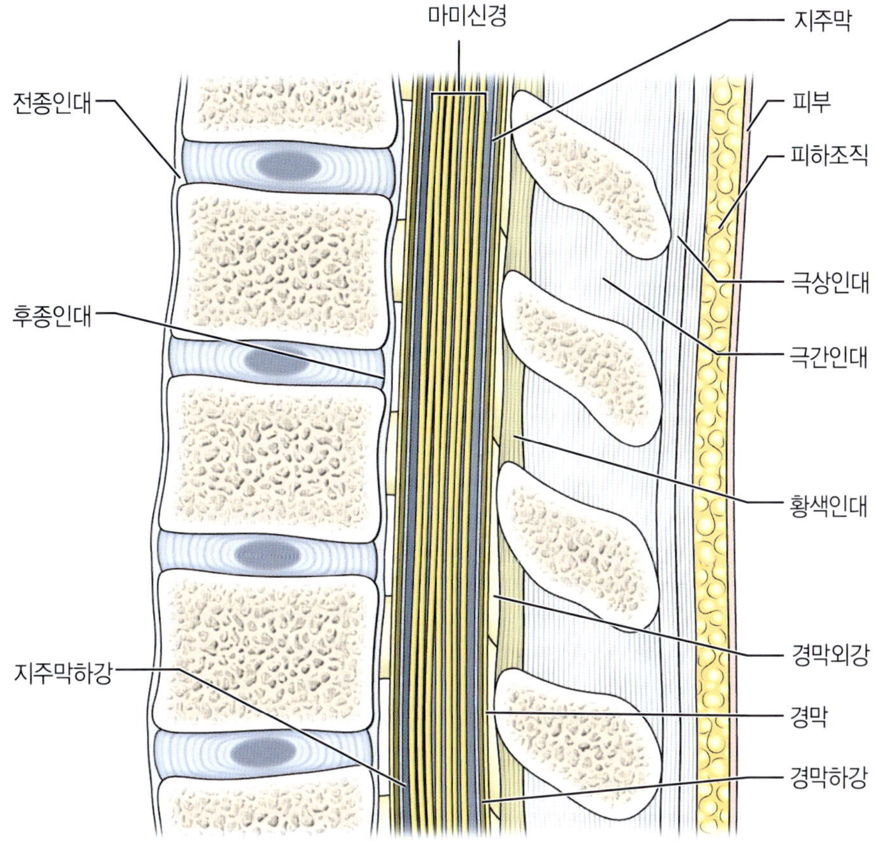

그림 2 / 척추 주변 해부(횡단면)

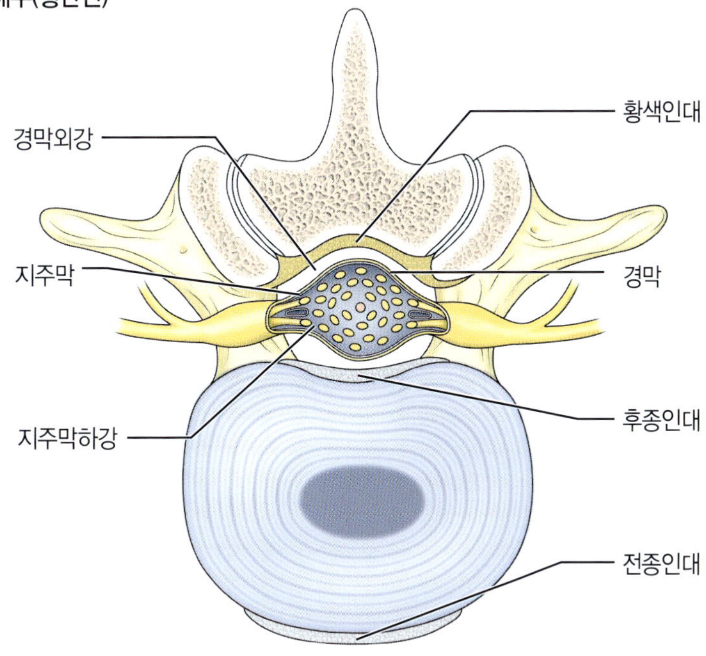

그림 3 / **요추 주변 해부(사상면)**

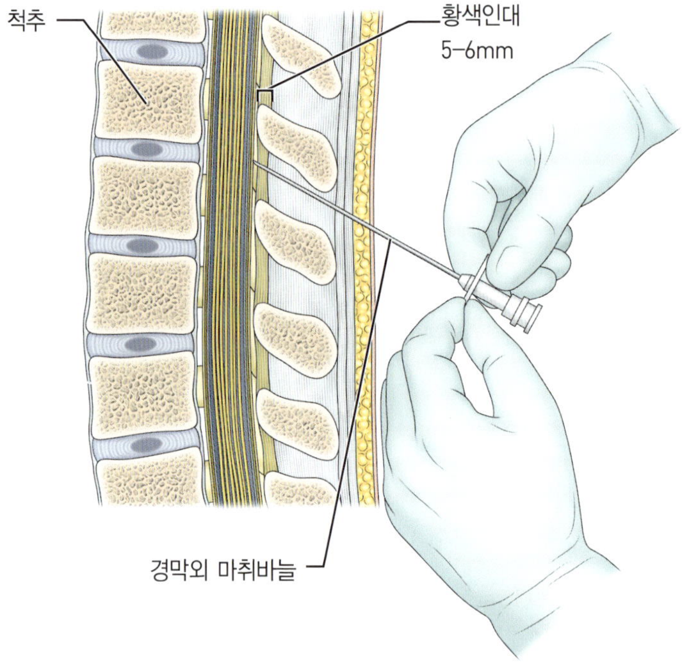

환자 자세와 자입시의 랜드마크

- 환측을 하방으로 하는 측와위(그림 4a) 또는 앉은 자세(sitting position) (그림 4b)로 하는 경우와 복와위로 하는 경우도 있다(그림 4c).
- 천자 부위는 가장 증상을 유발하고 있는 것으로 추측되는 레벨에서 시행한다.
- 마취 바늘을 찔러 넣는 interspinous space를 가능한 한 넓히기 위해서, 허리 부분을 가능한 후방으로 내미는 것 같은 자세를 만든다.
- 랜드마크 : C7 극돌기(경추 하단의 가장 돌출된 돌기), Jacoby 선

그림 4 / **환자 자세**

a 측와위/위에서 본 그림

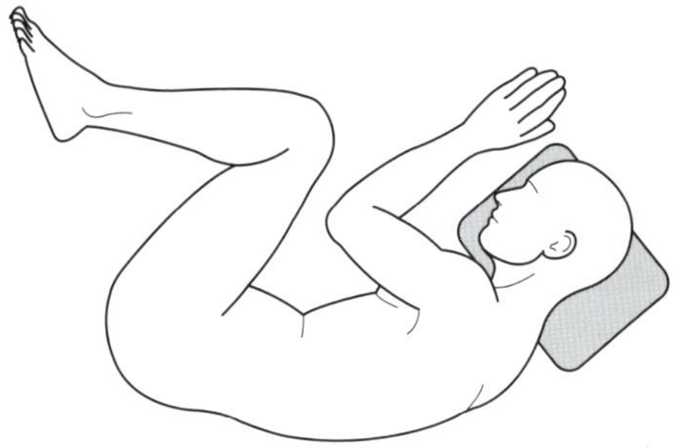

측와위/등쪽에서 본 그림

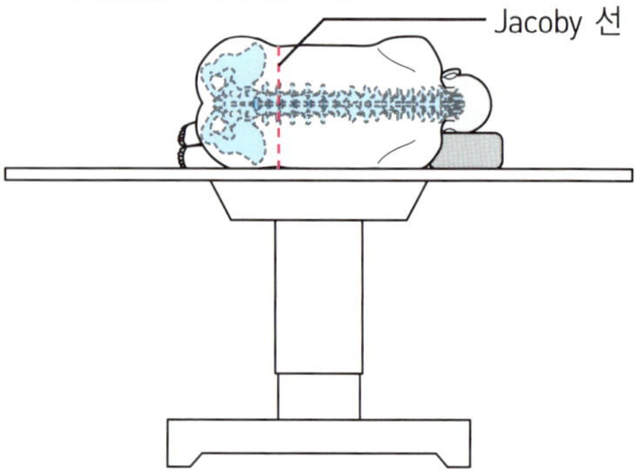

b 앉은 자세

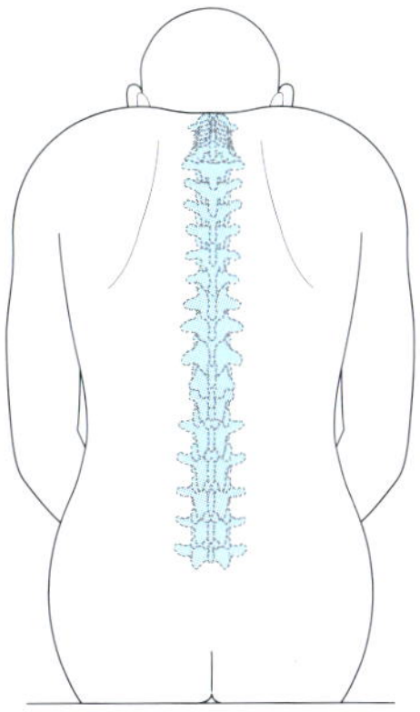

c 복와위

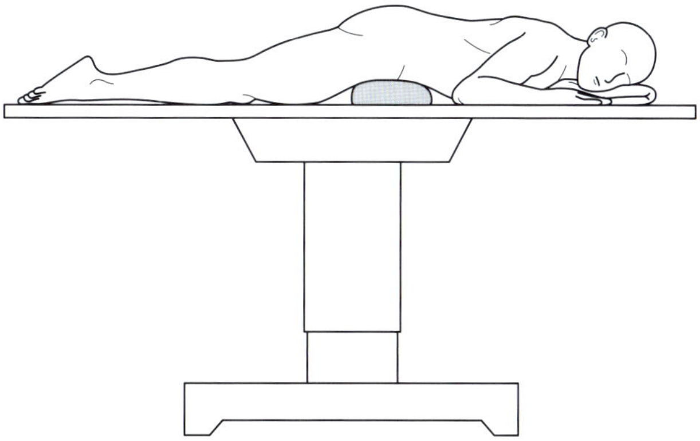

수기의 흐름

여기에서는 측와위에서의 1회 주입법 수기에 대해 기술한다.

1

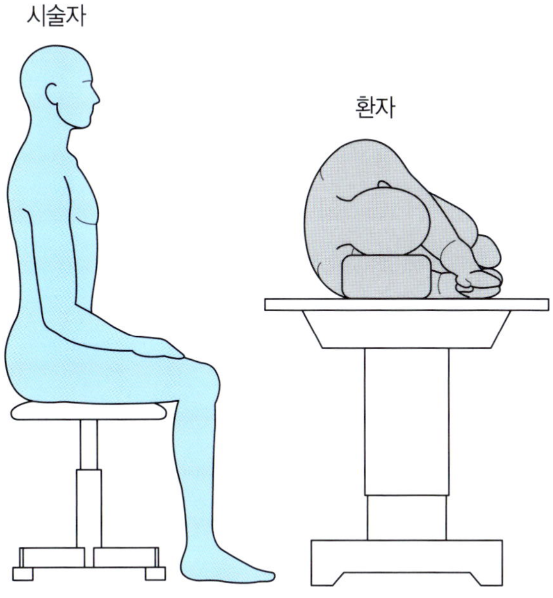

환자를 측와위로 하고, 환자에게 자신의 복부를 보게 하며 두경부를 숙이고, 가능한 등을 후방으로 내미는 듯한 자세를 취하게 한다.

※ C-arm 장치를 이용하여 바늘 위치를 확인하면서 수기를 시행하는 경우도 있다.

2

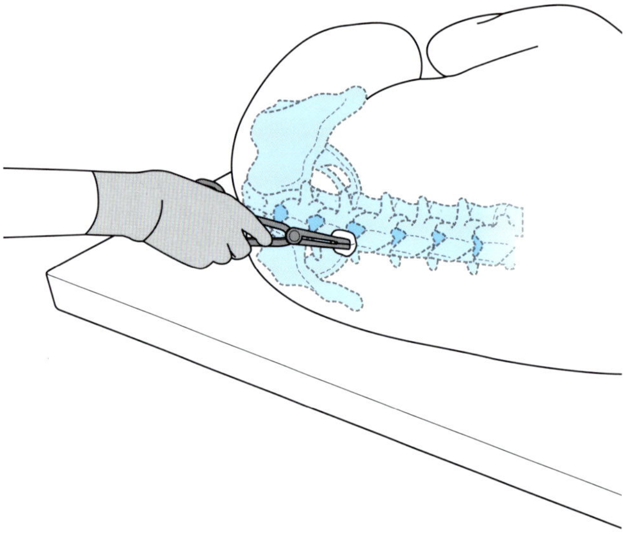

천자 부위를 포비돈 요오드 등으로 충분히 소독한다.

3

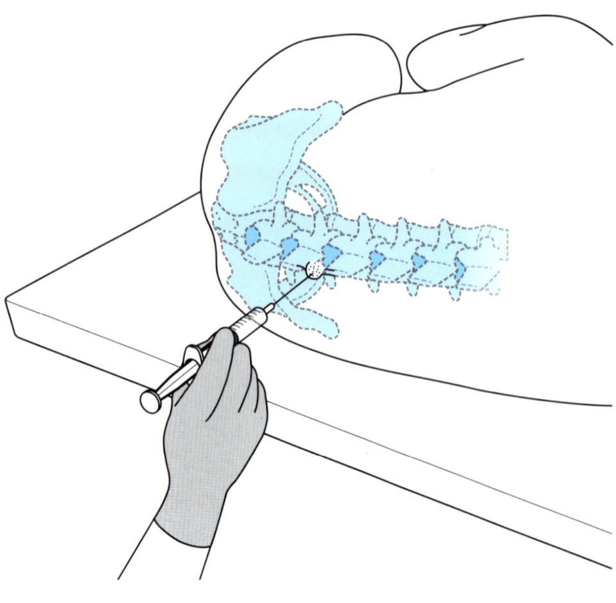

천자예정인 interspinous space에 국소침윤마취하는 것으로 시작한다.

4

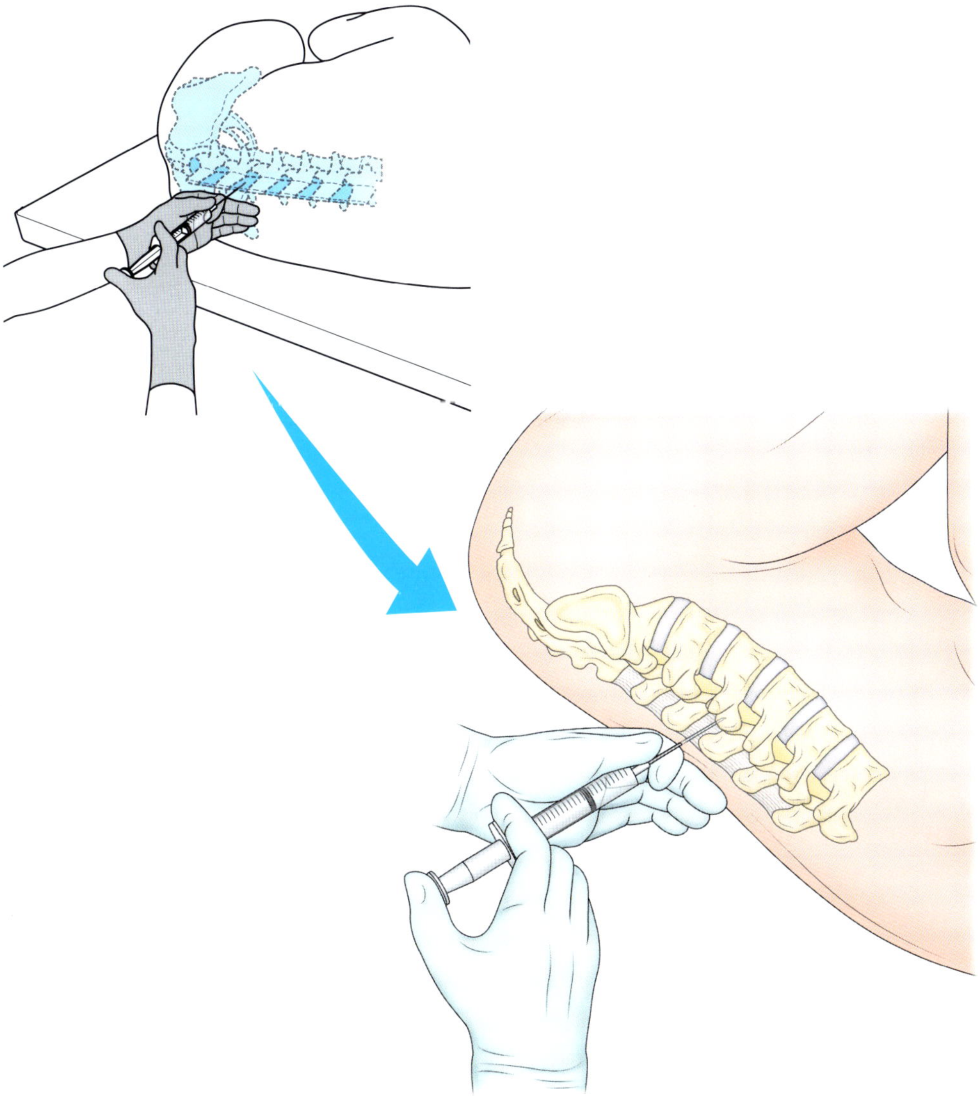

일회용 22, 23G 70mm 또는 90mm 바늘 혹은 Tuohy needle을 이용하여 interspinous space에 진입한다(정중선 접근법). 진입공간이 매우 좁아 천자가 어려울 경우에는 중심에서 좌우로 이동하여 비스듬하게 접근하는(정중옆 접근법)으로 진입부위를 변경하여 원하는 방향으로 바늘을 진입시킨다. 이 경우에는 극돌기의 약 1.5cm 외측을 진입점으로 한다.

5

천자바늘의 속침을 빼고 생리식염수를 채운 주사로 극돌기간인대, 황색인대를 뚫는 감각을 느끼며 바늘을 진행하며 저항소실법(loss of resistance)으로 바늘을 진행한다. 황색인대를 뚫고 경막외강에 바늘 끝이 도달하면 갑자기 압력이 감소되어 쑥 빠진 듯한 반응을 느끼는 것이 중요하다. 고도의 비만 등으로 천자시 깊이를 알기 어려울 때에는 C-arm 장치 등을 보조로 사용하기도 한다.

6

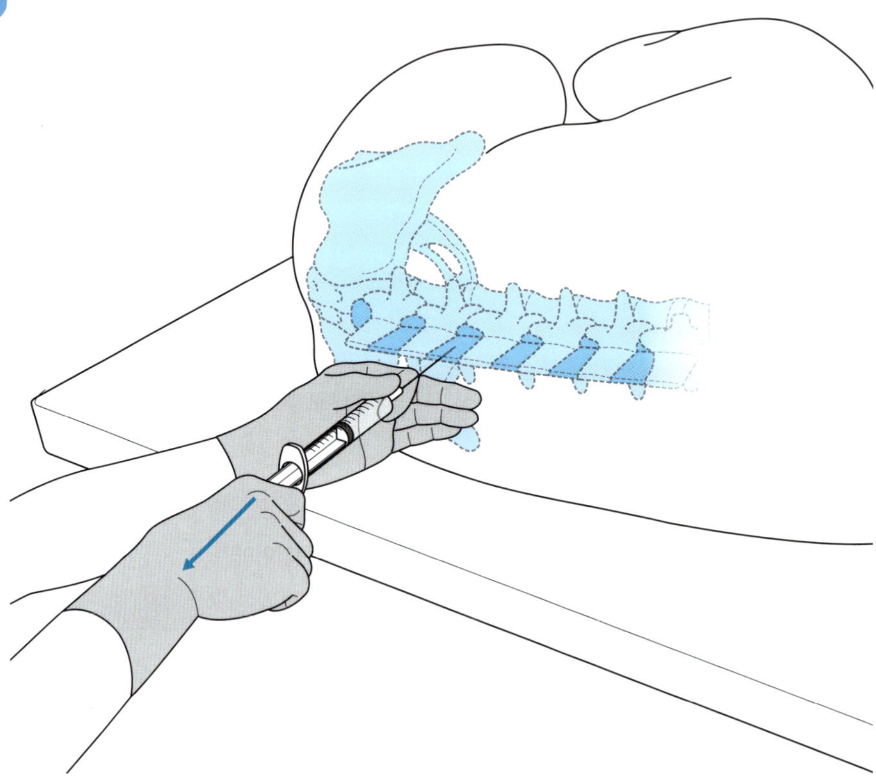

주사기로 흡인 테스트를 실시하고, 뇌척수액이나 혈액의 역류가 없는지 확인한다. 주사기를 빼고도 조금 대기하면서 액체의 역류가 없는 것을 관찰한다. C-arm 장치를 사용하고 있는 경우에는 천자부위에서의 거리를 확인한다.

7 우선 소량(1mL 정도)의 국소마취제를 주입해 본다. 환자에게서 하지 증상의 출현 등이 없음을 확인하면서 지주막하 차단술이 되지 않았음을 체크한다. C-arm 장치 사용 시에는 소량의 조영제를 사용하는 것으로 경막내에 바늘이 위치하지 않은 것을 확인할 수 있다.

8 문제가 없음을 확인한 후 질환이나 통증의 정도에 따른 국소마취제, 스테로이드 등을 주입한다.

※ 지속투입법의 경우 : Tuohy 천자바늘에 경막외 카테터를 통과시켜, 목적 부위까지 삽입한다. 그 후, 7~8과 같은 수기를 실시하고 카테터 튜브를 피부 고정한다. 진통 효과가 부족한 것 같으면 0.2% Ropivacaine 1~3mg/day의 지속 주입을 병용하거나 진통 효과가 부족하면 Fentanyl 0.2~0.3mg/day 등을 병용으로 한다.

9 차단 후에는 환측 아래쪽에 마취액이 침투하기 쉽게 하기 위해서, 그 자세 그대로 잠시 안정을 취하는 경우가 많다. 적어도 주사 후 1시간 정도는 안정 · 경과 관찰하고, 기립시나 보행 개시 순간에 하지의 근력 저하가 없는지 충분히 확인한다.

주의사항 !

- 경막외 차단용 바늘이 잘 박히지 않을 때는 환자의 등이 충분히 둥글게 만들지 못해서 극돌기 사이가 열려 있지 않거나 또는 척추궁 사이 간격이 매우 좁은 경우가 많다.
  → 검사 전에 요추 X선상 등을 촬영해 목표의 추궁간 사이공간이 있는 것을 확인하면 좋다. 극돌기사이 공간이 거의 없는 증례에서는 정중옆 접근법으로 시행하는 것이 좋다.
- 환자의 몸이 웅크렸을 때 몸이 앞쪽으로 기울어져 침대에 평행하게 진입하는 바늘이 추궁간 사이공간의 중심에서 외측으로 크게 어긋나게 되는 경우가 있을 수 있다.
  → 가능한 환자의 등을 침대에 수직이 되도록 자세를 조정하는 것이 좋다.
- 손에 익숙하지 않을 때는 저항소실법에서 말하는 '쏙 빠지는', 이른바 저항이 없어지는 감각을 알기 어려운 경우가 많아 경막천자등의 합병증을 일어나는 경우가 많다.
  → 처음에는 C-arm 장치등을 이용해, 바늘 끝의 깊이를 확인하면서 조금씩 바늘 끝을 나아가는 것이 경막 천자의 예방에 도움이 된다.

본 수기에 특이적으로 발생하는 합병증과 그 대처법

마취액의 지주막하 주입, 혈관내 주입, 교감신경 차단작용 등에 의해 혈압 저하, 의식 소실, 호흡 정지, 서맥 등을 초래할 수 있으므로 차단술 후에는 혈압, 맥박, 호흡, 의식 등을 충분히 모니터링할 수 있는 상태에서 실시한다(표 1).

표 1 / **요추부 경막외차단술에 특이적인 합병증과 대처법**

합병증	증상	원인
저혈압	의식저하, 이상감각	교감신경 차단 부위가 넓어져서 생긴다.
경막 천자	경막하차단, 지주막하차단, 두통이 생길 수 있다.	-
경막천자후두통	두통	-
경막외혈종	하지 마비, 심한 요통	출혈 경향이 있는 환자, 항혈소판약제나 항응고제를 복용하고 있는 환자에서는 경막외 혈종의 위험이 높음
신경근 손상	하지통, 하지마비	바늘을 Interlaminar space의 측면에 천자하였을때 생길 수 있다.
경막외농양	요통, 발열	-
국소마취제 중독	전형적으로는 흥분 없는 기면증, 반응성 저하 등이 발생하고, 때로 경련 등으로 이행하기도 한다.	혈관 내에 국소마취제가 주입됨으로써 발생한다.
카테터 체내 잔존	-	-

대응	예방
· 하지 거상, 수액 속도 상승, 승압제로 대처한다. · 특히 고령자에서는 고도의 혈압 저하가 발생할 수 있기 때문에 주의를 요하다.	정맥로 확보 및 혈압 측정 필수
· 국소마취제의 추가 투여를 중지하는 동시에 정맥라인을 확보한다. · 혈압 저하 등을 포함한 순환 · 호흡상태를 모니터링하고 저혈압시 상기에 기술되어있는 대응을 한다. · 입원으로 관리하는 편이 안전하다.	-
· 수액으로 대처. 특히 아세트아미노펜이나 NSAIDs 등의 처방 등을 추가하는 경우도 있다. · 기본은 안정시킨 상태로 앙와위, 수분 섭취 독려하는 것이나, 중증례에서는 때로 자가 혈액봉합술(epidural blood patch)로 대처하는 경우도 있다.	-
마비 등이 나타났을 때는 외과적인 대처도 필요	· 내복약 등을 포함한 병력 등에 대해서 충분한 문진을 실시할 필요가 있다. · 처치 전에 채혈을 실시하여 출혈 경향 등을 체크를 하는 편이 좋다. · 저자들은 항응고제 내복 중인 환자에게는 원칙적으로 경막외 차단술 등을 시도 하지 않는다.
하지에 대한 방사통 등이 있으면 바늘을 약간 당겨 바늘 끝 위치를 바꾸면 되지만, 의심스러울 때에는 처음부터 진입포인트를 변경한다.	-
의심스러운 경우에는 MRI 등의 정밀 조사를 즉시 실시하고 항생제의 투여 개시와 함께 외과적인 배농 · 소파술이 필요하다.	· 감염이 생기지 않도록 천자부위의 소독을 엄중히 실시할 필요가 있다. · 당뇨병이나 면역기능 저하를 초래하는 병력이 없는가의 문진도 중요하다. · 출혈 경향도 포함하여 감염 징후 등을 확인하기 위해서도 차단술 전에 채혈을 실시해 두는 것이 바람직하다.
정맥라인 조기확보와 바이탈사인 모니터를 즉시 개시하여 디아제팜 5~10mg의 정주, 산소흡입, 인공호흡, 혈관수축제 투여 및 수액을 신속하게 하다.	-
만일 카테터 일부가 체내 심부에 남아 있으면, 외과적 대처가 필요해진다.	지속법의 경우 유치한 카테터를 뽑을 때는 억지로 잡아당기지 말고 환자의 자세를 바꾸면서 저항을 느끼지 않게 뽑아내는 것이 좋다.

사용하는 기구 및 약제와 투여량

【기구】

- 일회용 22/23G 70mm 또는 90mm 바늘, 혹은 Tuohy 천자바늘
- 5mL 주사기(생리 식염수용)
- 10mL 주사기

【약제】

- 1 회법

  ① 1% Mepivacaine … 4~8mL

  ② 0.5~1% Lidocaine … 10mL

  ③ 1 또는 2에 2~4mg의 스테로이드를 섞는다.

- 지속법

  1% Mepivacaine 또는 0.2% Ropivacaine... 100mL

【참고문헌】

1) 土井克史. 腰部硬膜外ブロック. 表　圭一　編. 神経ブロックに必要な画像解剖. 東京：文光堂；2014, p174-9.
2) 溝渕知司. 硬膜外・くも膜下ブロック. 武田吉正ほか　編. 神経ブロックのための3D解剖学講座. 東京；MEDSi：2013, p113-20.
3) 宇野武司. 腰部硬膜外ブロック-1回法, 持続法. 透視下神経ブロック法. 大瀬戸清寄　編. 東京：医学書院：2009, p100-3.

3 미추 차단술(Caudal Block)

적응증

- 근골격질환 : 요추 추간판탈출증, 요추 척추관협착증, 퇴행성 척추증 등에 수반된 하지통
- 신경질환: 대상포진, 대상포진 후 신경통, 복합성국소통증증후군, 당뇨병성 신경장애 등의 신경장애에 따른 통증
- 말초혈관 질환: 폐쇄성 동맥경화증, Burger병, 레이노증후군, 동상 등 혈행장애에 따른 통증
- 기타 : 회음부 통증, 암성 통증이나 수술 후 통증 등

미추 차단술(caudal block)은, 천골부의 경막외강에 마취제를 주입하여 척수신경 및 교감신경을 차단하여 지배 영역인 요하지통의 통증을 치료하는 방법이다. 구체적으로는 천미인대를 통해 천골열공에서부터 경막외강의 지속인 천골관내에 마취제를 넣는 경막외 차단의 일종이다.
적응증은 요추부 경막외 차단술과 동일하나 천골 신경영역에서 차단 효과가 주로 발현되므로 회음부 통증 등에도 효과적이다.

【금기】

- 천자 부위의 감염이나 욕창이 있는 증례
- 출혈경향, 응고장애가 있는 증례
- 천골부의 기형[이분척추, 피부동(dermal sinus) 등]이 있는 증례
- 국소마취제에 알레르기가 있는 증례

진입 부위 주변 해부

천골은 5개의 천추가 유합하여, 그 안을 척추관이 지나가는 삼각형의 형상을 하고 있다(그림 1). 양쪽 장골 사이에 끼여 있으며, 제1천추의 상관절 돌기는 제5요추의 하관절 돌기와 L5/S1 후관절을 만들고 있다. 천골 후면의 정중천골능선(crista sacralis median)은 극돌기가 유합한 것이다. 제5천추의 하관절 돌기는 아래쪽으로 길게 자라 뿔처럼 되어 천골각(sacral cornua)이라 불린다. 양쪽의 천골각 사이에는 천골열공이 열려 있다. 천골열공(sacral hiatus)은 미골 끝에서 4~6cm의 정도 떨어져 있으며, 미골과 천골을 연결하는 천미인대로 덮여 있다(그림 2). 이때, 천미인대부위가 천자부위가 된다.

천골열공과 좌우의 PSIS를 묶으면 대략 정삼각형이 된다(그림 3). 또, 좌우의 PSIS를 연결한 라인은, 제2 천추의 극돌기를 통과하는 랜드마크가 된다. 간혹 천골열공을 체표에서 촉지하지 못하거나 열공이 작아 바늘을 찔러 넣을 수 없는 경우가 있으므로 주의를 요한다. 또, 경막은 통상 S2보다 윗레벨에서 끝나지만, 드물게 S4까지 연장하고 있는 경우가 있어, 이러한 경우에는 경막 천자의 위험성이 있다.

그림 1 / **천골과 미골**

a 등쪽에서 본 그림

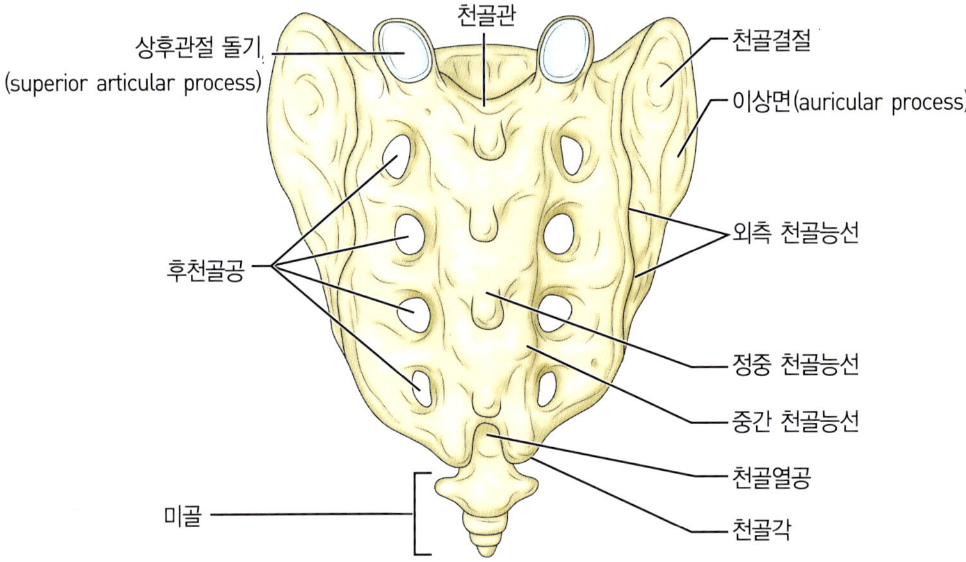

b 천골의 수평단면, 두측에서 본 그림

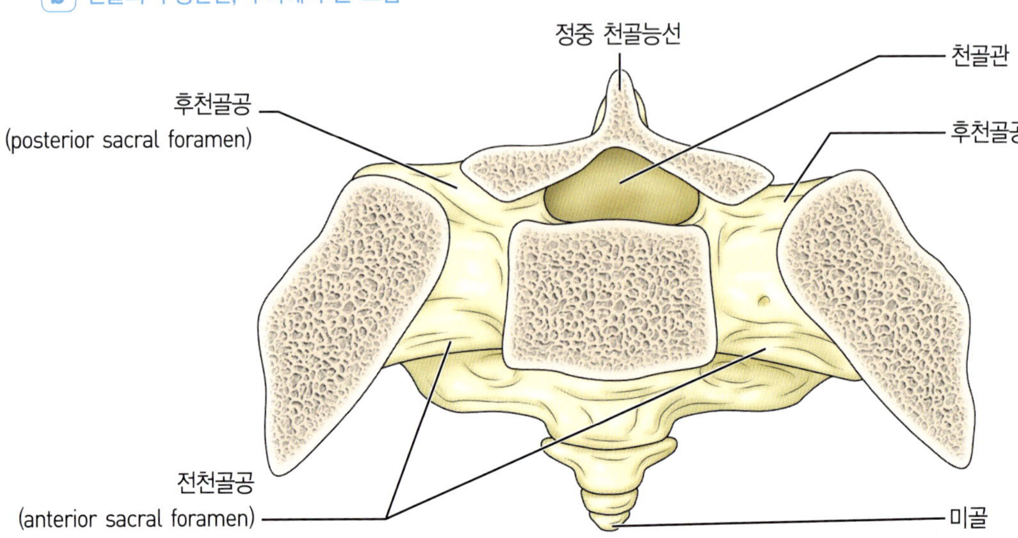

그림 2 / **천골 및 미골의 시상단면**

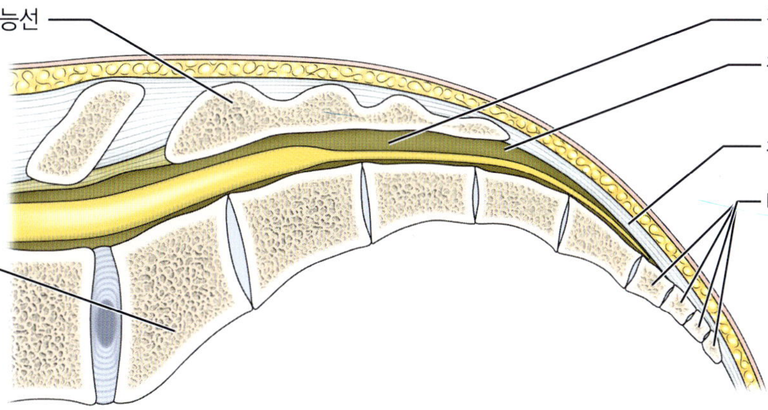

그림 3 / **천골 열공과 좌우 PSIS을 연결하면 대략 정삼각형이 된다.**

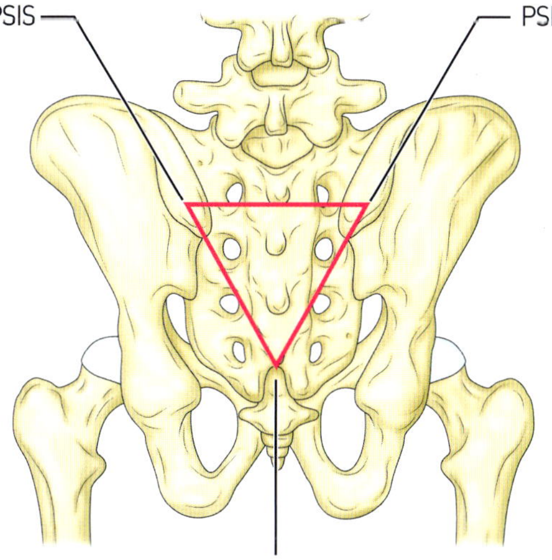

환자 자세와 진입시의 랜드마크

- 환자는 복와위로, 골반 아래에 베개를 넣고, 천골 부위를 높게 한다(그림 4).
- C-arm 장치를 이용하여 천골열공 부위를 전후 · 측면상에서 확인한다(그림 5).
- 초음파 유도 하에서는 프로브를 장축 방향으로 맞추면서 경막외강, 천미인대, 천골열공을 확인한다(그림 6).
- 랜드마크 : 천골각, PSIS, 미골

요추 미추 차단술

그림 4 / **환자 자세**

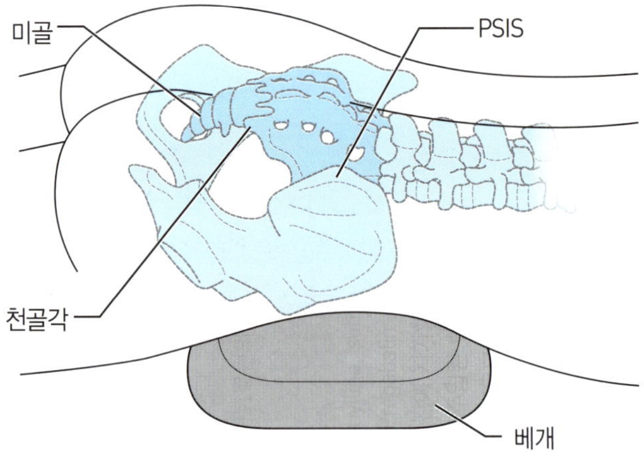

그림 5 / **C-arm 유도 하 미추 차단술시 환자 자세**

a 전후방향 투시시의 C-arm 위치

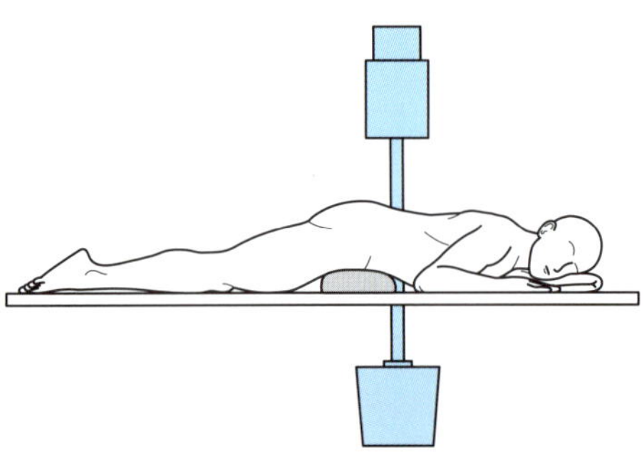

측면에서 본 그림

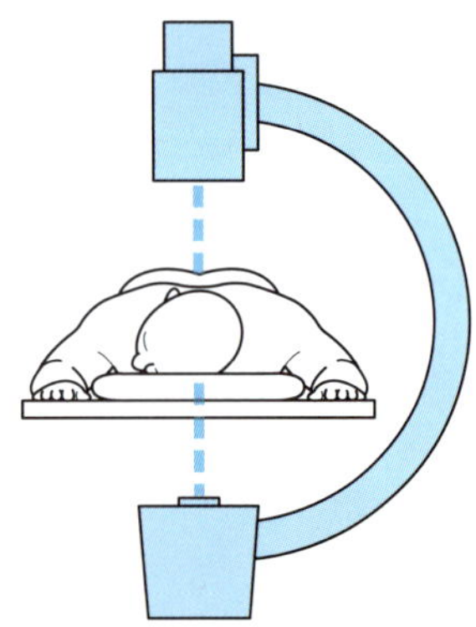

머리 쪽에서 본 그림

b 좌우방향 투시시의 C-arm 위치

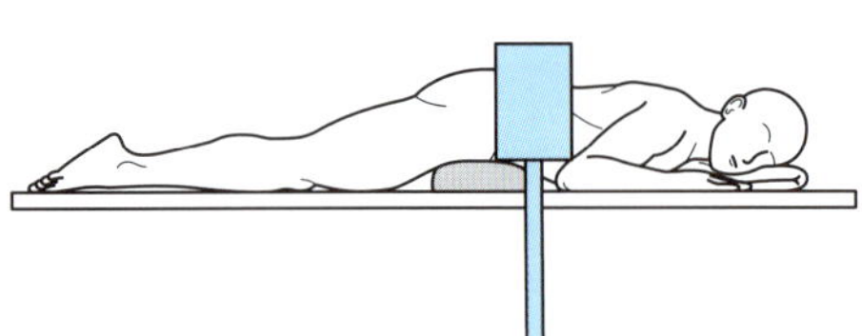

측면에서 본 그림

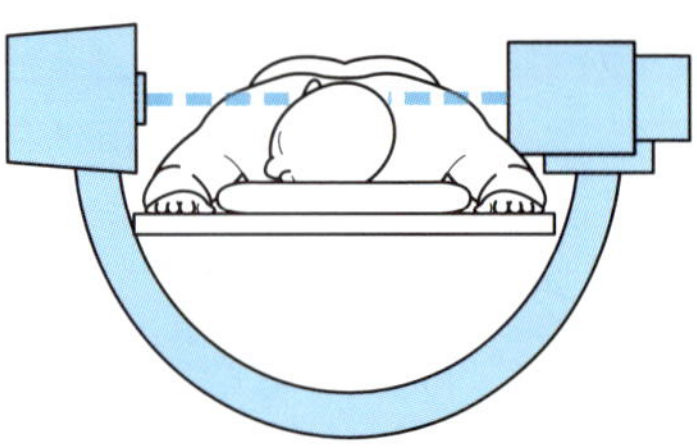

머리 쪽에서 본 그림

그림 6 / **초음파 유도 하 미추 차단술**

a 프로브 대는 방법

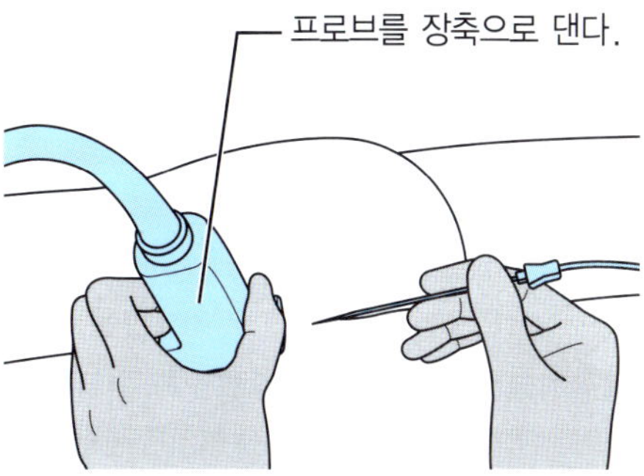

b 시상단면

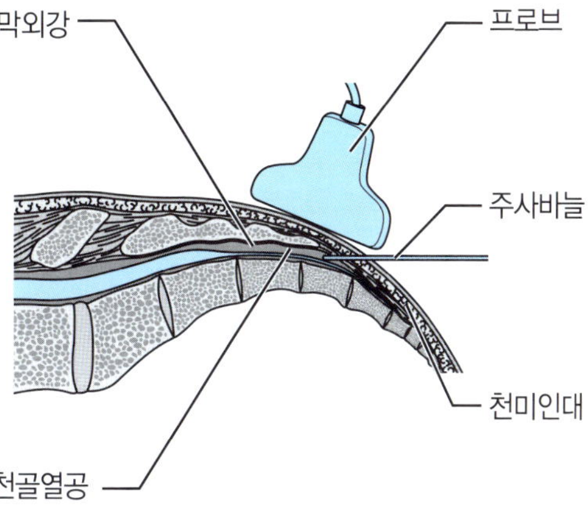

수기의 흐름

1

a 환자 자세

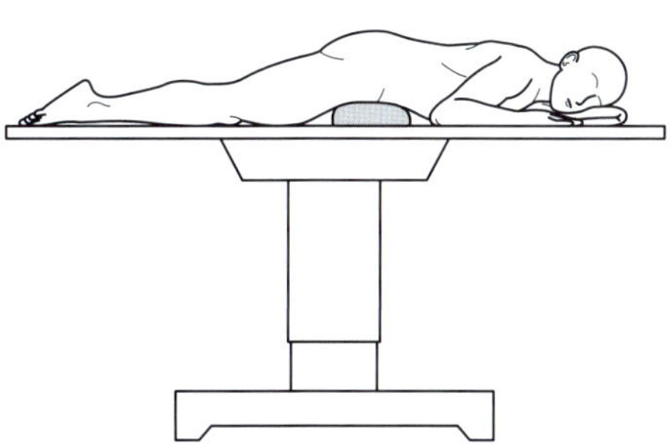

b 위치관계

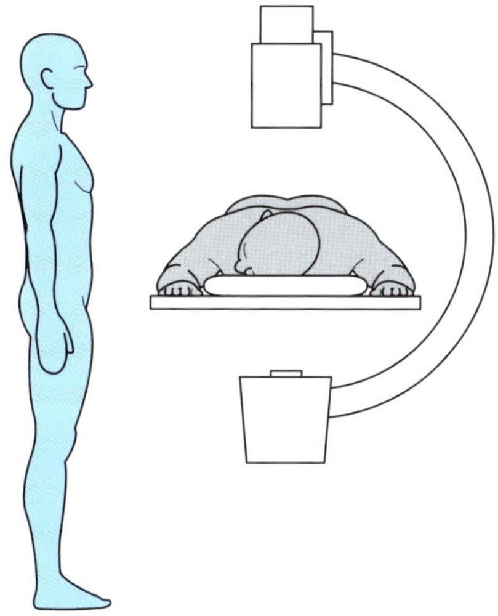

환자에게 복와위를 취하게 하고 골반 아래에 베개를 넣어 천골부를 높인다. C-arm 장치(주로 경막외조영이 목적시, 그림 5) 또는 초음파(그림6)를 사용하고, 바늘 진입위치를 확인하면서 수기를 시행하는 경우도 있다.

2

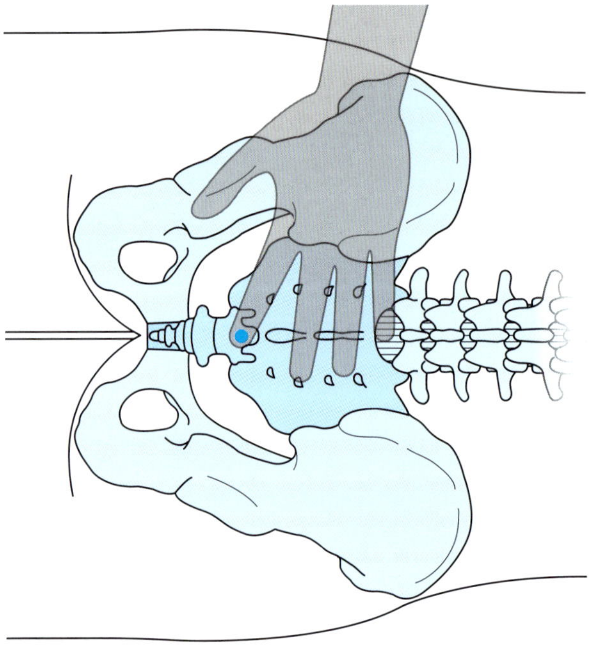

양쪽의 PSIS을 연결한 선이 만드는 정삼각형의 꼭지점 부근을 확인한다. 천골열공 양쪽에 있는 천골각 돌출을 촉지하고, 그 사이에 있는 움푹 파인 천골열공을 확인한다. 피부 소독 후 침윤 마취를 실시한다.

3

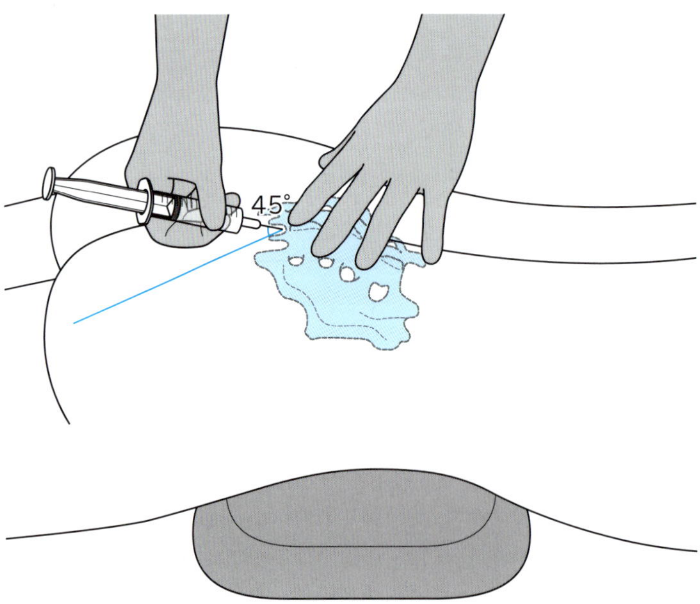

천골 열공부를 체표면에서 약 45°의 각도로 천미인대를 통과한다. 진입시에, 천골열공의 위치를 올바르게 파악할 수 있는지가 중요한 포인트이다.

4

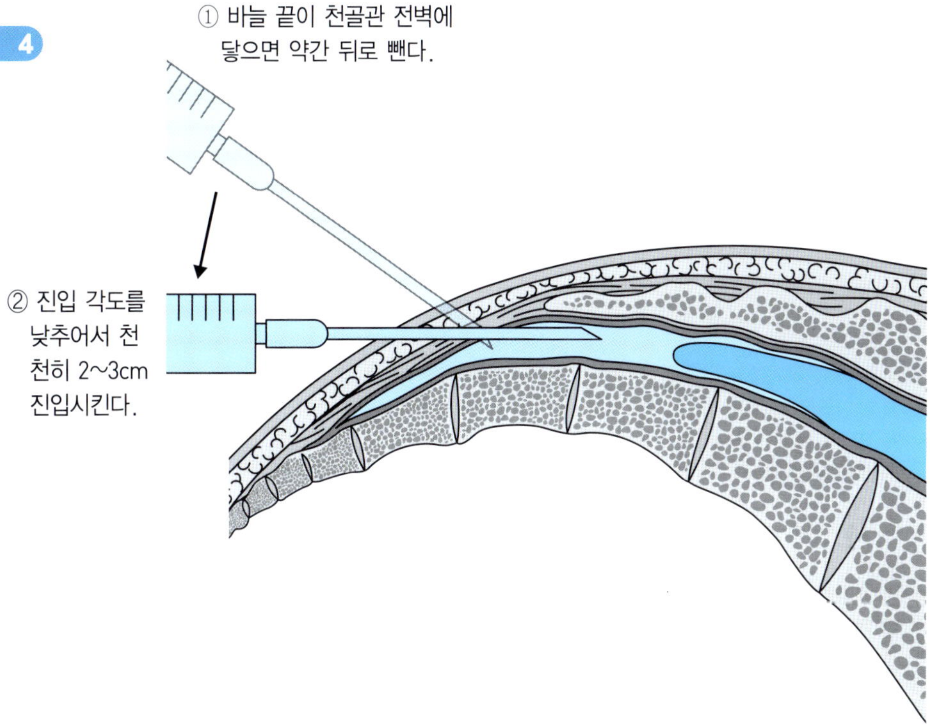

관통 후 바늘끝이 천골관 전벽에 닿으면 바늘끝을 조금 당긴 후 진입각도를 낮추어서 2~3cm 정도 천천히 바늘을 진입시켜 저항이 없어지면 멈춘다.

5 주사기를 흡인하여 척수액이나 혈액의 역류가 없는지 확인한 후 국소마취제를 주입한다. 바늘 끝이 제대로 경막외강에 있으면 국소마취제 주입 시 저항은 거의 나타나지 않는다.

6 차단술 후에는 환측 원위로 약제가 침투하기 쉽게 자세 그대로 잠시 안정을 취하는 경우가 많다. 적어도 블록 후 1시간 정도는 안정 · 경과 관찰하고, 기립 혹은 보행 개시 순간에 하지의 근력 저하가 없는지 충분히 확인한다.

주의사항 !

관통하였을 때, 천골 열공의 위치를 올바르게 파악할 수 있는지가 포인트이다. 또, 천미인대를 관통하는 감촉을 올바르게 잡는 것이 중요하다.

사용하는 기구 및 약제와 투여량

【기구】

- 일회용 22~24G 30~70mm
- 10mL 주사기

【약제】

- 1 회법
  ① 0.5~1% Mepivacaine ...10~15mL
  ② 0.5~1% Lidocaine ... 10~15mL
  ③ ① 또는 ②에 2~4mg 의 스테로이드를 섞는다.

본 수기에 특이적으로 발생하는 합병증과 그 대처법

마취액의 지주막하 주입, 혈관내 주입, 교감신경 차단작용 등에 의해 저혈압, 의식 소실, 호흡 정지, 서맥 등을 초래할 수 있으므로 차단술 후에는 혈압, 맥박, 호흡, 의식 등을 충분히 모니터링할 수 있는 상태에서 실시한다(표 1).

표 1 / **천추부 경막외차단술에 특이적인 합병증과 대처법**

합병증	증상	원인	대응	예방
저혈압	의식저하, 이상 기분	교감신경이 넓게 차단되어 발생	· 하지 거상, 수액 속도 상승, 승압제로 대처한다. · 특히 고령자에서는 고도의 혈압. 저하가 발생할 수 있기 때문에. 주의를 요하다.	정맥라인 확보와 혈압측정이 필수
경막천자	지주막하 차단, 경막차단, 두통이 발생한다.	–	· 국소마취제의 추가 투여를 중지하는 동시에 정맥라인을 확보한다. · 혈압 저하 등을 포함한 순환 · 호흡 상태를 모니터링하고 저혈압시 상기 대응을 한다. · 입원시켜 관리하는 편이 안전하다.	–

표 1 / 천추부 경막외차단술에 특이적인 합병증과 대처법(이어서)

합병증	증상	원인	대응	예방
경막천자후 두통	두통	–	· 수액으로 대처. 특히 아세트아미노펜이나 NSAIDs 등의 처방 등을 추가하는 경우도 있다. · 기본은 안정시킨 상태로 앙와위, 수분 섭취 독려하는 것이나, 중증례에서는 때로 자가 혈액봉합술(epidural blood patch)로 대처하는 경우도 있다.	–
경막외 혈종	하지마비, 심한 요통	출혈 경향이 있는 환자, 항혈소판 약제나 항응고제를 복용하고 있는 환자에서는 경막외 혈종의 위험이 높음	마비 등이 나타났을 때는 외과적인 대처도 필요	· 내복약 등을 포함한 병력 등에 대해서 충분한 문진을 실시할 필요가 있다. · 처치 전에 채혈을 실시하여 출혈 경향 등을 체크를 하는 편이 좋다. · 저자들은 항응고제 내복 중인 환자에게는 원칙적으로 경막외 차단술 등을 시도 하지 않는다.
신경근 손상	하지통, 하지마비	바늘을 Interlaminar space의 측면에 천자하였을때 생길 수 있다.	하지에 대한 방사통 등이 있으면 바늘을 약간 당겨 바늘 끝 위치를 바꾸면 되지만, 의심스러울 때에는 처음부터 진입포인트를 변경한다.	–
경막외 농양	요통, 발열	–	의심스러운 경우에는 MRI 등의 정밀 조사를 즉시 실시하고 항생제의 투여 개시와 함께 외과적인 배농 · 소파술이 필요하다.	· 감염이 생기지 않도록 천자부위의 소독을 엄중히 실시할 필요가 있다. · 당뇨병이나 면역기능 저하를 초래하는 병력이 없는가의 문진도 중요하다. · 출혈 경향도 포함하여 감염 징후 등을 확인하기 위해서도 차단술 전에 채혈을 실시해 두는 것이 바람직하다.
국소마취제 중독	전형적으로는 흥분없는 기면증, 반응성 저하 등이 발생하고, 때로 경련 등으로 이행하기도 한다.	혈관 내에 국소마취제가 주입됨으로써 발생한다	정맥라인 조기확보와 바이탈사인 모니터를 즉시 개시하여 디아제팜 5~10mg의 정주, 산소흡입, 인공호흡, 혈관수축제 투여 및 수액을 신속하게 하다.	–

【참고문헌】

1) 間宮敬子．仙骨硬膜外ブロック．表　圭一 編．神経ブロックに必要な画像解剖．東京：文光堂；2014，p174–9．
2) 溝渕知司．硬膜外・くも膜下ブロック．武田吉正ほか 編．神経ブロックのための3D解剖学講座．東京；MEDSi：2013，p113–20．
3) 宇野武司．腰部硬膜外ブロック–1回法，持続法．透視下神経ブロック法．大瀬戸清寄 編．東京：医学書院：2009，p100–3．

4 요추부 선택적 신경근 차단술 (Selective Nerve Root Block)

적응증

요추부 선택적 신경근 차단술(selective nerve root block)은, 척수신경근이 요추간공(intervertebral foramen)을 통과하여 척추관 밖으로 나온 부위를 차단하는 방법이다. 천추부에서는 천골신경의 후지(dorsal ramus)를 후천골공(posterior sacral foramen)을 통해서 차단한다. 신경근을 선택적으로 차단함으로써 통증 완화를 돕는 한편, 방사통과 감각 저하의 영역에서 증상유발의 원인이 되는 신경근의 레벨도 진단할 수 있는 방법이다. 또한 신경근의 조영상에서는 신경의 눌린부분이나 주행 이상을 확인할 수 있다.

- 요추 추간판탈출증
- 요추 척추관협착증
- 요추변성 전방전위증, 요추분리증이나 요추압박골절에 따른 둔부~하지증상
- 환지통(phantom pain)이나 사지 절단부위 통증
- 복합성 국소통증증후군 등에 의한 요추부위 신경근증, 신경근에서 유발된 슬관절 부위통 및 요통
- 대상포진통, 대상포진 후 신경통

※ 고도의 마비(방광 및 직장장애 등도 포함한다)증상이 있을 때는 차단술에 따라 비가역적인 마비가 진행될 수도 있으므로 적응을 신중하게 판단하는 것이 좋다.

진입 부위 주변 해부

경막에 싸인 척수신경은 전지(前枝, ventral ramus)가 추간판 및 추체에서, 후지(後枝, dorsal ramus)는 후관절에서, 상하 분지는 추궁판에서, 형성되어 추간공 전상방(anterosuperior)에 위치한 추궁판 바로 아래를 지나서 척추관에서 나오게 된다(그림 1). 추간공 내에는 전근 및 후근으로 이루어진 척수신경 외에 척수신경절, 척수동맥의 분지, 정맥총(venous plexus)이 존재하며, 신경-혈관다발을 형성하고 있다. 요추신경은 일반적으로는 5쌍이 있으며, 위치에 대해서 예를 들면 L5 신경근은 L4/5의 추간공을 지난다(그림 2). 그러나, L6 추체 (S1의 요추화; lumbarization) 나 L5 요추의 천골화(sacralization)가 존재할 수 있으므로, 경추 · 흉추로부터 정확하게 추체의 숫자를 세지 않으면 원인 부위의 진단을 잘못할 수도 있으므로 주의가 필요하다. 한편, 천골의 전면과 후면에는 각각 좌우 4쌍의 구멍(foramen)이 존재하며, 전천골공과 후

천골공이라 부른다. 천골신경(S1–4) 4쌍은 천추공을 지나서 전지(前枝)와 후지(後枝)로 갈라진다. 전지는 전천추공에서 복(ventral)측으로 나와서 천골신경총(sacral plexus)을 형성하고, 후지는 후천골공에서 나와 천골후면에 분포한다.

요추신경근 주변의 해부

신경근은 연막(pia mater)에 싸여, 척수신경에 이르기까지 지주막, 경막으로 덮여있다. 경막은 신경근 주위까지 dural sleeve로 연장하여 척수신경의 신경외막(epineurium) 으로 이행한다 (그림 3)

그림 1 / **척추관과 추체 해부, 마미신경과 신경근**

a 요추 시상단면

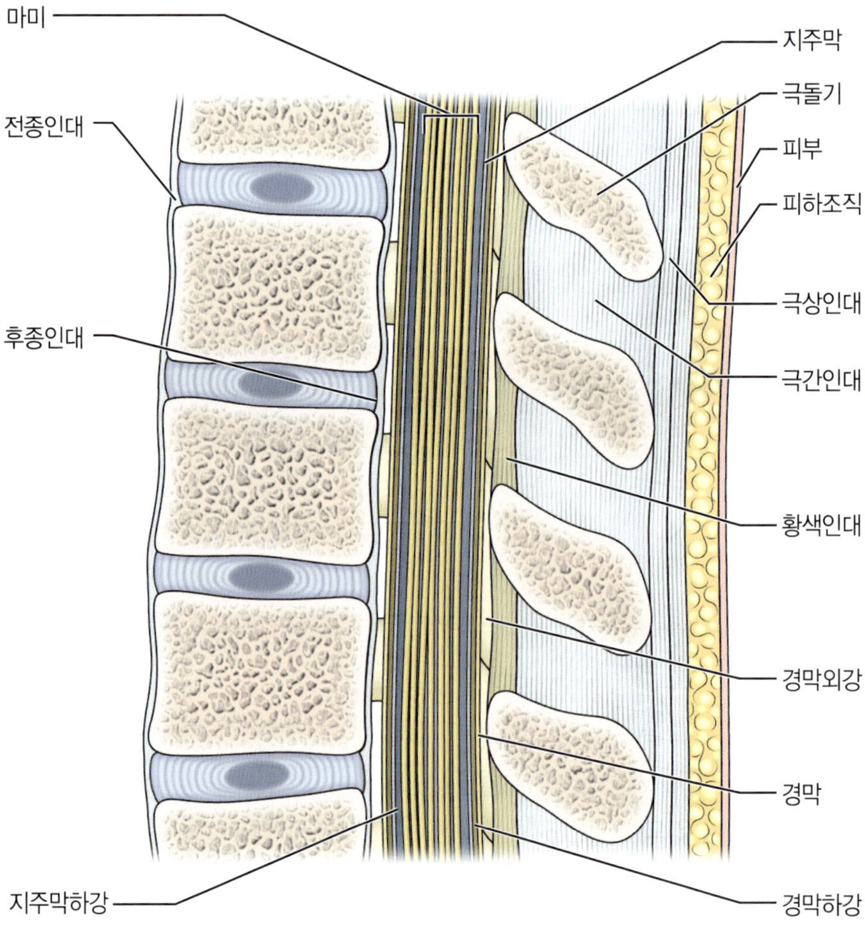

그림 1 / 척추관과 추체 해부, 마미신경과 신경근(이어서)

b 추체

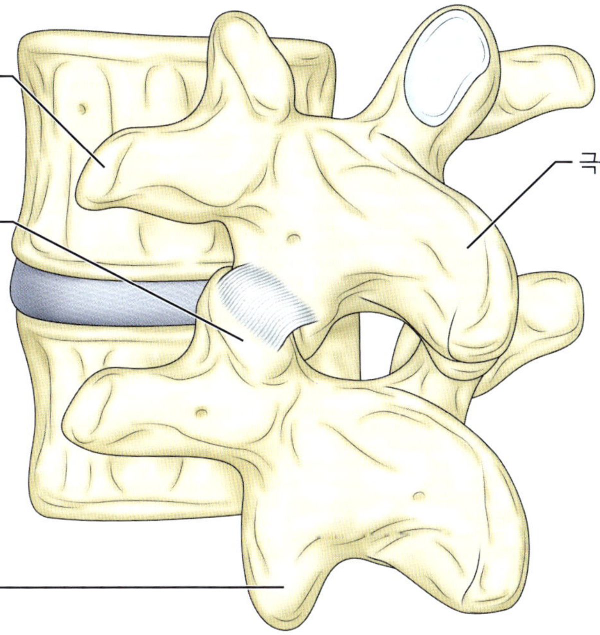

c 요추부 수평단면

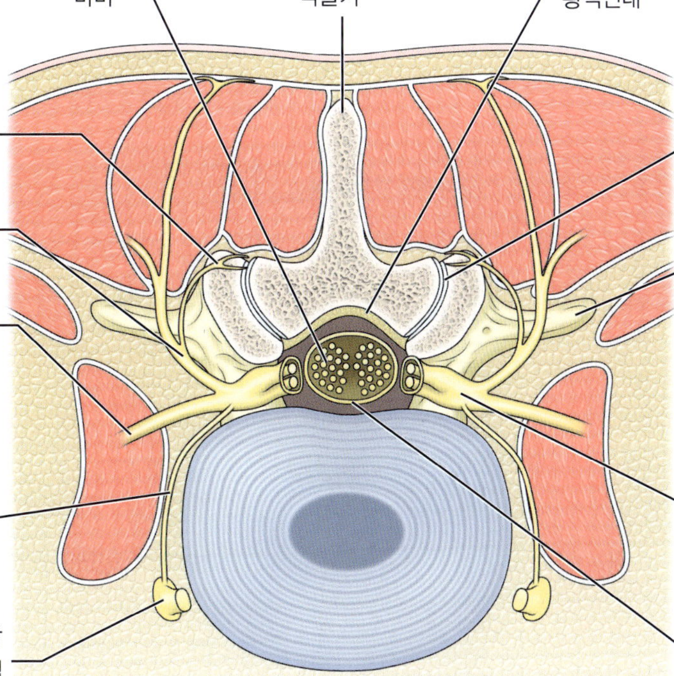

그림 2 / **요추신경**

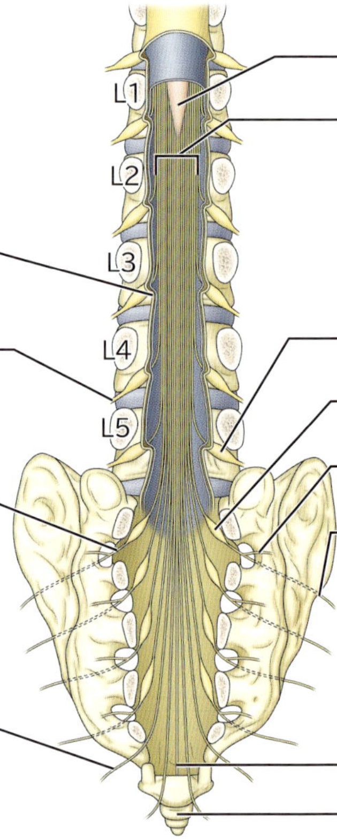

그림 3 / **요추신경 주변 해부**

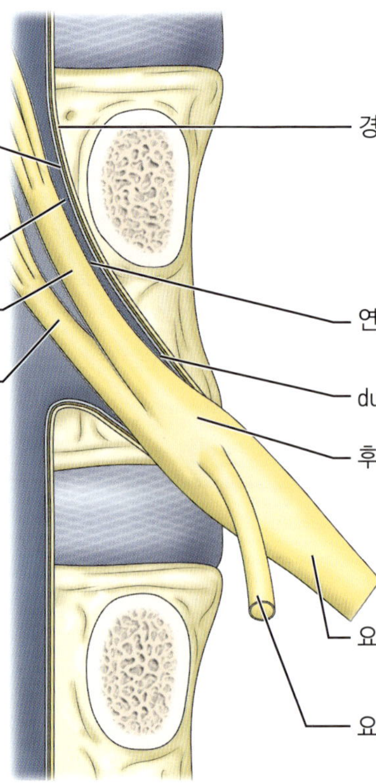

환자 자세와 진입시의 랜드마크

- 복와위로 시행한다. 등과 허리가 전부 수평이 되도록 환자의 복부 아래에 쿠션을 받쳐서 자세를 조정한다(그림 4).
- 랜드마크 : 극돌기, 투시 하에서의 횡돌기, 투시 하에서의 후천골공

그림 4 / **환자 자세와 진입시의 랜드마크**

a 측면에서 본 그림

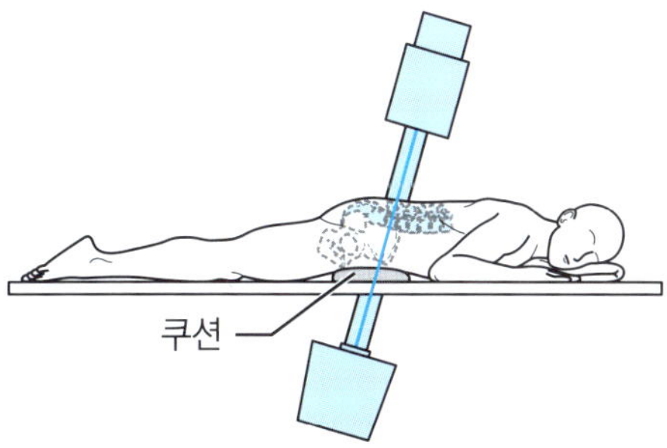

b 진입시의 랜드마크

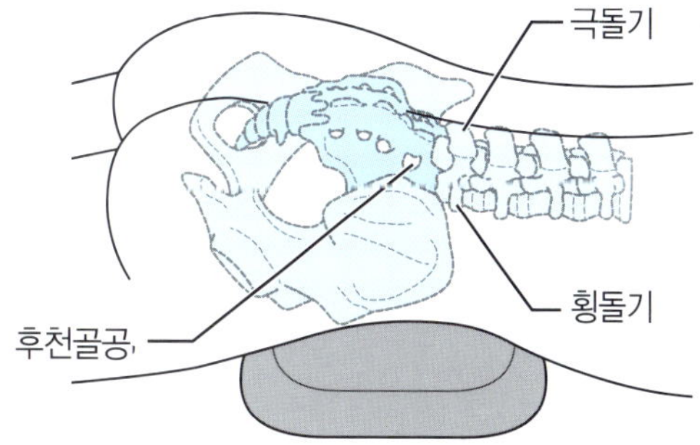

c 투시하에서의 랜드마크

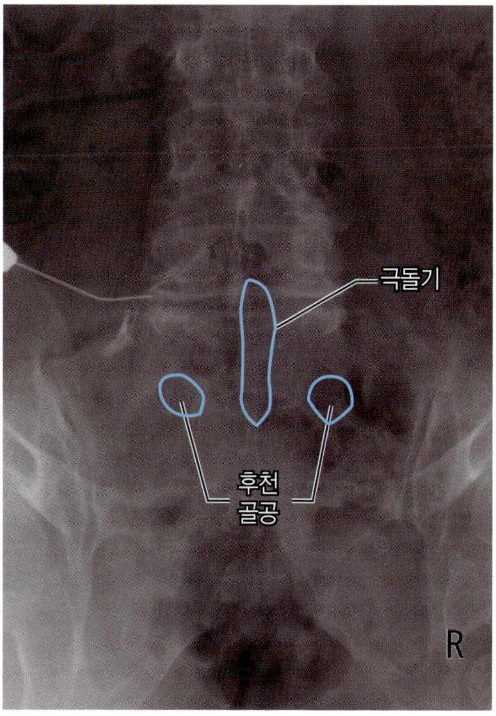

수기의 흐름

선택적 요추신경근 차단 : 복와위법

1

a 시술자와 환자의 위치관계

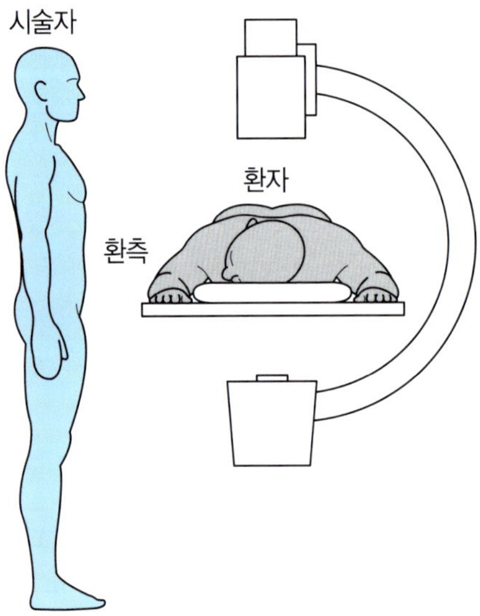

b 예 : L5 신경근 차단술 시의 C-arm 각도

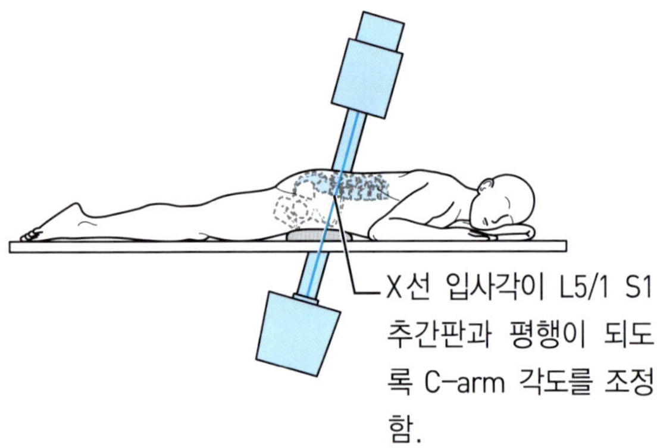

X선 투시대에, 차단하는 방향측을 시술자에게 가깝게 위치하도록 한 상태에서 환자를 복와위로 하고, C-arm을 기울인다. 이 때, 예를 들어 L5 신경근 블록이면 그림 b와 같이 L5/S1 추간판에 평행한 X선 방향을 확인하면서(C-arm의 각도 조정을 한다) 블록 포인트로 바늘을 진행하는 것이 요령이다.

2

차단술 바늘 진입부위 피부에 국소마취를 시행한다.

3

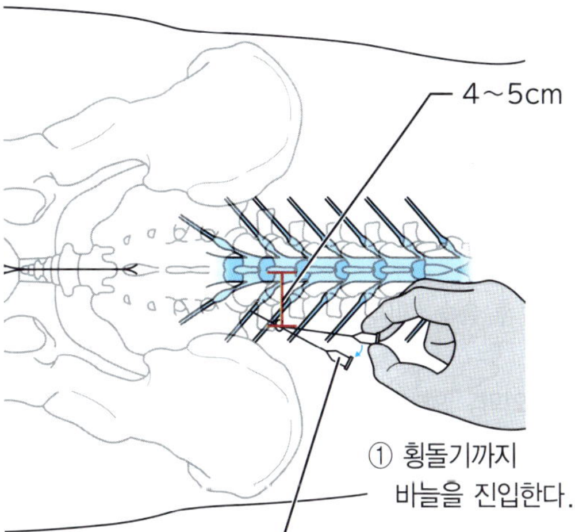

차단하려는 신경근과 동일한 레벨에서의 횡돌기(예 : L5신경근 차단이면, L5횡돌기)가 첫번째 진입 타겟이 된다. 극돌기에서 약 4~5cm 바깥쪽에서 횡돌기까지 바늘을 진입시키고 초반 깊이에 대한 경험이 없을 때는 바늘 끝을 횡돌기에 닿게 하는 것도 방법이다.

4

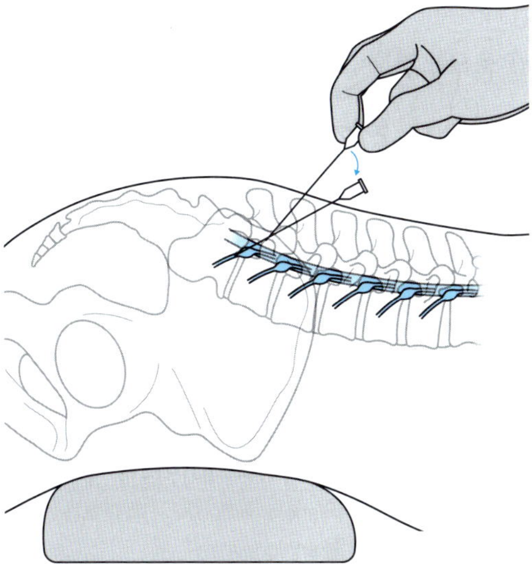

횡돌기의 깊이를 확인한 후 약간 바늘을 빼고 나서 각도를 바꾸어 횡돌기 하연을 타고 내려가듯 내측(medial) 그리고 꼬리쪽(caudal)으로 방향으로 바늘을 천천히 진입시킨다. 하지 방사통이 확인되면 그 위치에서 바늘을 멈춘다. 신경근은 횡돌기보다 약 1~2cm 복측으로 깊게 위치한다.

5

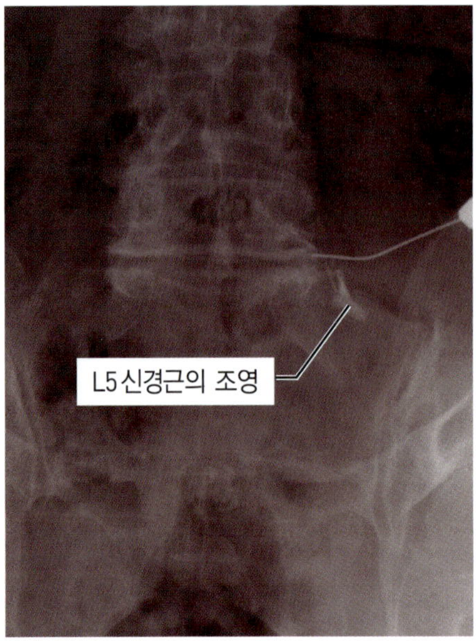

조영제를 0.5~1mL주입한다. 혈액, 수액의 역류가 없는 것을 확인한다.

6 신경근이 화면상에 조영되고 있으면 X선 촬영을 실시한 후 국소마취제 1~2mL를 주입한다. 이 때 신경근 원위부가 그려지지 않는 조영제 중단이나, 추간공 외부에 병변을 시사하는 신경근의 주행변화 등의 특이적인 소견이 동반되는지 등, 병태를 확인한다.

7 차단술 후 하지근력의 저하, 또한 해당 dermatome에 일치한 저림이나 감각저하가 실제로 발생하는지 확인하고, 확실히 증상개선등의 효과를 얻을 수 있는지 환자에게 확인한다. straight leg raising(SLR) 테스트시 통증 소실 등 신경학적인 증상 변화도 함께 확인한다.

8 보행부하 테스트에 의한 증상 변화 확인은 하지근력이 회복된 후 실시한다.

선택적 요추신경근차단술 : scotty dog view

1

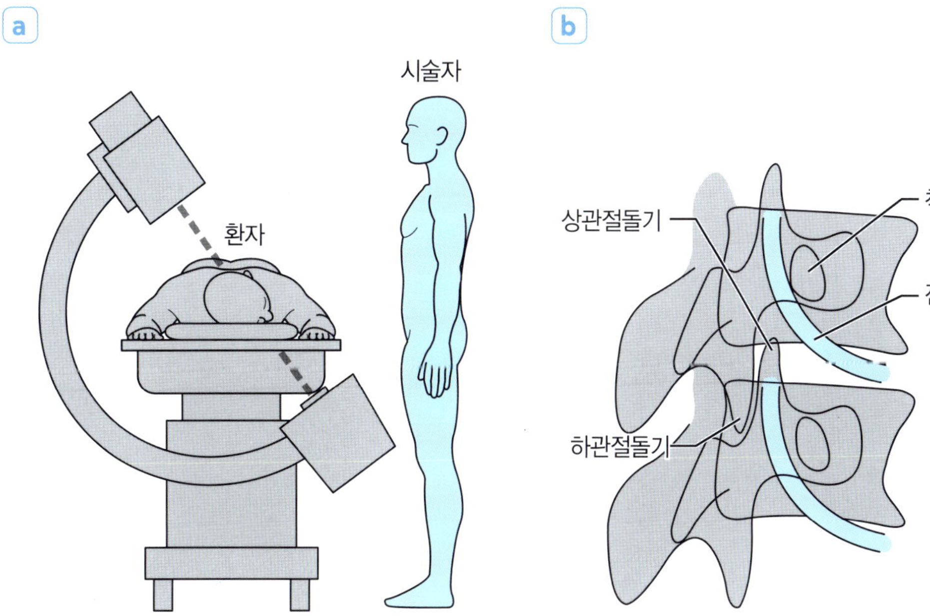

환자의 자세는 앞에서 서술한 「복와위법」과 같으며, C-arm을 기울여서 scotty dog view를 만든다. 그림과 같이 상관절돌기와 추체외연이 투시화면에서 선명하게 보이도록 한다. 투시화면의 바늘끝이 진입점이며 차단하려는 포인트이다.

2

피부에 국소 마취를 하고 화면에서 바늘이 점이 되는 형태를 유지하면서 똑바로 바늘을 진행시킨다. 하지에 대한 방사통이 확인되면 그 위치에서 블록 바늘을 멈춘다. C-arm을 정중앙 위치로 돌려놓고, 정면에서 바늘 끝이 척추경의 절반보다 내측으로 위치하지 않았는지 확인한다.
※ 이후는 앞에서 서술한 〈복와위법〉 5~7과 동일하다.

S1 신경근 차단술

1

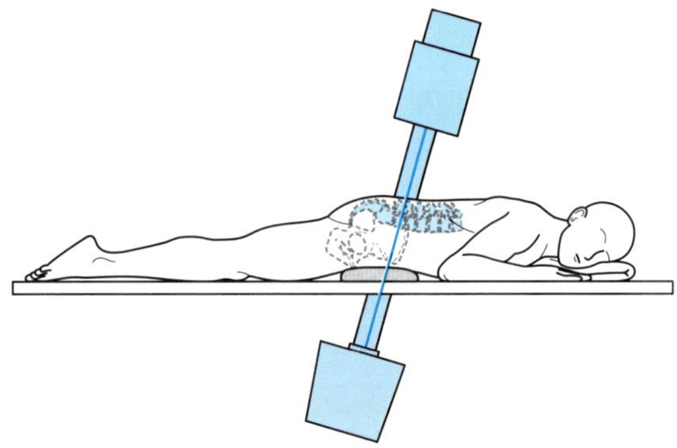

환자의 자세는 앞에서 서술한 「복와위법」과 같으며, C-arm을 기울인다. 이 때 천골의 기울기를 충분히 염두에 두고 천골의 기울기에 수직으로 입사하도록 C-arm을 설치한다[L5/S1의 종판(end plate)이 일직선으로 보이도록 한다]. 이를 위해 환자의 하복부에 베개 등을 깔고 조정한다(그림 5 참조).

2

L5/S1 후관절을 확인하고 그 아래쪽에 타원형의 S1 전천골공을 확인한다. S1 S1 전천골공의 두측 및 내측에 위치한 장골능의 내연에 S1 후천골공을 확인하고, 전천골공과 후천골공의 상외측 가장자리가 겹쳐서 선으로 보이도록 투시축을 조정한다.

3

차단술 주사 진입 부위의 피부에 국소마취를 시행한다.

4

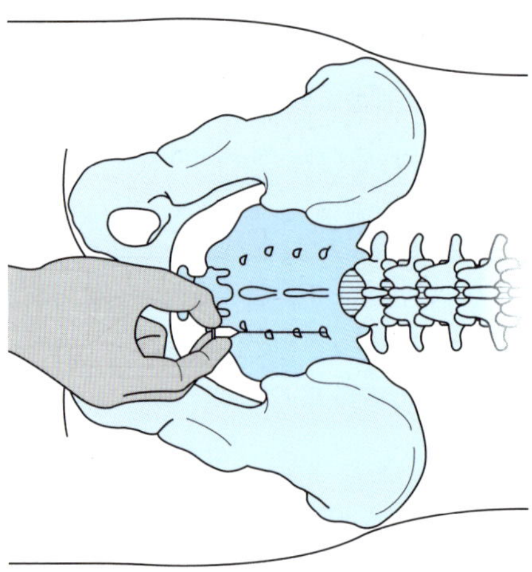

바늘을 후천골공의 중앙부나 아래쪽으로 천자하여 약간 머리쪽을 향해 바늘끝을 진입시킨다. 하지 방사통이 확인되면 그 위치에서 바늘을 멈춘다.

5

a 바늘진입

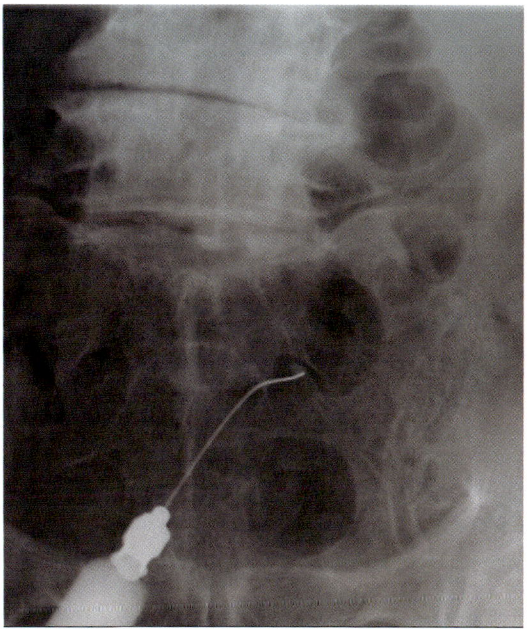

b 조영제의 주입

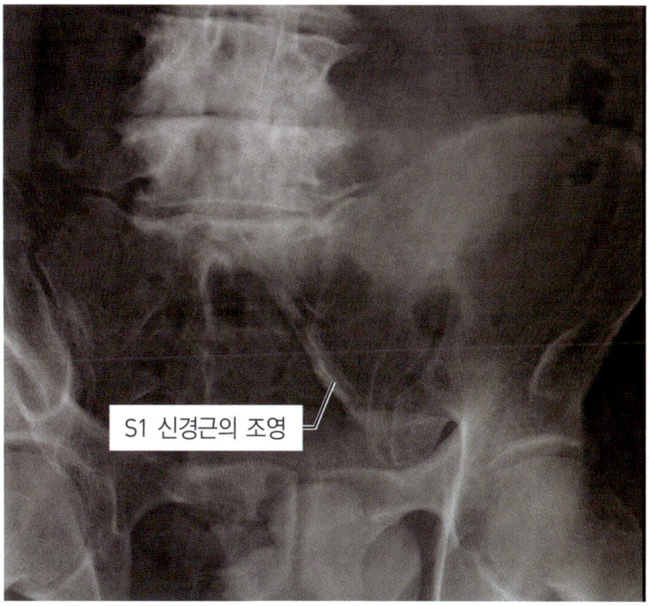

조영제를 0.5~1ml 주입한다. 혈액이나 척수액이 역류하지 않는지 확인한다. 이후는 복와위법 6~8과 동일하다.

주의사항 !

- 투시 하에서의 신경근 차단술은 시행전 자세 조정과 투시 하에 얼마나 정확한 화면을 얻을 수 있는지가 거의 전부라고 해도 좋다. 자세 조정과 C-arm의 각도 조정에는 충분한 시간을 갖고 수기를 개시하는 것이 바람직하다.

사용하는 기구 및 약제와 투여량

【기구】

- 21~23G 혹은 spinal needle(6~10cm)

【약제】

① 조영제... Iotrolan, Iohexol
② 1% Lidocaine...1~2mL
③ 1% Mepivacaine ...1~2mL
④ 2 또는 3에 2~4mg의 스테로이드를 섞는다.

본 수기에 특이적으로 발생하는 합병증과 그 대처법

요추부 신경근 차단술에 생기는 합병증을 표 1에 정리하였다.

표 1 / 요추부 신경근 차단술에 특이한 합병증과 그 대처법

합병증	증상	원인	대처	예방
신경근 손상	하지 마비, 하지 통증	· 바늘에 의한 신경 손상이나 국소마취제의 신경내 주입 · 반복 천자에 의한 기계적 신경 손상 또는 epiradicular fibrosis 같은 신경염증 등의 가능성도 있다	신경 증상의 체크와 증상에 따른 대처 요법을 시행한다.	신경근 차단술은 총 2~3회 정도에서 그치는 것이 좋다.
지주막하 차단	하지 마비, 호흡 억제 등	–	즉시 국소마취제 투여를 중지하고 정맥라인을 확보하여 순환 · 호흡 상태의 모니터링을 시행한다.	–
국소마취제 중독	전형적으로 흥분이 없는 기면, 반응성의 저하 등등, 때때로 경련으로 이행하는 경우도 있다.	혈관 내에 국소마취제가 주입됨으로써 발생	· 즉시 정맥라인의 조기확보와 바이탈사인 모니터링을 시작한다. · 디아제팜 5~10mg의 정주, 산소흡입, 인공호흡, 혈관수축약의 투여 및 수액투여를 신속하게 실시한다.	–
경막외혈종	하지 마비, 심한 요통	출혈성 경향이 있는 환자, 혹은 항혈소판제나 항응고제를 복용하는 환자는 경막외혈종의 위험이 있다.	–	내복약 같은 것도 포함해서 병력 등 의 충분한 문진을 실시할 필요가 있다.

【참고문헌】

1) 中谷俊彦. 腰部神経根ブロック. 表　圭一 編. 神経ブロックに必要な画像解剖. 東京：文光堂；2014, p146-7.
2) 伊達　久. X線透視下腰部神経根ブロック腹臥位法 · 斜位法. 表　圭一 編. 神経ブロックに必要な画像解剖. 東京：文光堂；2014, p148-51.
3) 中條浩介, 白神豪太郎. 仙骨神経根ブロック. 表　圭一 編. 神経ブロックに必要な画像解剖. 東京：文光堂；2014, p148-51.
4) 平賀徳人, 大瀬戸清茂. 腰部神経根ブロック. 大瀬戸清寄 編　透視下神経ブロック法. 東京：医学書院；2009, p127-9.

5 후관절(Facet Joint) 차단술

적응증

요통의 원인은 여러 가지가 있지만 요추의 후관절에서 기원한 요둔부통이 많다. 이 차단술은 C-arm 유도 하에 후관절에 바늘을 진입하여 국소마취제나 스테로이드를 주입함으로써 진통 효과를 얻을 수 있는 수기이다. 요둔부, 하지통의 요인에 관한 진단적 의의도 크다.
요통의 원인진단, 요추 후관절유래 통증치료에 이용된다(대상질환은 다음과 같다).

- 퇴행성 관절증
- 요추 척추관 협착증
- 요추 전방전위증
- 요추 변성 측만증 등

【금기】

- 천자 부위의 감염이나 욕창이 있는 증례
- 출혈 경향, 응고 장애가 있는 증례
- 국소마취제 알레르기가 있는 증례

진입 부위 주변 해부

요추의 후관절은 요추 후방에 위치하고 상위 요추의 하관절 돌기와 하위 요추의 상관절돌기에 의하여 형성되는 좌우 한 쌍의 활막관절이다. 관절 내에는 활막이 존재하며, 외부를 관절낭이 덮는 구조를 취한다. 역학적으로는 요추후방 지지기구를 구성하고 있어 척추에 대한 전체하중의 약 16%를 지탱하는 하중관절이며 동시에 추체간의 움직임을 제동하는 기능이 있다. 하위 요추의 상관절돌기 관절면은 후방내측에 오목면이 되는 형태이며, 하관절돌기관절면은 전방외측으로 볼록면이 되는 형태를 하고 있다. 관절 간격의 방향은, 상위 추간 관절로 갈수록 수평면에 가까워지고 반대로 하위 요추로 갈수록 시상면화 되는 것이 특징이다(그림 1). 후관절은 척수신경 후지(posterior ramus)의 내측지(medial branch)에 의해 지배된다. 후지는 추간공을 나온 뒤 상관절 돌기의 외측면을 따라 비스듬히 후하방으로 달린다. 후지는 횡돌기의 등쪽(dorsal)으로 나온 곳에서 내측지와 외측지로 나뉜다. 외측지는 장늑근(iliocostalis)에 분포하고, 내측지는 유양부인대(mamillo-accesory ligament) 아래를 지나 우선 인접한 후관절낭의 하부(inferior recess)에 첫 번째 분지를 보낸다. 둘째 분지는 다열근(multifidus)을 지배한다. 세 번째 분지는 1레벨 아래의 후관절낭 상부로 향한다(그림 2).

그림 1 / **요추후관절**

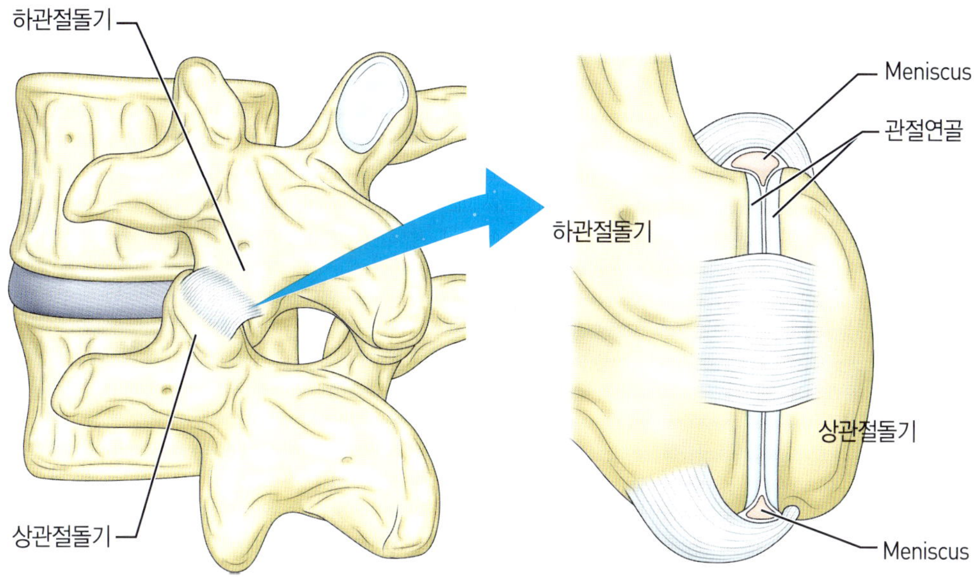

그림 2 / **요추후관절과 그 신경지배**

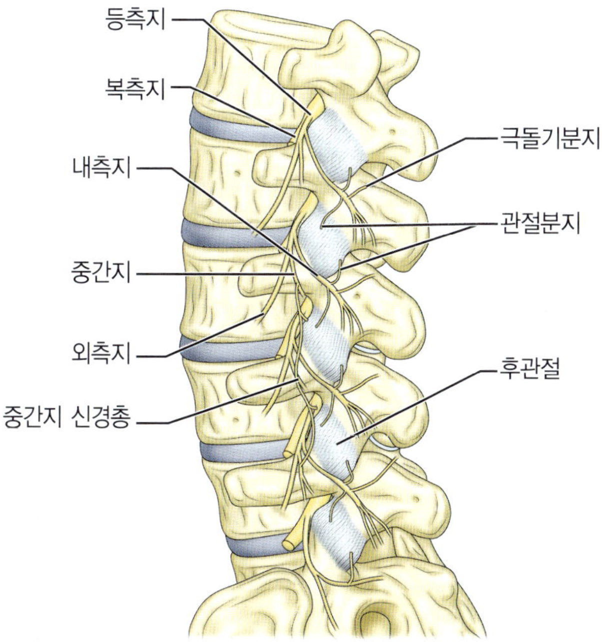

환자 자세와 진입시의 랜드마크

- 환자를 복와위로 하고, C-arm을 시상면에 대해 25~30° 각도가 되도록 배치한다(그림 3).
- X선 투시 사위상(그림 4)에서 후관절의 관절간격이 명료해지도록 조정한다.
- 랜드마크 : 극돌기, 투시 하에서의 후관절, 투시 하에서의 유양돌기와 부돌기, 각 후관절로부터의 관련통의 위치(그림 5)

그림 3 / **환자 자세**

a 환자 자세

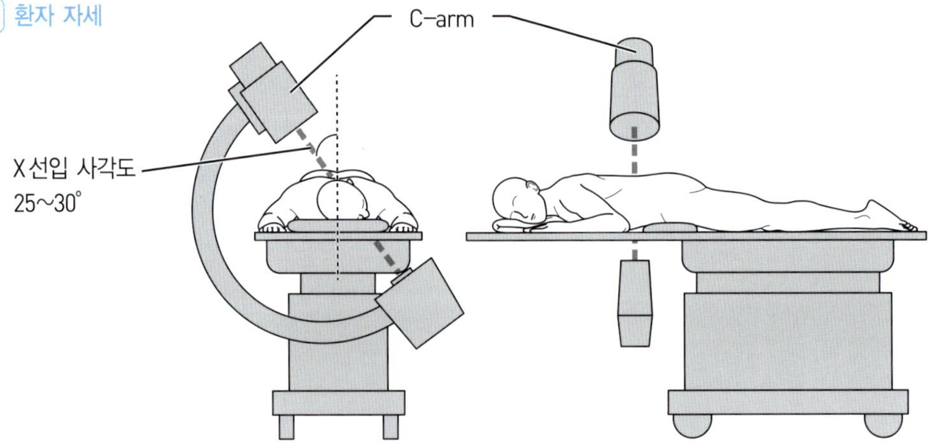

b 투시도

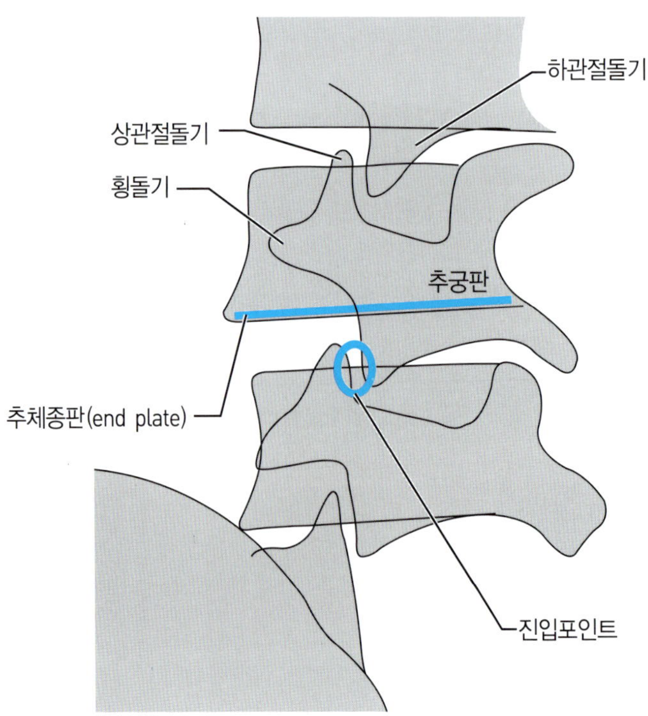

그림 4 / X선 투시 하의 요추 후관절과 그 조영제를 투입한 영상(우측 L4/5 요추 추간관절)

a 정면상

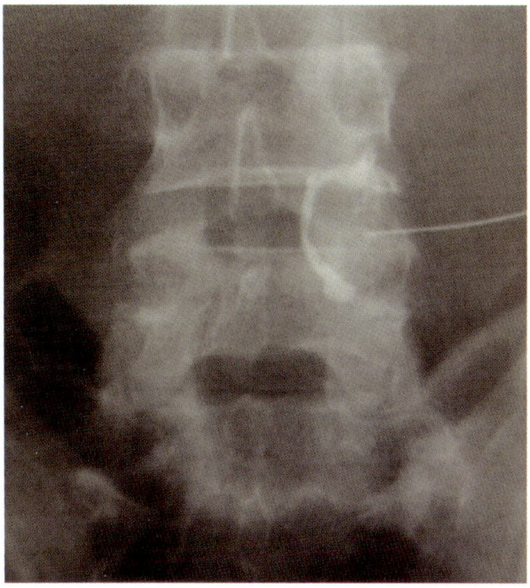

b 사선(oblique) 영상

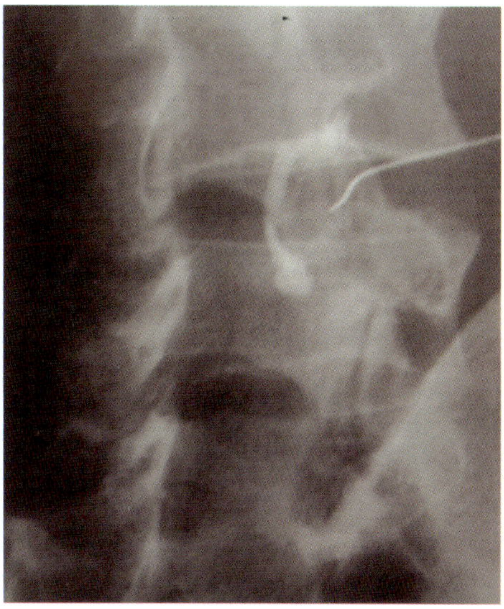

그림 5 / 각 후관절에서의 관련 통증 위치

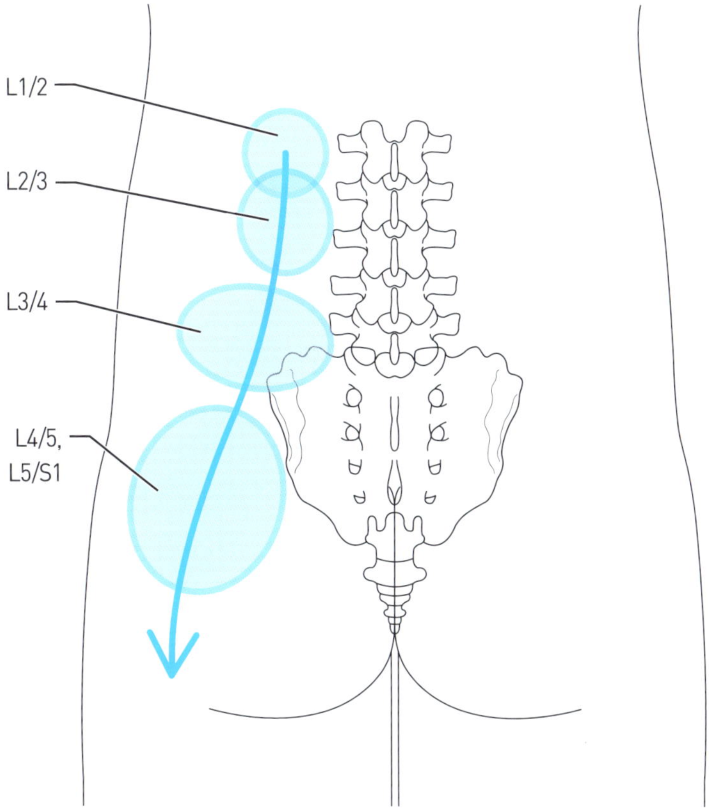

수기의 흐름

1

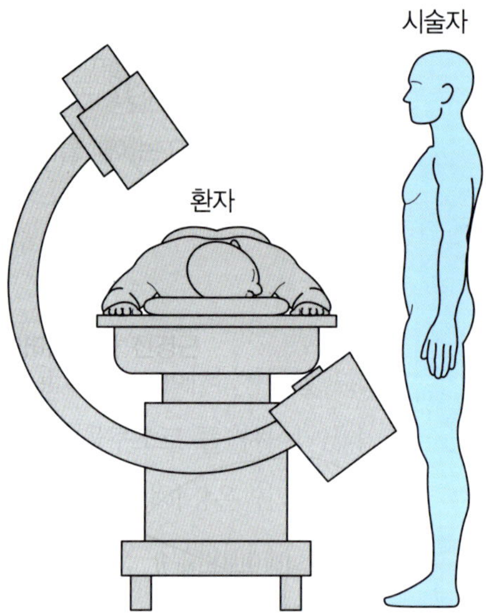

환자를 복와위로 하고 X선 투시로 후관절의 관절면을 확인한다. 요추에서는 요추 레벨에 따라서 관절면의 각도가 다르기 때문에 입사각을 조정한다. X선투시 정면상 쪽이 관절면을 명료하게 그려낼 수 있는 경우도 있다.

주의사항 !

- 바늘 진입 전에 유도 하에서 자세를 조정하면서 후관절 형태를 명료하게 그려내는 것이 중요하다. 또한 후관절 요통은 원인이 되는 요추 후관절 위치에 one point tenderness를 보이는 경우가 많기 때문에 차단술 전에 투시 하에서 직접 압통 포인트를 확인할 것을 권장한다.

2

a 위에서 본 그림

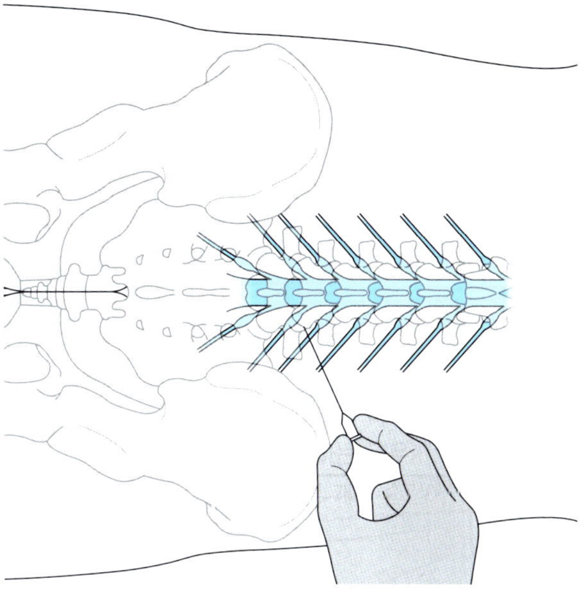

피부 소독 후, 23G 바늘을 이용하여 투시하에 바늘을 진입시킨다. 이 때, C-arm에 대해서 바늘이 수직이 되도록 후관절의 관절면과 일직선이 되면 점상으로 그려진다.

b 옆에서 본 그림

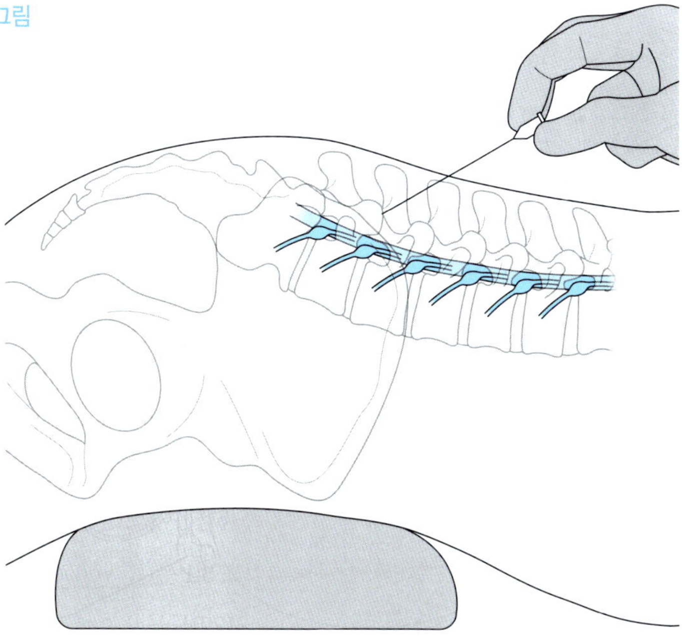

3

주사기를 흡인하여 척수액이나 혈액의 역류가 없음을 확인한 후, 조영제를 0.5mL 정도 주입하여 투시화면에서 조영상을 확인한다. 증상이 있는 후관절에서는 퇴행성 변화가 고도인 경우가 많아 바늘 끝이 좁아진 후관절에 조금 무리하면서 진행하게 되는 경우가 많다. 또, 관절 간격이 매우 좁아서 조영제를 거의 주입할 수 없는 경우도 많다.

4

국소마취제를 약 1mL 주입한다.

5

확실하게 진통효과를 얻었는지 확인한다. 또한 후관절의 통증을 유발하는 Kemp's test 등을 실시하여 신체 소견의 변화를 확인한다.

사용하는 기구 및 약제와 투여량

【기구】

- 일회용 22~24G 스파이널 바늘 혹은 카테란 바늘
- 2.5mL 주사기

【약제】

① : 조영제 … Iotrolan, Iohexol
② : 0.5~1% Mepivacaine … 1mL
③ : 0.5~1% Lidocaine … 1mL
④ : 0.5% Bupivacaine … 1mL
⑤ : ①, ②, ③에 2~4mg의 스테로이드를 섞는다.

본 수기에 특이적으로 발생하는 합병증과 그 대처법

C-arm 유도 하에 관절형태가 명료하게 보이는 경우에는 합병증이 발생할 가능성은 매우 낮은 수기이지만 표 1과 같은 합병증이 발생할 가능성이 있다. 부주의하게 바늘을 깊이 찔러 넣지 않도록 주의한다.

표 1 / 후관절 차단술에 특이한 합병증과 그 대처법

합병증	증상	원인	대처	예방
지주막하 차단	하지 마비 등	드물지만 바늘이 추간공에 깊이 박힌 경우에 생길 수 있다.	즉시 국소마취제의 투여를 중지하고 정맥라인을 확보하여 순환 및 호흡 상태의 모니터링을 시행한다.	–
국소마취제 중독	· 전형적으로는 흥분 없는 기면, 반응성의 저하 등이 생긴다. · 때때로 경련 등으로 이행하는 경우도 있다.	혈관 내에 국소마취제가 주입됨으로써 발생한다.	· 즉시 정맥라인의 확보와 바이탈사인 모니터링 개시 · 디아제팜 5~10mg의 정주, 산소흡입, 인공호흡, 혈관수축 약의 투여 및 수액투여를 신속하게 실시한다.	–
혈종	요통, 하지 마비	출혈성향이 있는 환자, 혹은 항혈소판제나 항응고제를 복용하고 있는 환자에서 가능성이 있다.	–	내복약 같은 것도 포함해서 병력 등 의 충분한 문진을 실시할 필요가 있다.
신경근 손상	하지통, 하지마비	드물지만 바늘이 추간공에 깊숙이 찔렸을 때 생길 수 있다.	–	–

【참고문헌】

1) Suzuki H, Kanchiku T, Imajo Y, et al. Diagnosis and characters of non-specific low back pain in Japan : The Yamaguchi Low Back Pain Study. PLoS One 2016 ; 11 : e0160454. doi : 10.1371/journal.pone.0160454. 2016.
2) 鈴木秀典, 田口敏彦. 椎間関節性腰痛. MB Orthop 2017 ; 30 : 71-6.
3) 朴 基彦, 表 圭一. 腰椎椎間関節ブロック, 脊髄神経後枝内側枝ブロック. 表 圭一 編. 神経ブロックに必要な画像解剖. 東京 : 文光堂 ; 2014, p156-65.
4) 加藤幸子, 奥田泰久. 腰椎椎間関節ブロック. 大瀬戸清寄 編 透視下神経ブロック法. 東京 : 医学書院 ; 2009, p120-2.
5) Kanchiku T, Imajo Y, Suzuki H, et al. Percutaneous radiofrequency facet joint denervation with monitoring of compound muscle action potential of the multifidus muscle group for treating chronic low back pain : a preliminary report. J Spinal Disord Tech 2014 ; 27 : E262-7.

6 상 · 중둔피신경(Superior/Middle Cluneal Nerve) 차단술

적응증

차단술은 요통의 origin을 찾는 목적을 겸한 진단의 성격을 포함한 치료이다. TPI(Trigger point injection) 시술은 국소적인 압박에 의해서 통증이 재현되는 과민해진 근과 근막에 국소마취제를 주입하는 수법으로, 효과는 단기적인 경우가 많다[1]. 상둔피신경(superior cluneal nerve; SCN)이나 중둔피신경(middle cluneal nerve; MCN)의 차단술도 수기는 TPI와 마찬가지이지만 포착(entrapment)으로 인해 과민해진 신경을 직접 겨냥하여 실시한다.

중증례에도, 차단술을 반복하면 수술을 피할 수 있는 경우도 많다[2-4].

- SCN 교액[2], Maigne 증후군[6-7]
- MCN 교액[8]

진입 부위 주변 해부

SCN과 MCN은 둔부를 지배하는 피부신경이다. 요배근막(lumbodorsal fascia) 심층이 되는 천극근(sacrospinalis)막의 외연으로부터 SCN 내측지는 기시한다. MCN은 둔근(Gluteus)막을 관통하며, 머리쪽 방향의 가지는 피하에서 SCN과 문합하고 있다(그림 1). SCN은 장골릉 위를 4~8개의 가지가 통과하는데, 바깥쪽의 가지와는 대조적으로 안쪽의 가지, 즉 내측지에는 장골능보다 꼬리쪽에서 요배근막을 관통한다. Osteofibrous tunnel로 불리는, SCN 교액(strangulation) 호발 부위는 요배근막의 천층과 심층, 나아가 꼬리 쪽에서 중둔근의 근막이 장골릉에 조밀하게 부착하는 영역으로 근막이 신경을 교액한다(그림 2, 3). 천장관절의 후방 지지성을 담당하는 후방 장천장인대(long posterior sacroiliac ligament; LPSL)는 큰 기계적 스트레스가 가해지는 인대이다. MCN에도 여러 가지가 있는데, 16%는 LPSL을 관통하기 때문에 여기서 교액되는[8, 10] MCN부터는 천장 관절 내로 나가는 가지도 종종 분지하며, 이 가지도 마찬가지로 LPSL에 의해서 교액되기 쉽다.

그림 1 / 상, 중둔피신경의 근막관통부위

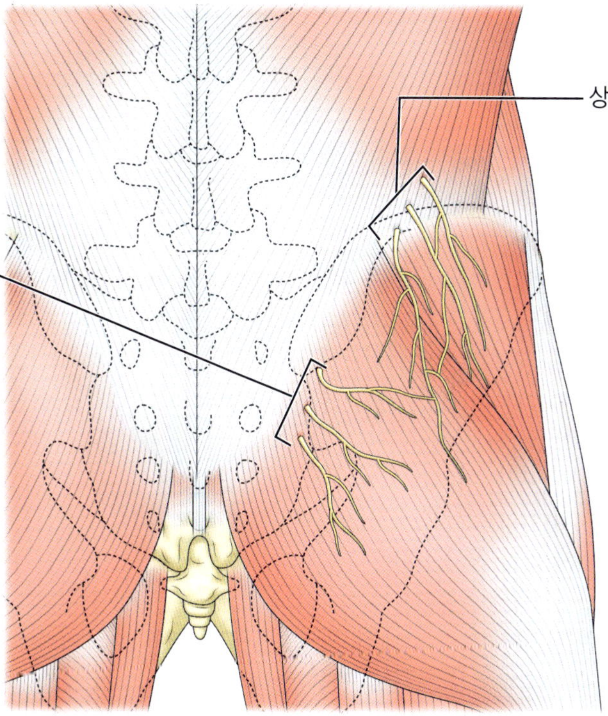

그림 2 / 포착 호발부위

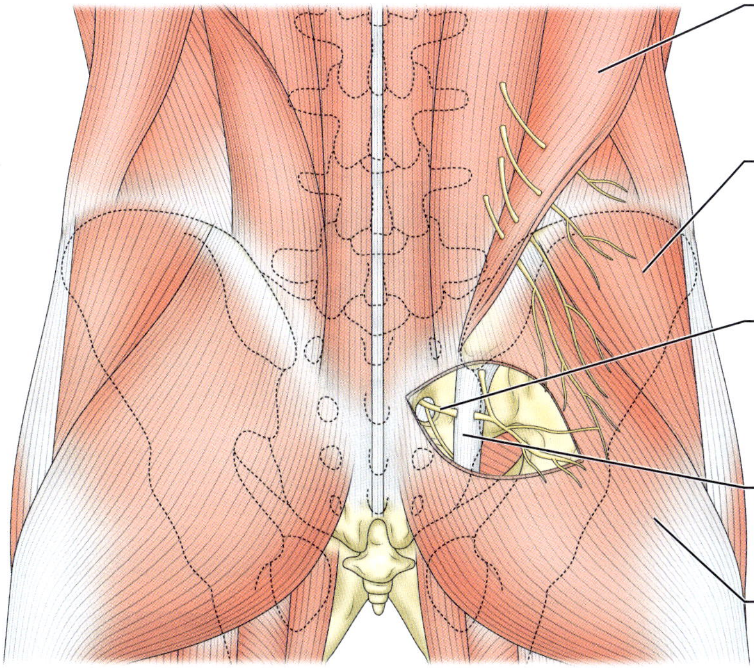

그림 3 / **상둔피신경의 포착범위**

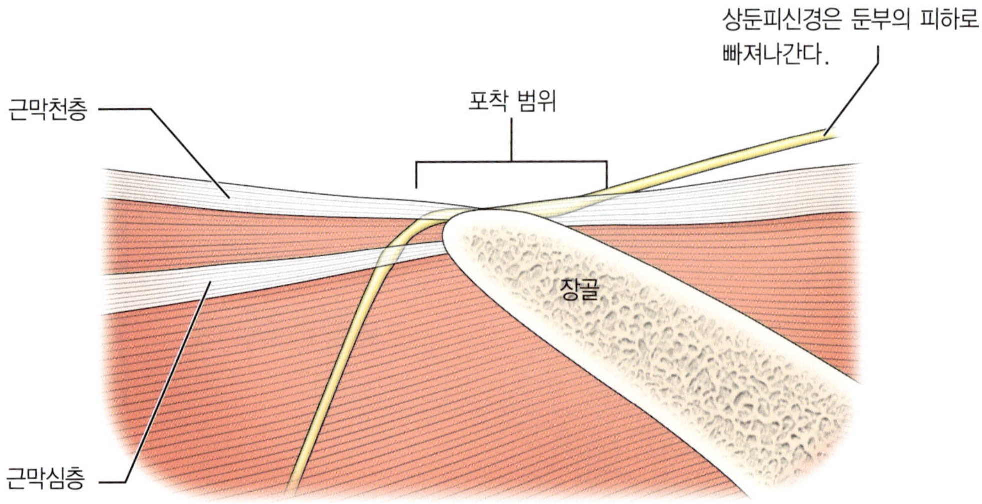

환자 자세와 진입시의 랜드마크

- 랜드마크를 만지기 쉬운 복와위를 기본으로 한다(그림 4). 복와위를 취할 수 없는 증례에서는 환측을 상부에 위치하게 하는 측와위에서 시행하기도 한다.
- 랜드마크 : 장골능선(iliac crest), 상후장골극(PSIS)

그림 4 / **환자 자세와 진입시의 랜드마크**

a 환자 자세

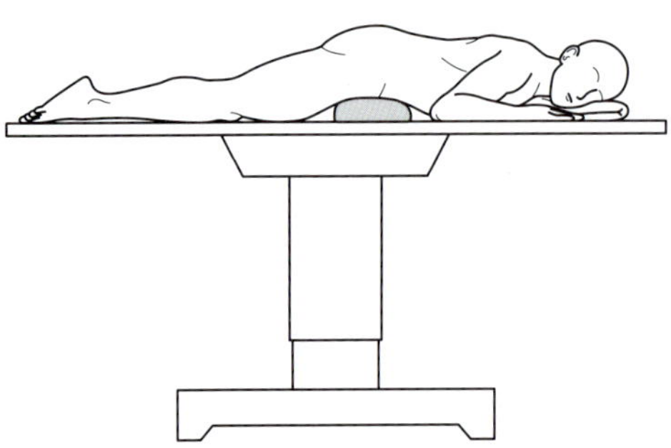

b 랜드마크

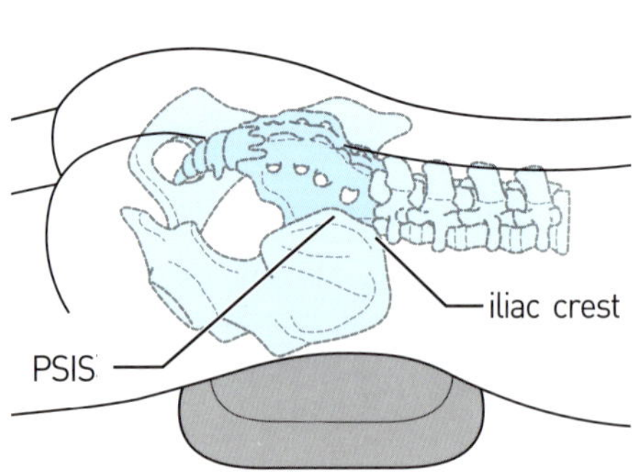

수기의 흐름

1

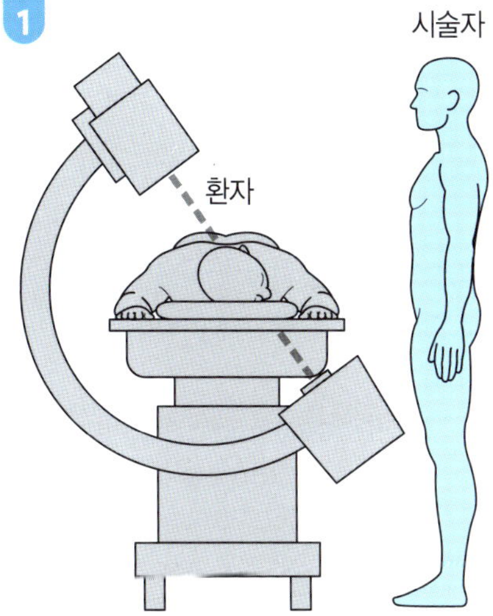

환자 자세를 확인한다. 바늘은 23G 혹은 25G를 사용한다. 극단적인 비만환자 사례에서는 Spinal Needle을 사용한다.

2

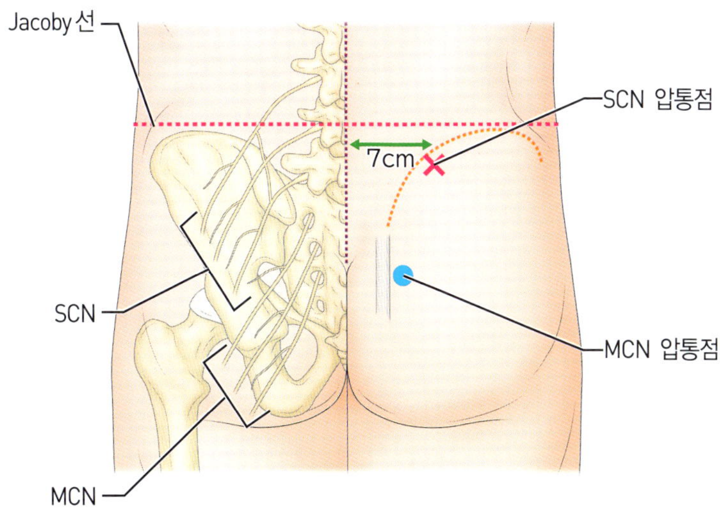

Jacoby 선에서 장골능선의 높이를 파악한다. SCN의 포착 호발부위는 정중부위에서 외측으로 6~7cm의 떨어진 장골능선의 상연에 있으며 그 곳에서의 압통을 확인한다. MCN의 호발 부위는 PSIS 꼬리쪽으로 2~3cm, 정중부위에서 3~4cm의 위치에 있다. 마른 환자에서는 LPSL을 촉지할 수 있다. LPSL 자체보다 외측 가장자리에서 압통을 확인하기 쉽다.

3

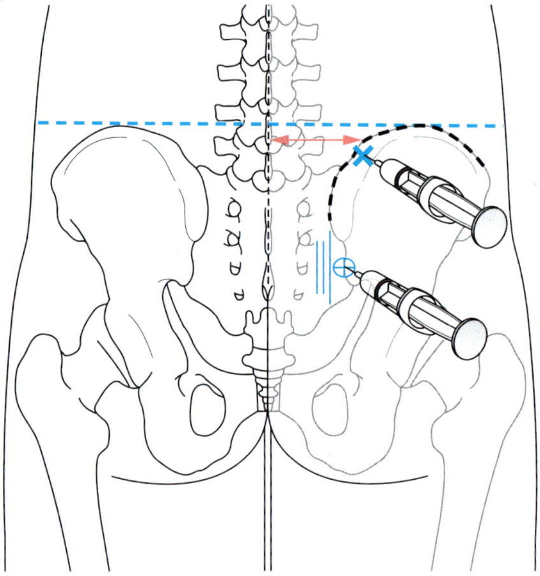

압통점에 직접 바늘을 찔러 넣는다. SCN에서는 바늘 끝이 장골능선에 닿을 때까지, MCN에서는 바늘 끝이 LPSL을 관통하는 감촉이 얻어질 때까지 진행한다. 포착 부위에 굵은 혈관은 없으므로 흡인 테스트는 시행할 필요가 없고, 그대로 주입한다.

4

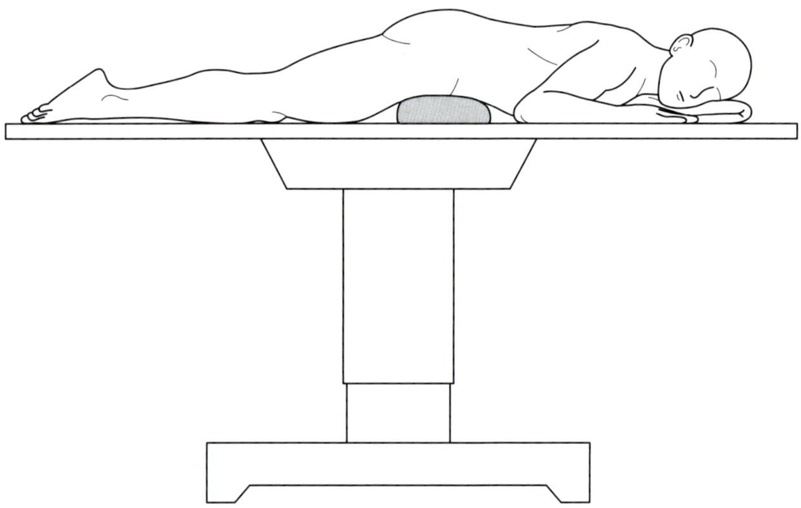

앙와위에서 20분간 안정을 취한다.

※ 차단 효과의 지속기간은 수술성적과도 관련되므로 효과판정은 1~2주 후에 한다. 수술에 의한 완치를 기대할 수 있는 것은, 시행 후 3일 이상의 효과가 있는 증례이다.

사용하는 기구 및 약제와 투여량

【기구】

- 23G 혹은 25G 주사 바늘(극단적인 비만례는 spinal needle)

【약제】

- 1곳당 Lidocaine 또는 Ropivacaine 5mL
- 압통점은 많아도 주사 부위는 2개까지로만 제한한다. 주변에 침윤되어 있거나, 유착되어 있는 부분을 떼어내는 것을 목적으로 한다면, 마취약제의 양을 더 늘린다. 그러나, 치료보다 진단적 요소가 더 강한 경우, 약제의 양을 2~3mL 적게 한다. TPI에 해당되기 때문에 스테로이드 사용은 해당되지 않는다. 박리수술은 근막에 의한 포착을 여러 곳에 보이는 거나, 또한 신경을 따라 넓게 주위 조직과의 유착을 보이는 경우에 시행한다.

본 수기에 특이적으로 발생하는 합병증과 그 대처법

지금까지 1,500례 이상의 증례에 대해 평균 6.3회의 둔피 신경차단술을 시행하였으나 감염, 혈종등의 합병증은 없었다. 때때로 요통의 통증이 증가하는 것을 경험하지만 일과성이다. 드물게 하지의 근력 저하가 생기는데, 한 시간 정도면 회복한다. 메커니즘은 불분명하나, SCN 차단 후의 발기부전 2례 있었으며, 60대 환자 1례는 회복되지 않았다.

주의사항 !

- 포착되기 쉬운 SCN 내측지는 L3-L5, MCN은 S1-S3 후지(dorsal ramus)[10, 11] 이다(수기의 흐름 3 참조). 따라서 하지에 방사통 혹은 연관통을 보일 수 있으며[12, 13], 주입 시에 하지통이 재현될 수 있다.
- SCN의 MCN과의 포착이 동시에 발생하거나, 천장관절장애와의 합병이나 척추병변에 수반하여 나타나는 둔피신경통도 많다[12]. 그 때문에 차단술이 효과가 없다고 호소하는 예 중에는 다시 확인을 해보면, 통증이 다른 부위로 이동하여 과거의 통증은 소실된 경우가 있다. 차단술을 반복 시행하더라도 촉진을 통해 국소 압통의 유무를 재확인할 필요가 있다.

이렇게 하면 쉽다!

포착 부위의 촉진에 익숙해질 때까지는 초음파로 신경 상태를 관찰하는 것도 유용하다.

【참고문헌】

1) 慢性疼痛治療ガイドライン作成ワーキンググループ. インターベンショナル治療. 慢性疼痛治療ガイドライン. 慢性疼痛治療ガイドライン作成ワーキンググループ 編. 東京：東興交易 (株) 医書出版部；2018. p75-112.
2) Maigne JY, Maigne R. Trigger point of the posterior iliac crest：painful iliolumbar ligament or cutaneous dorsal ramus pain? An anatomic study. Arch Phys Med Rehabil 1991；72：734-7.
3) Kuniya H, Aota Y, Kawai T, et al. Prospective study of superior cluneal nerve disorder as a potential cause of low back pain and leg symptoms. J Orthop Surg Res 2014；9：422.
4) 青田洋一, 國谷　洋, 紺野智之 ほか. 殿皮神経障害の臨床像と手術成績. J Spine Res 2014；5：951-55.
5) Maigne JY, Doursounian L. Entrapment neuropathy of the medial superior cluneal nerve. Nineteen cases surgically treated, with a minimum of 2 years' follow-up. Spine (Phila Pa 1976) 1997；22：1156-9.
6) Maigne R. Low back pain of thoracolumbar origin. Back pain - An International review. 1st ed. Ed by Paterson JK & Burn L. Lancaster：Kluwer Academic Publishers；1990. p96-101.
7) 國谷　洋, 青田洋一, 河井卓也 ほか. 椎体骨折を有する患者における上殿皮神経障害の調査. J Spine Res 2016；7：731-36.
8) Aota Y. Entrapment of middle cluneal nerves as an unknown cause of low back pain. World J Orthop 2016；7：167-70.
9) Kuniya H, Aota Y, Saito T, et al. Anatomical study of superior cluneal nerve entrapment. J Neurosurg Spine 2013；19：76-80.
10) Konno T, Aota Y, Kuniya H, et al. The anatomical etiology of "pseudo-sciatica" from superior cluneal nerve entrapment：a laboratory investigation. J Pain Res 2017；10：2539-45.
11) Konno T, Aota Y, Saito T, et al. Anatomical study of middle cluneal nerve entrapment. J Pain Res 2017；10：1431-5.
12) 青田洋一, 河井卓也, 小林洋介 ほか. 腰痛診断のpitfallとなりやすい上・中殿皮神経の絞扼について. 関節外科 2018；37：1322-9.
13) Trescot AM. Cryoanalgesia in interventional pain management. Pain Physician 2003；6：345-60.

7 천장관절(Sacroiliac Joint) 차단술

적응증

・천장관절 장애의 진단과 치료

천장관절 차단술은 천장관절 유래의 요둔부통의 확정 진단에 필수적이며, 여러 번의 차단술로 단계적으로 통증이 경감되는 예가 많아 보존요법의 주축이기도 하다. 천장관절 차단술에는 후방천장인대 차단과 관절강내 차단, 2종류가 있는데, 후방천장인대 차단술이 훨씬 간편하며, 발통원의 대부분이 후방천장인대 영역에 있으므로, 진단과 치료에는 후방천장인대 차단술이 우선이다.

진입 부위 주변 해부

천장관절은 전방의 관절강 영역과 후방의 골간인대・후방천장인대 영역으로 구성된다(그림 1). 주사는 후방에서 진입하며, 후방천장인대 안쪽에 골간인대(interosseous ligament)가 있고, 또 그 안쪽 심부에는 관절강이 있다(그림 2).

그림 1 / 천장관절 해부

a 옆에서 본 그림

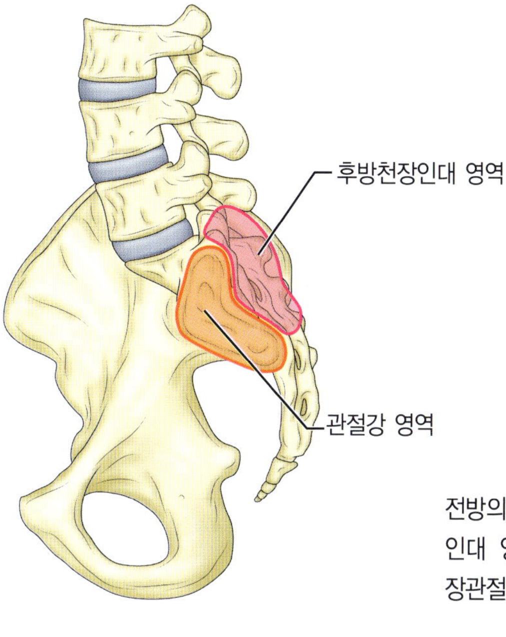

전방의 관절강 영역과 후방의 인대 영역을 합친 구조가 천장관절이다.

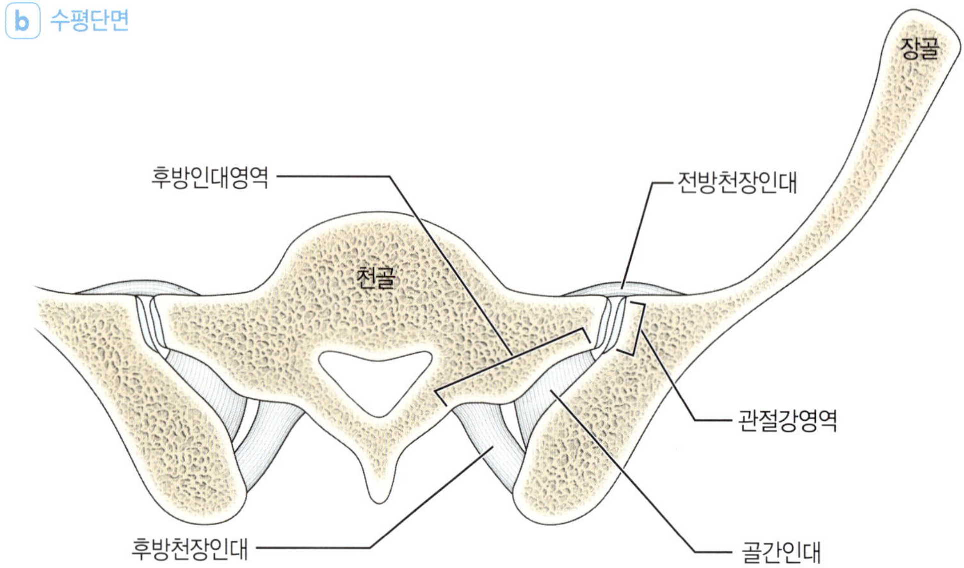

그림 2 / **천장관절 후방의 인대**

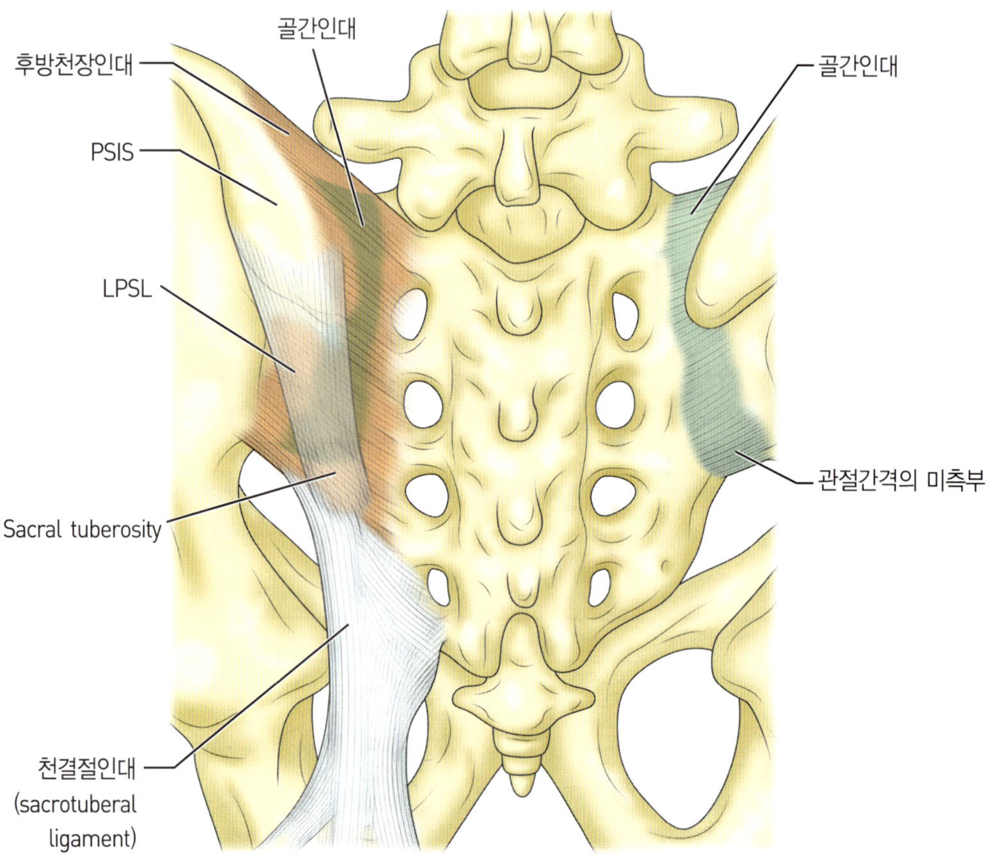

후방천장인대 안쪽에 골간인대가 있다. 천장관절 미측부는 후방 장천장 인대(LPSL)가 덮여 있다.

천장관절의 신경지배

천장관절의 후방은 L5, S1–3 신경의 후분지, 전방은 L4, 5, S1로 부터 직접 지배되지만, 다양한 변이(variation)가 있다(그림 3). 조직학적으로는 신경 종말의 침해 수용기는 주로 후방천장인대 영역에서 관찰된다.

그림 3 / **천장관절의 신경지배**

a 등(dorsal)측에서 본 그림

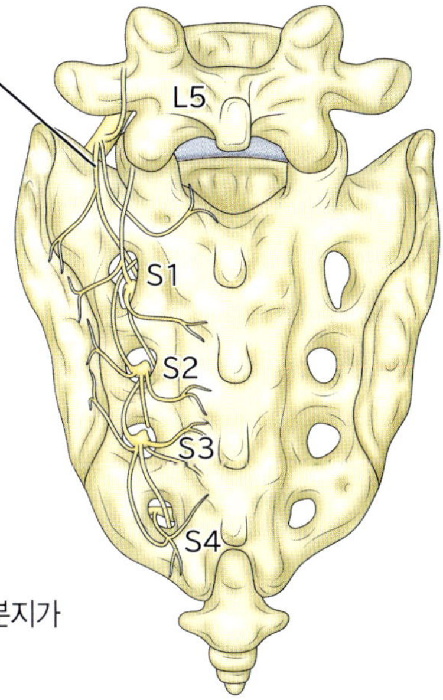

천장관절의 후방은 L5, S1–3 신경의 후분지가
전방은 L4, L5, S1로 부터 직접 지배

b 측면에서 본 그림

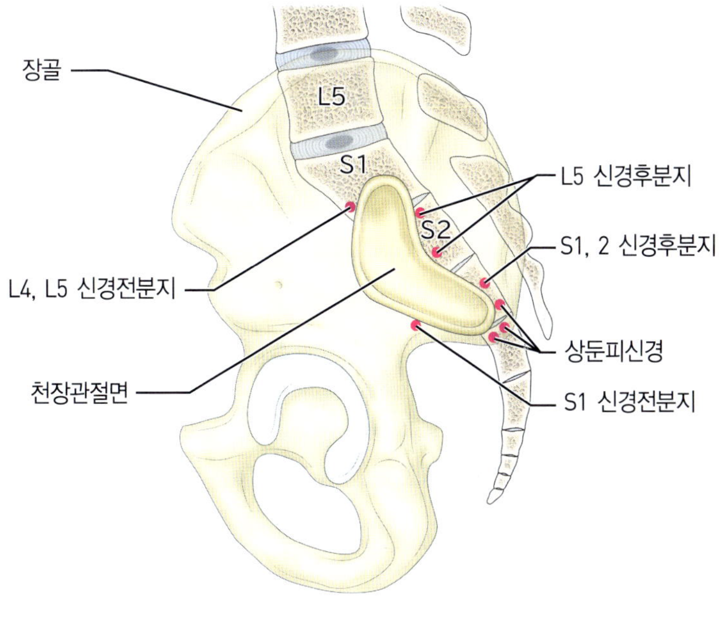

환자 자세와 진입시의 랜드마크

후방천장인대 차단술의 방법에는 침상에서 바로 시행하는 간편법과 투시장치를 사용하거나, 초음파를 사용하는 방법이 있다(환자 자세는 각각의 '수기의 흐름' 참조). 관절강 내 차단술에는 투시가 필수이며, 중앙접근법과 미측접근법이 있다(표 1).

표 1 / **천장관절 차단술의 환자 자세와 진입시의 랜드마크**

		환자 자세	진입시 랜드마크
후방천장인대 차단	간편법	기립 상태에서 전방으로 30~45° 숙인다.	PSIS를 손가락으로 확인한다.
	투시장치하	투시대 위에서, 복와위, 환측을 아래로 비스듬히 눕게 한다.	–
	초음파 유도하	진찰 침대에서 복와위	–
관절강내 차단	중앙접근법	투시대 위에서, 복와위, 환측을 아래로	–
	미측접근법	투시대 위에서 복와위	–

수기의 흐름

후방 인대 차단술 : 간편법

1

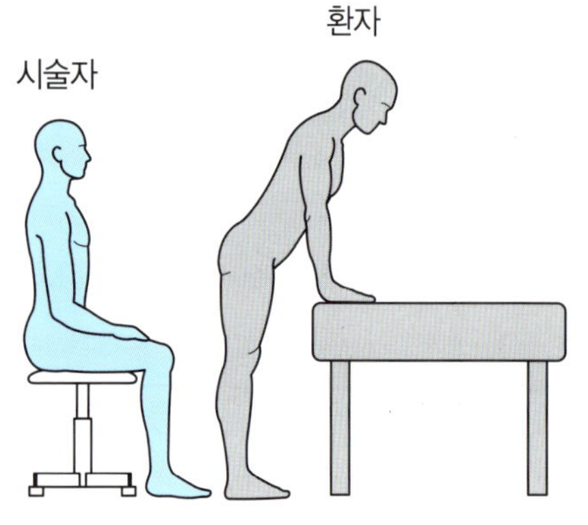

환자에게 서서 앞으로 숙여 30~45°의 자세를 취하도록 한다. 시술자는 환자의 후방에서 앉은 자세를 취한다.

2

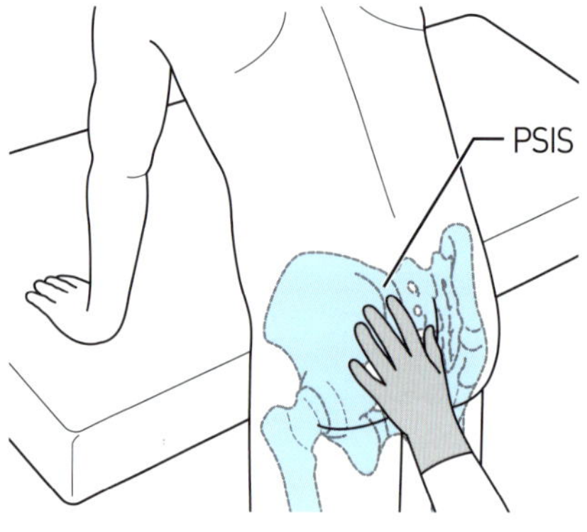

진입시의 랜드마크로서 PSIS의 위치를 손가락을 대고 확인한다.

3

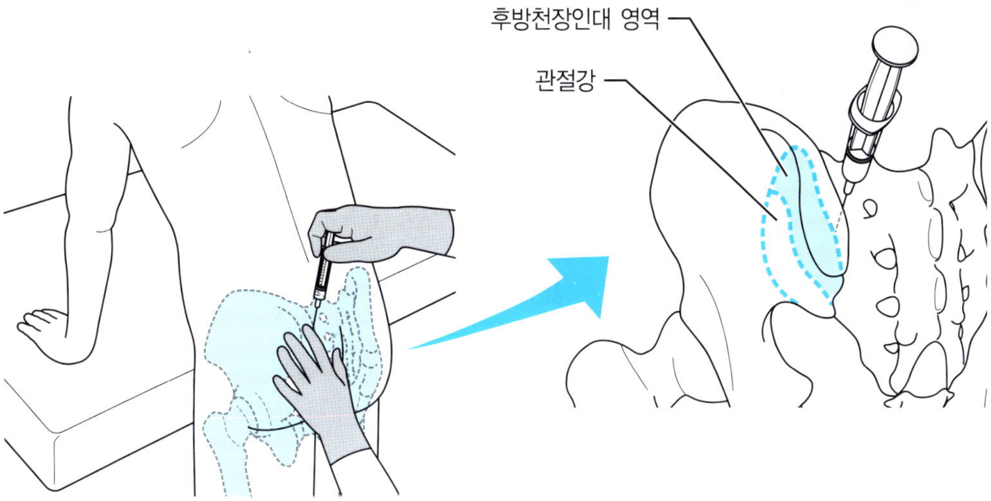

PSIS의 내측 1~2cm, 두측(cranial) 2cm의 위치에서 23G spinal needle(60mm)을 PSIS 아래로 향하여 찔러 넣는다. 깊이는 개의치 않는다.

4

발통원 근처에 바늘 끝이 도달하면 환자는 더욱 더 증상을 호소하기 때문에, 통증이 유발되면 그 상태에서, 1% Lidocaine 23mL를 주입한다.

이렇게 하면 쉽다!

- 두측에서 미측 방향으로의 바늘 진입에서는 골반강 내에는 절대로 들어가지 않기 때문에, 바늘 뿌리까지 찔러 넣어도 문제는 없다. 심부에서 발통원을 찾아 차단하면 효과를 얻기 쉽다.
- 바늘 끝이 얕은 위치에서 뼈에 닿을 때는, PSIS의 안쪽에 걸려 있어서 그런 경우가 많기 때문에, 진입점을 안쪽으로 옮겨서 다시 실시한다.

후방천장인대 차단술 : 투시장치 하

1

a 측면에서 본 그림

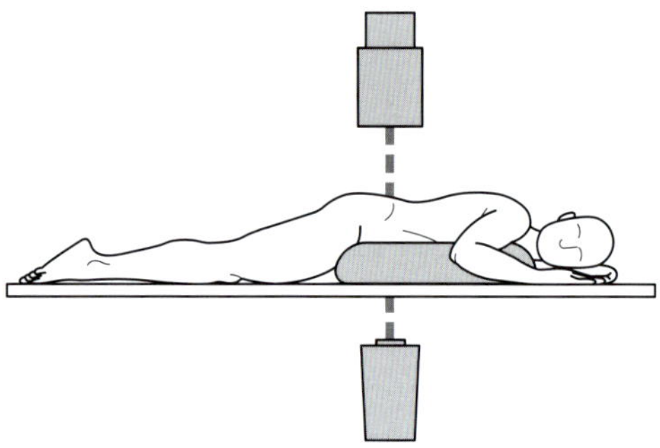

b 등에서 본 그림

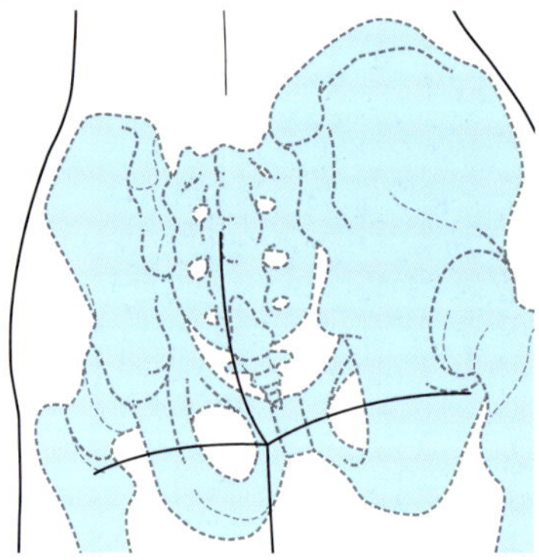

환자에게 투시대 위에서 복와위, 환측을 아래로 하는 사선(oblique) 자세를 취하게 한다.

2

a

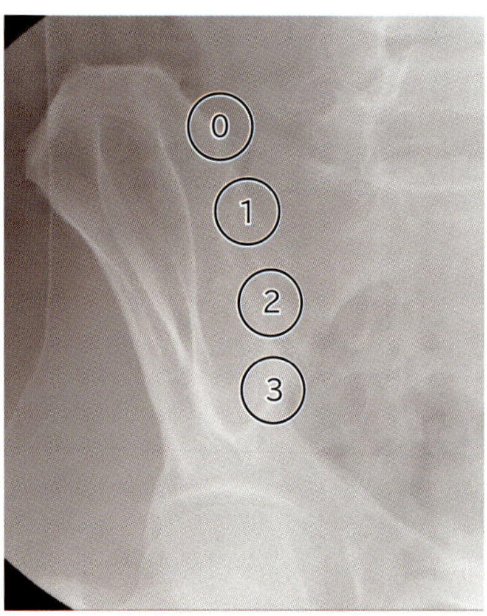

b

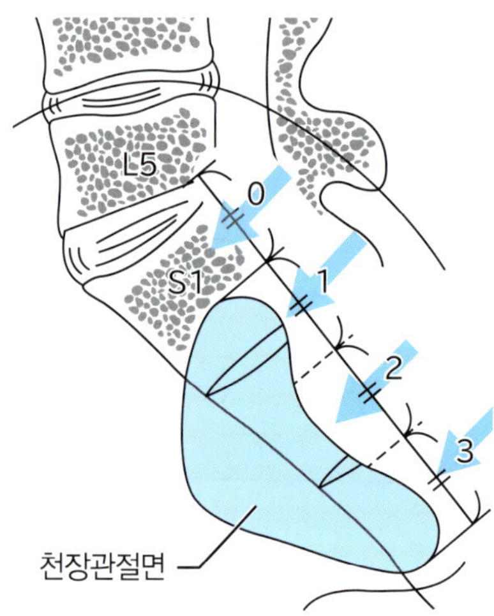

X선 투시의 사선 영상으로 관절 간격이 명료하게 그려지는 위치에서 후방천장인대 영역을 4개의 구획으로 나눈다.

3

a 구획 0

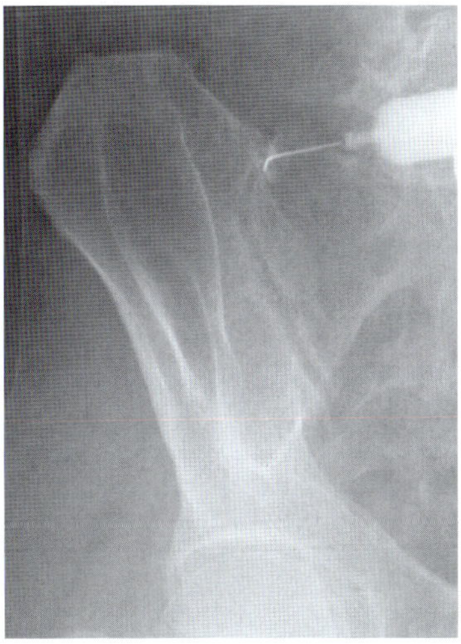

b 구획 1

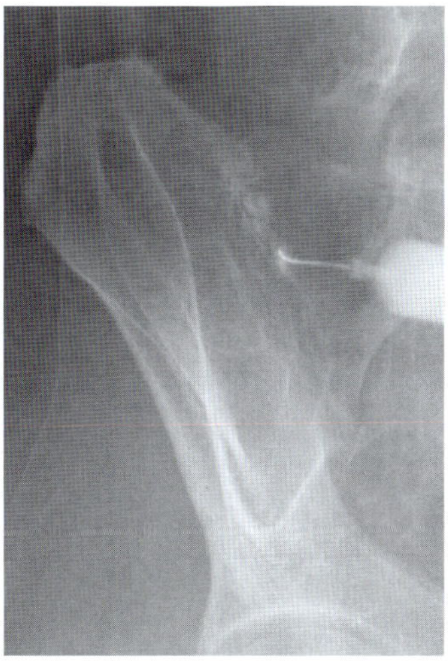

c 구획 2

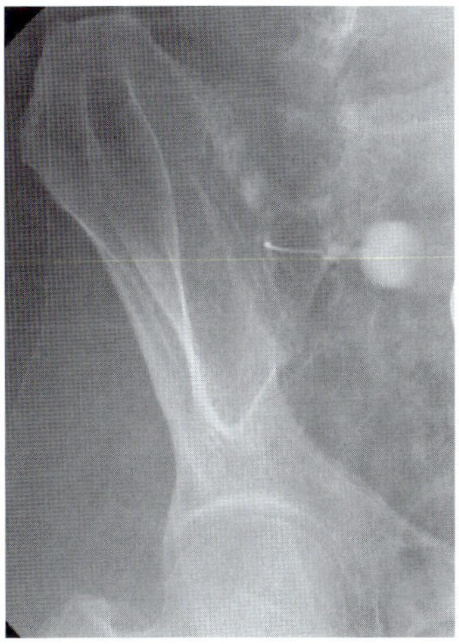

d 구획 3

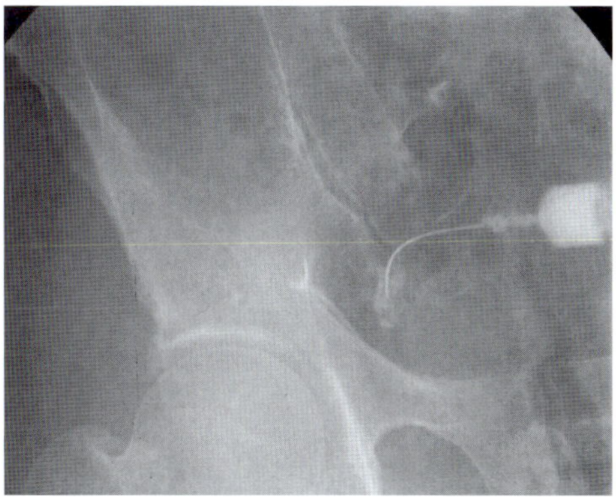

머리쪽 구획 0부터 순차적으로 바늘을 찔러넣어 재현통을 확인할 수 있는 영역에서 1% Lidocaine 0.5~1.0mL를 주입한다. 진단을 위하여 후방천장인대에 국소마취제가 머물러 있는지 여부를 엄밀하게 판정하려는 경우에는 조영제 2mL와 2% Lidocaine 2mL의 혼합액을 준비하고, 이를 이용해 재현통이 있던 부위에 0.5~1.0mL 주입한다.

4

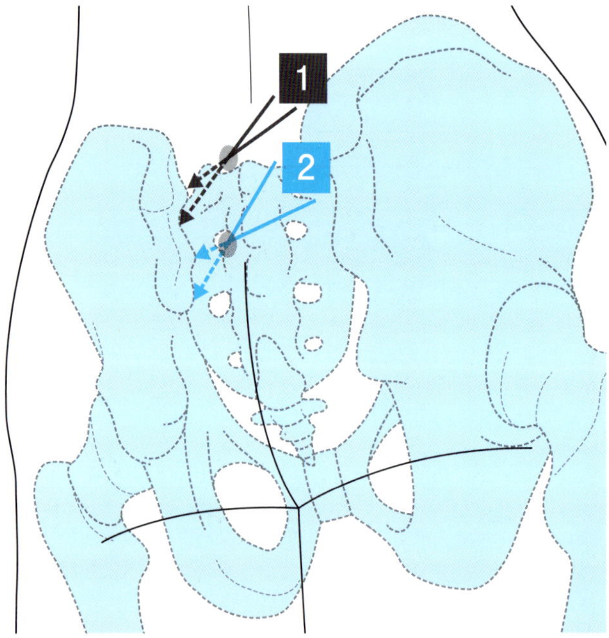

1 : 구획 0에 마취제를 주입 완료한 후 바늘이 피부에서 나오지 않을 정도로만 되돌린 후, 바늘 끝의 방향을 바꾸어 구획 1에 진입하여 마취제를 주입한다.

2 : 마찬가지로 진입점을 추가하여 구획 2, 구획 3에 마취제를 주입한다.

구획 0과 1, 구획 2와 3 각각에 대하여 하나의 진입점을 전체로는 2개의 진입점을 갖도록 한다.

5

두 번째 이후의 차단술에서는 재현통이 얻어진 구획을 중심으로 하면 효율이 좋다.

후방천장인대 차단술 : 초음파 유도 하

1

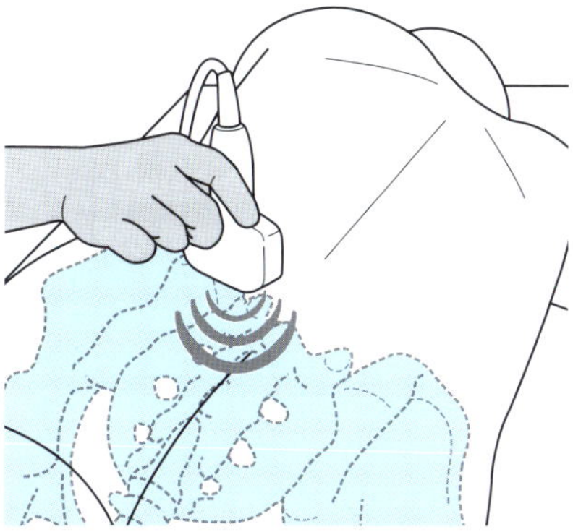

2

a

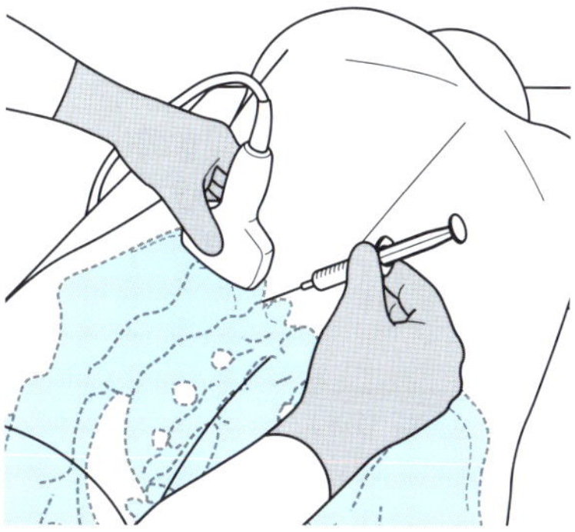

환자를 침대 위에서 복와위를 취하게 하고, PSIS와 천골을 초음파상에서 확인한다. 프로브는 Linear, Convex 어느쪽이든 사용할 수 있으나, Convex쪽이 전체 위치 관계를 파악하기 쉽기 때문에 자주 사용하고 있다.

2

b

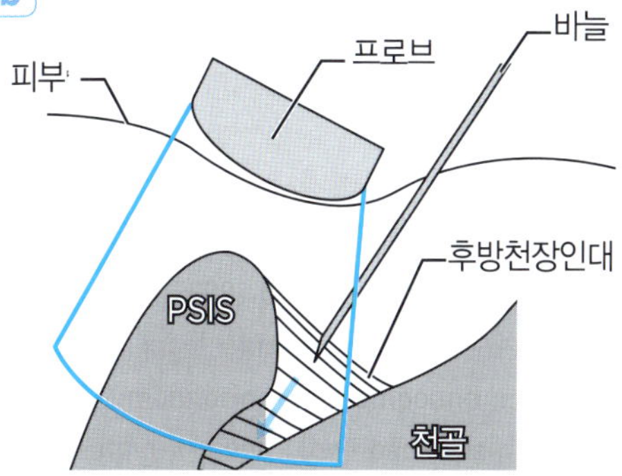

c

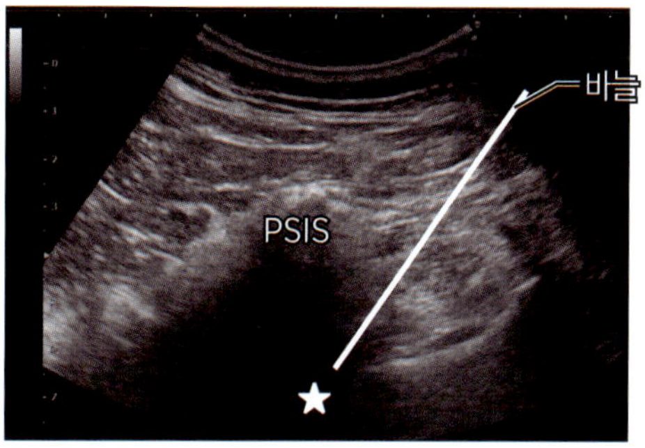

프로브를 경사지게 하여 PSIS와 천골을 초음파상에서 그려낸다. 프로브의 안쪽을 소독한 후, 바늘 끝이 PSIS의 안쪽 깊숙이 도달하도록 주사한다. PSIS의 심부(위 그림 c☆)에서 재현통을 얻을 수 있는 경우가 많다.

3

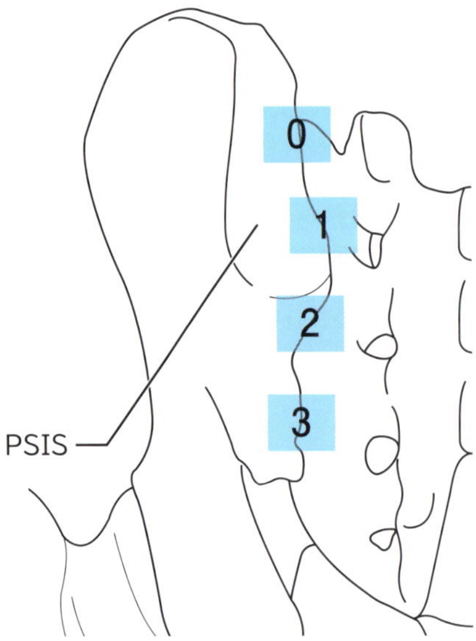

투시하 방법과 마찬가지로 4구획으로 나누어 주사하고, 재현통이 확인된 영역에 1% Lidocaine을 1mL씩 주사한다.

구획 **0**

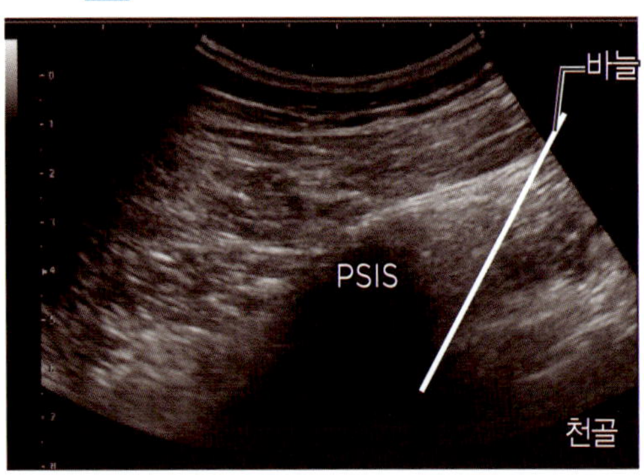

구획 **1**

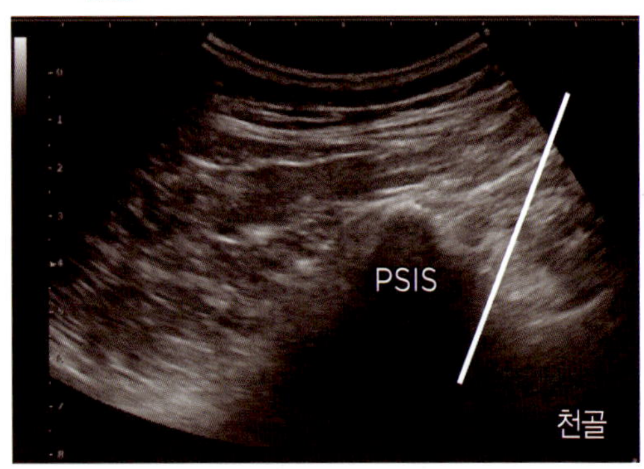

구획 **2**

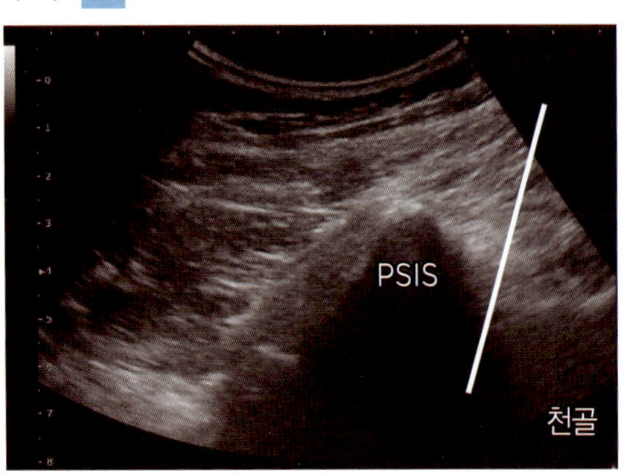

구획 **3**

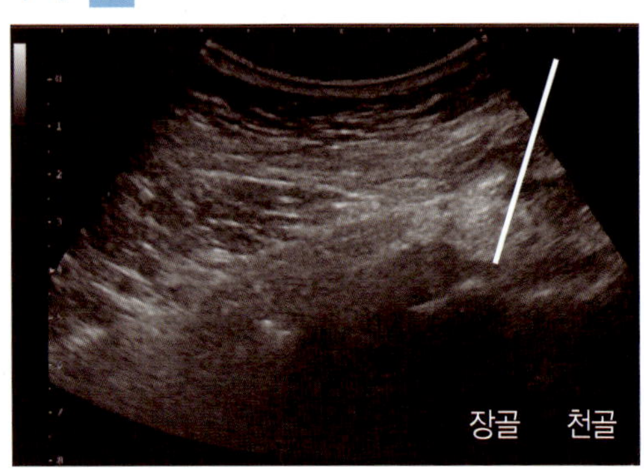

관절강 내 차단술 : 중앙접근법

관절강 내 차단술에서는 투시장치가 필수적이다.

1

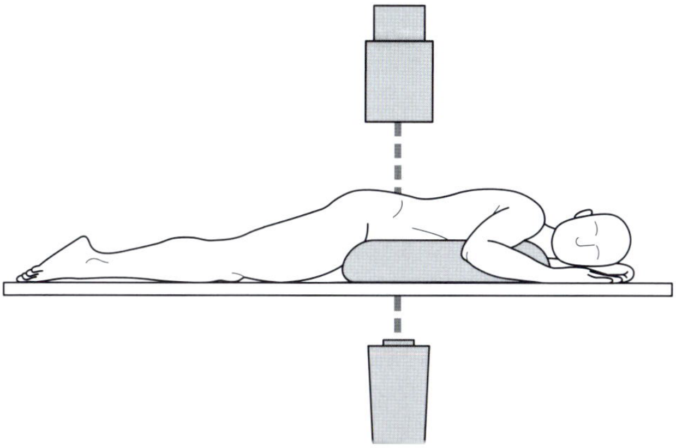

환자에게 C-arm 유도 하에서 복와위, 환측을 아래로 하는 경사 자세를 취하게 한다.

2

a

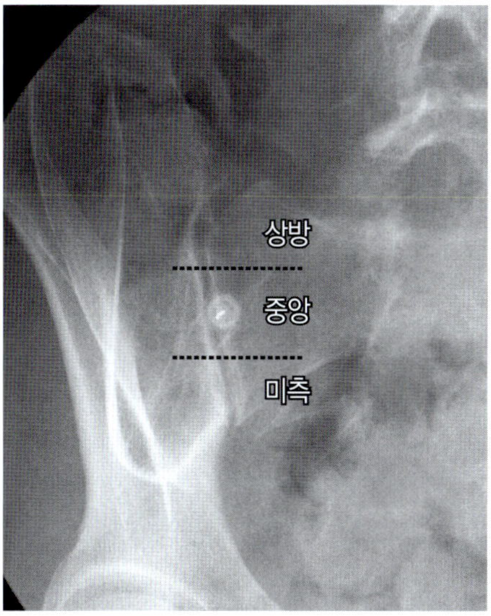

b

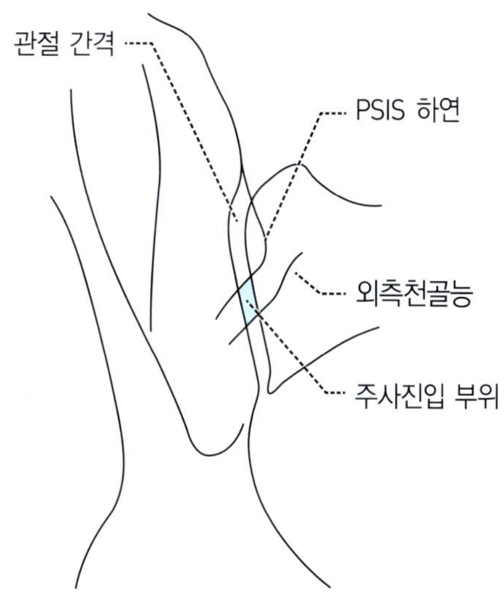

X선투시 경사상(oblique)에서 관절 간격 라인과 PSIS 하연과 외측천골릉으로 구성된 라인의 교점들로 사각형이 그려진다. 이 부위가 주사진입 부위이다.

3

a

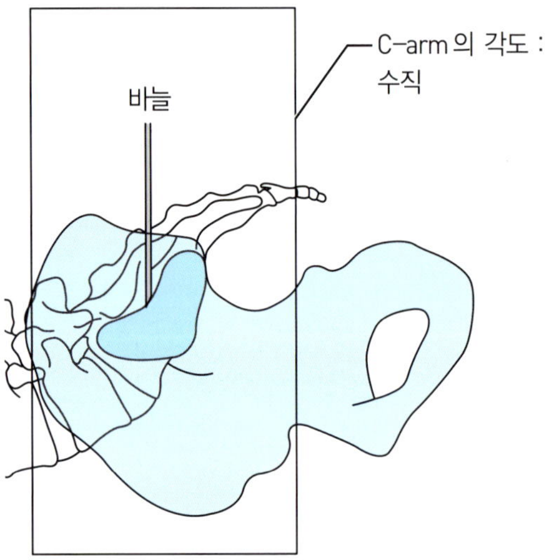

b 수직투시상에서 본 그림

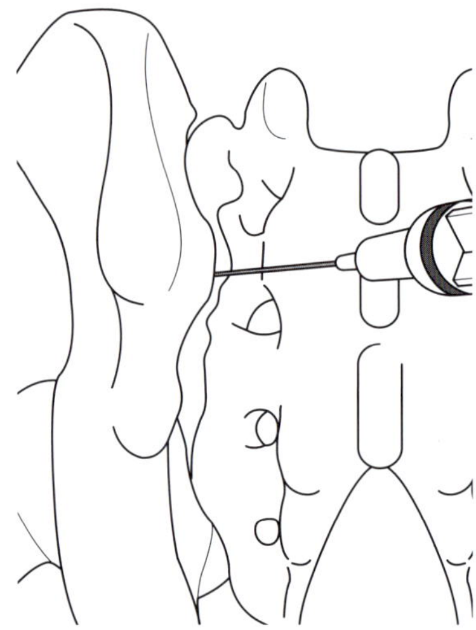

c

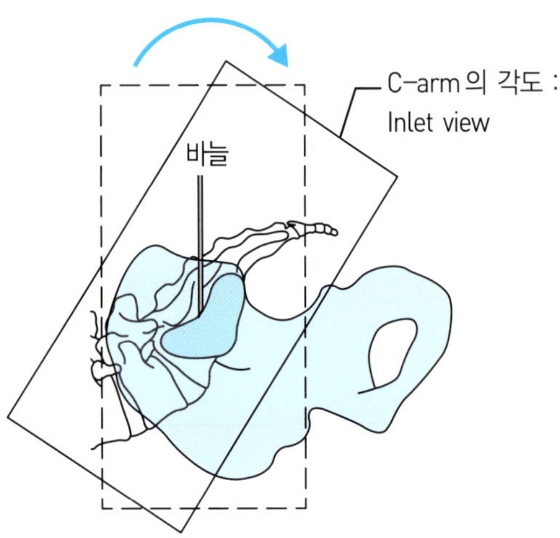

d Inlet view에서 본 그림

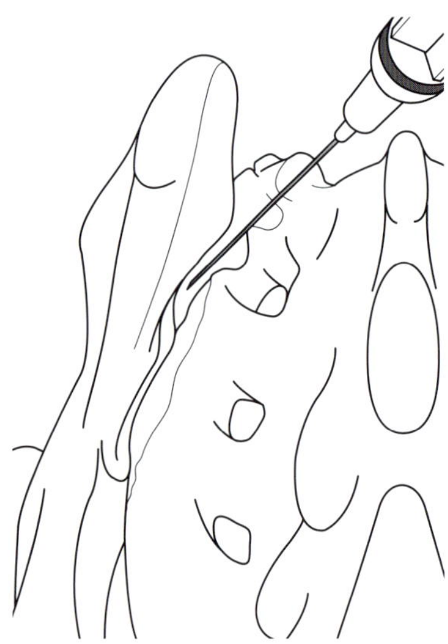

수직이나 약간 내측에서 외측으로 23G 카테란 바늘(60 mm)을 뼈에 닿게 하여서, C-arm을 25~30° 꼬리쪽으로 기울여 Inlet view로 하고, 장골과 천골 사이의 공간 내에서의 바늘 끝의 위치와 방향을 확인한다.

4

a

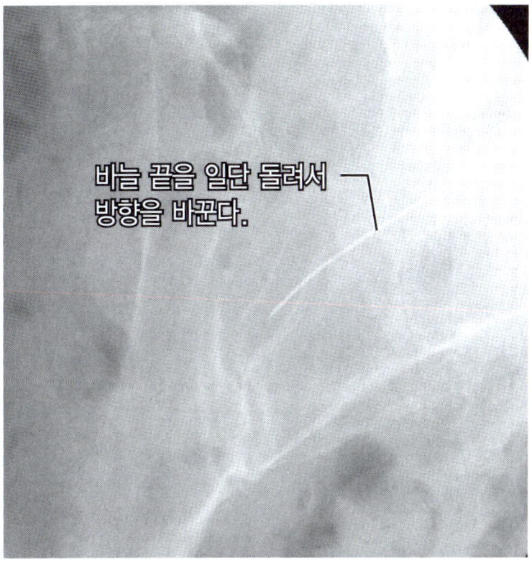

b

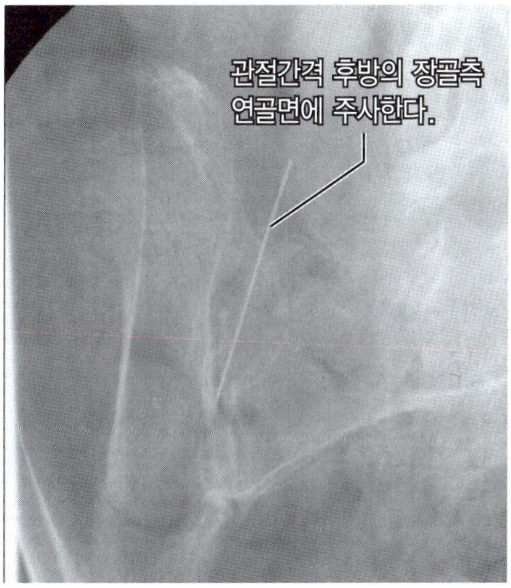

c

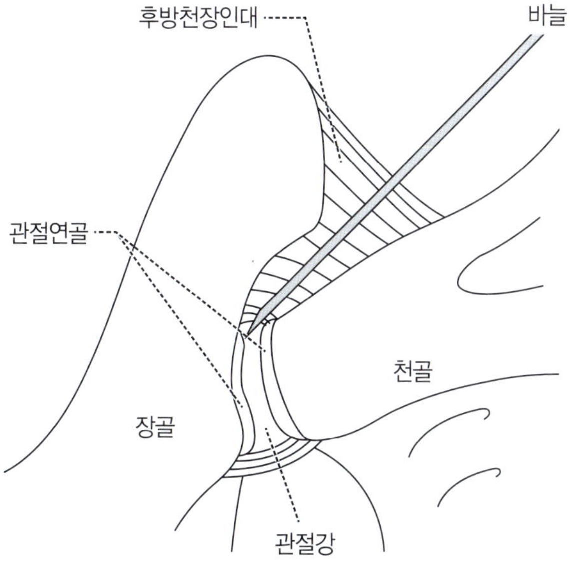

Inlet view에서 바늘을 일단 되돌려 바늘 끝의 방향을 바꾸어 관절 간격 후방의 장골측 연골면에 바늘 끝이 닿도록 조정한다.

5

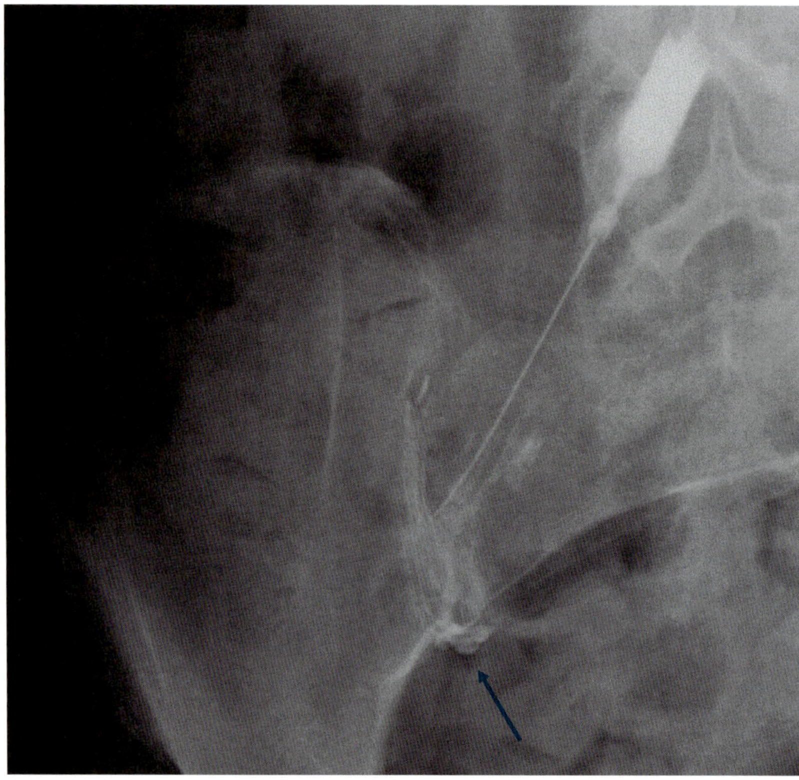

조영제를 주입하여 관절 간격의 전방에 조영제가 들어가 있는 것으로(위 그림 화살표), 바늘 끝이 관절강 내에 위치하고 있음을 알 수 있다.

6 2% Lidocaine 1.5~2.0mL를 주입한다. 경우에 따라서는 스테로이드도 함께 주사한다.

이렇게 하면 쉽다!

- 관절 간격 내에서 후방의 장골의 연골측에 바늘을 진입시켜 조영제를 주입하였지만, 새어 나올 경우 다시 바늘 끝의 방향을 바꾸어 장골측의 다른 부위에 위치하게 하면 관절내를 조영될 수 있다. 바늘 끝의 각도를 바꾸어 여러차례 시도하는 것이 중요하다.
- 고령 여성에서 사전에 CT 로 천장관절 내에서 공기 음영(Vacum)을 확인하는 사례에서는 특히 관절의 중앙 영역에서 관절이 벌어져 있어서, 관절강의 조영이 용이하다. 이렇게 주입이 쉬운 케이스부터 시작해보면서 수기를 숙달하는 것이 좋다.

관절강내 접근법 : 미측접근법

1

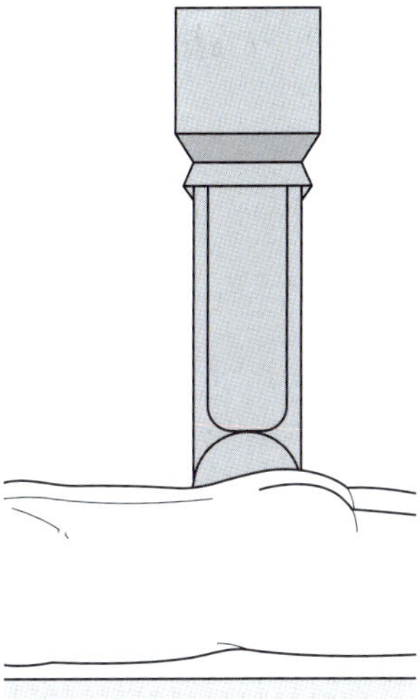

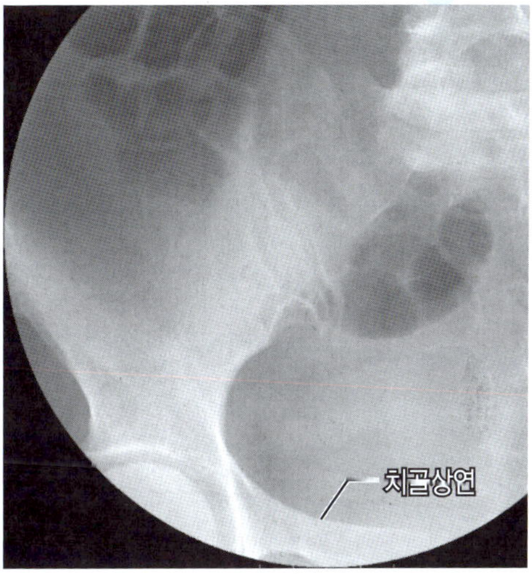

환자를 투시대 위에서 복와위를 취하게 한다(우: 투시화면).

2

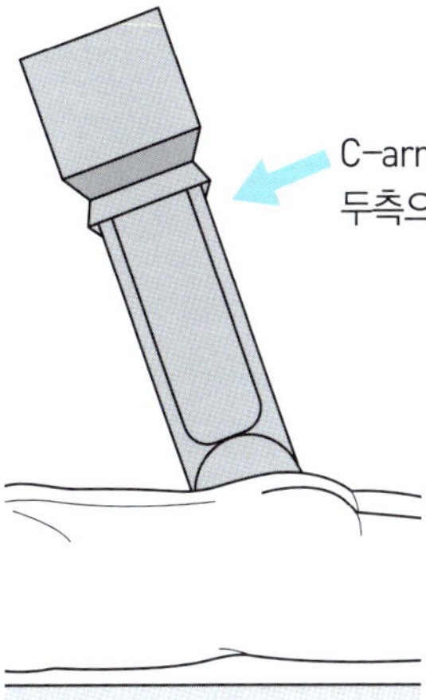

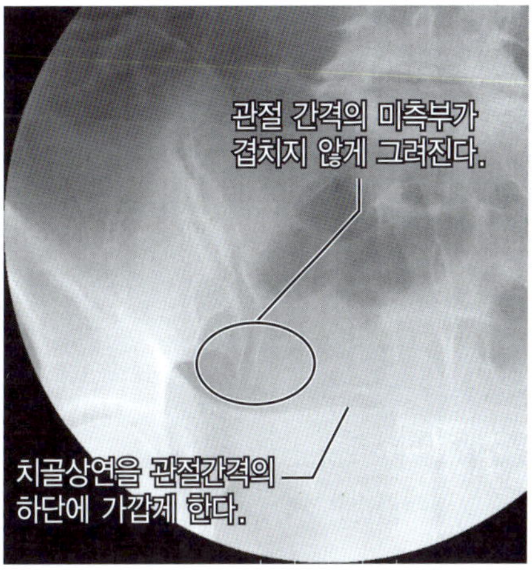

C-arm을 20° 두측으로 기울이면 치골의 상연이나 관절간격 하단에 근접하게 된다. 그러면 관절간격의 미측이 겹쳐지지 않게 그려진다(오른쪽: 투시상).

3

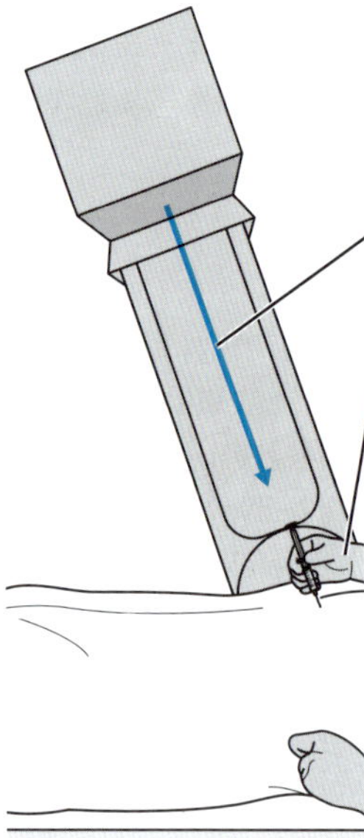

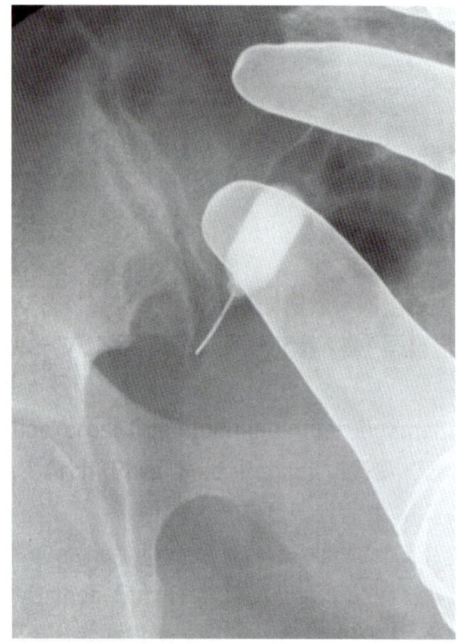

C-arm의 X선 조사 각도와 평행이 되도록 바늘 끝을 관절간격 미측으로 진행한다(오른쪽 : 투시상).

4

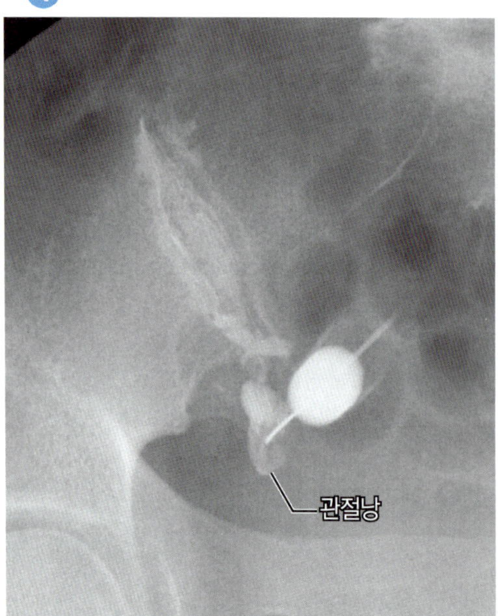

관절낭을 꿰뚫는 감촉이 있으면, 2.5mL 주사기에 넣은 조영제를 소량, 부드럽게 주입한다. 관절강 내에서 조영되면 바늘 끝의 위치를 유지하면서 2% xylocaine 2mL를 넣은 syringe를 부착하여, 관절강 내에 약제을 주입한다. 관절강내의 조영제 농도가 옅어지게 되면 관절강내 차단술이 성공한 것을 확인할 수 있다.

이렇게 하면 쉽다!

· 관절간격에 바늘을 깊게 찌르려고 하면 바늘 끝이 진입하는 도중에 장골이나 천골의 관절 연골에 묻혀 버려서 조영제를 주입해도 관절강 내에서 그려지지 않는 경우가 많다. 바늘 끝에서의 관절낭을 꿰뚫은 감촉을 포착하여 그 위치를 유지하면서 조영제와 국소마취제를 주입해야 한다. 2.5mL syringe를 이용하여 주입압력이 올라가지 않도록 부드럽게 시행하는 것이 성공 요령이다.

사용하는 기구 및 약제와 투여량

【기구】

- 5.0mL, 2.5mL syringe
- 23G 카테란 바늘 (60mm)

【약제】

- 후방천장인대 차단술 : 1% Lidocaine 2~ 4mL
- 천장관절 차단술에 의한 진통효과는 마취효과 시간을 크게 웃돌아 1주일 이상 지속되는 예가 적지 않다. 이는 국소마취제에 의한 효과로는 설명하기 어렵고 좁아진 관절 간격에 액체를 주입함으로써 관절이 넓어져 관절의 부적합성(incongurency)이 개선되었을 가능성이 있다.
- 관절강내 차단술이 필요한 증례는 전체의 20% 정도이며, 관절염의 병태를 감안하여 2% Lidocaine 2mL+스테로이드 혼합액을 사용하고 있다.

본 수기에 특이적으로 발생하는 합병증과 그 대처법

천장관절 차단술에서 발생하는 합병증을 표 2에 나타낸다.

표 2 / 천장관절 차단술에 특이한 합병증과 그 대처법

	합병증	증상	원인	대응	예방
후방천장인대 차단술	신경근 마취	하지근력 저하	국소마취제 주입량이 많으면 제1번 후천골공에서 신경근에 침윤하게 된다.	특히 고령자에서는 넘어질 위험이 있으므로 근력이 개선될때 까지 안정을 취하도록 한다.	초음파나 투시장치를 이용하여 국소마취제를 소량 사용하도록 한다.
관절강내 차단술	좌골신경 마취	하지근력 저하	시술 전부터 관절막의 미측에 열공이 발생하여 있는 예로 관절강 내에 주입한 국소마취제가 대좌골공(greater sciatic foramen) 부위에 침윤되어 발생한다.	차단술을 시행한 측의 하지에 의지하지 않도록 하여, 휠체어에 옮겨 타고, 마비가 개선될 때까지 안정을 취한다.	관절 밖으로의 조영제 누출이 확인되었을 경우에는 국소마취제의 양을 소량으로 줄인다.

【참고문헌】

1) Bernard TN, Classidy JD. The sacroiliac joint syndrome. Pathophysiology, diagnosis and management. In : Frymoyer JW, ed. The Adult Spine : Principles and Practice. Philadelphia : Lippincott-Raven Publishers ; 1997. p2343-63.
2) Murakami E. Sacroiliac Joint Disorder. Accurately Diagnosing Low Back pain. Singapore ; Springer : 2018.
3) Kurosawa D, Murakami E, Aizawa T. Fluoroscopy-guided sacroiliac intraarticular injection via the middle portion of the joint. Pain Med 2017 ; 18 : 1642-8.

하지

1. 무릎 관절(Knee Joint) 주사법
2. 슬개건(Patellar Tendon), 아킬레스건(Achilles Tendon) 주사법
3. 족관절(Ankle Joint) 주사법
4. 족근관(Tarsal Tunnel)내 주사법

1 무릎 관절(Knee Joint) 주사법

적응증

- 통증의 원인으로 추정되는 관절내 병변의 유무를 진단하려는 경우
- 관절내 병변의 통증을 완화시키려는 경우
- 관절 걸림(Locking) 증상을 완화시키려는 경우
- 관절내 마취를 통해서 관절경 수술을 하려는 경우
- 전신 마취하에서의 관절경으로 수술시에 수술 후 통증 완화를 목적으로 하는 경우

진입 부위 주변 해부

- 내측, 외측 천자 : 일반적인 진입 부위로서 그림 1a에 나타 낸다(무릎 신전 위).
- 외측, 내측 슬개건하 천자 : 외측슬개하 천자는 관절경 수술의 외측 Portal 부위에, 내측슬개하 천자는 내측 Portal 부위로 한다(무릎 굴곡 위, 그림 1b).

환자 자세와 진입시의 랜드마크

내측, 외측천자

- 대퇴사두근이 긴장상태로 있게 되면 슬개대퇴관절이 좁아져서 천자가 어려워지므로, 가능한 편안한 상태의 앙와위로 한다(그림 2).
- 무릎 관절은 약간 신전하는 정도로 한다. 하지의 외회전 경향이 강한 경우에는 슬개골이 천장을 향하도록 자세를 취하게 한다.
- 퇴행성 슬관절 말기등으로 인해서 가동범위 제한이 있는 경우는 작은 쿠션을 슬와부 아래에 두는 것도 좋다.
- 랜드마크 : 슬관절 신전위에서 슬개골 상극, 대퇴 슬개관절 외측연

그림 1 / **무릎관절 진입부위 주변 해부**

a 신전 위

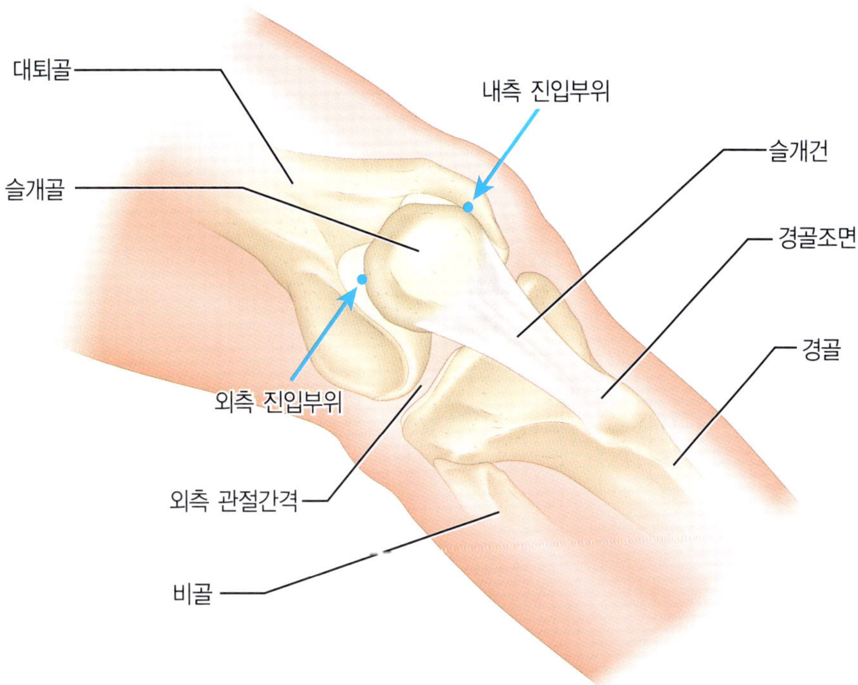

b 굴곡 위(관절경 수술자세)

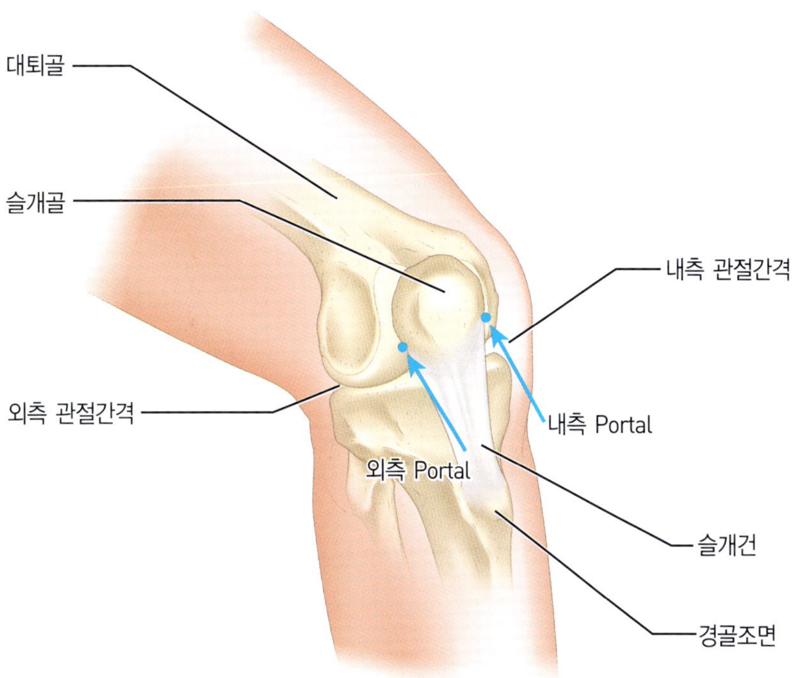

그림 2 / **환자 자세와 진입시의 랜드마크 : 내 · 외측 천자**

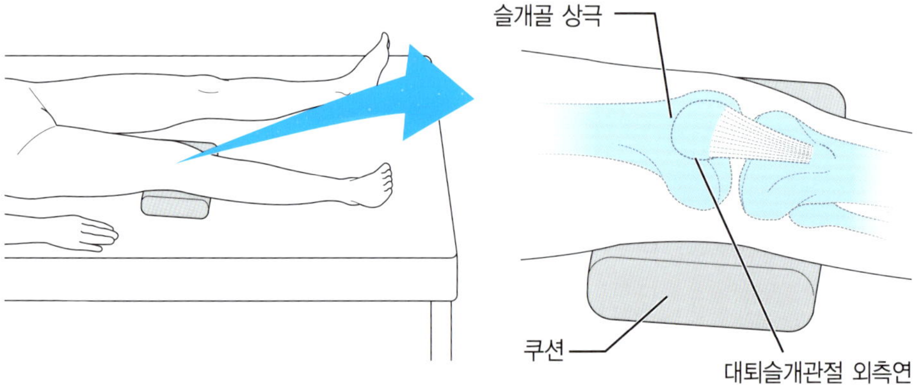

슬개하 천자(그림 3)

- 무릎 관절을 굴곡 60° 정도에서 천자를 실시한다.
- 랜드마크 : 슬개골 하연, 슬개건, 슬관절 관절간격

그림 3 / **환자 자세와 진입시의 랜드마크 : 슬개하 천자**

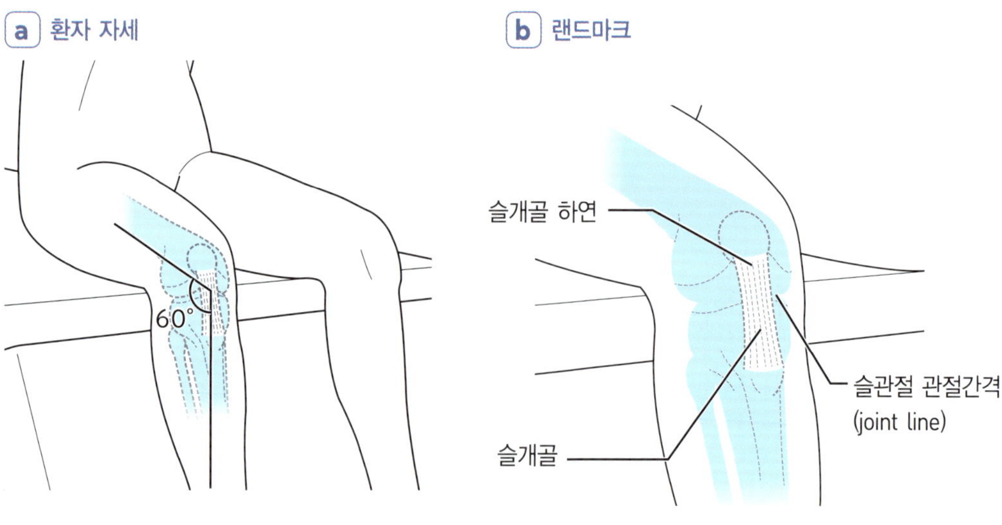

무릎 관절을 굴곡 60° 정도로 만든다.

수기의 흐름

슬개골, 관절 간격, 슬개건 등의 랜드마크를 자주 촉진해본다. 슬관절 X선상으로 슬개골의 기울기, 관절증성 변화등을 잘 파악해 둔다.

외측, 내측 천자(외측 천자를 예로 해설)

1

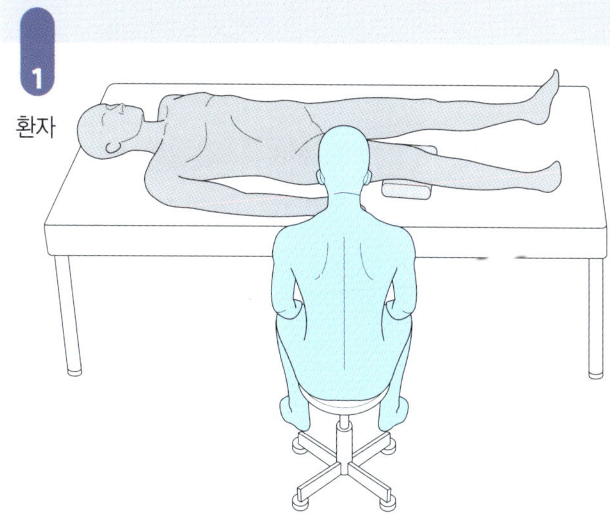

시술자는 환자의 슬관절 외측에 위치하며, 진입 부위에 대해 정면으로 자세를 취한다.

2

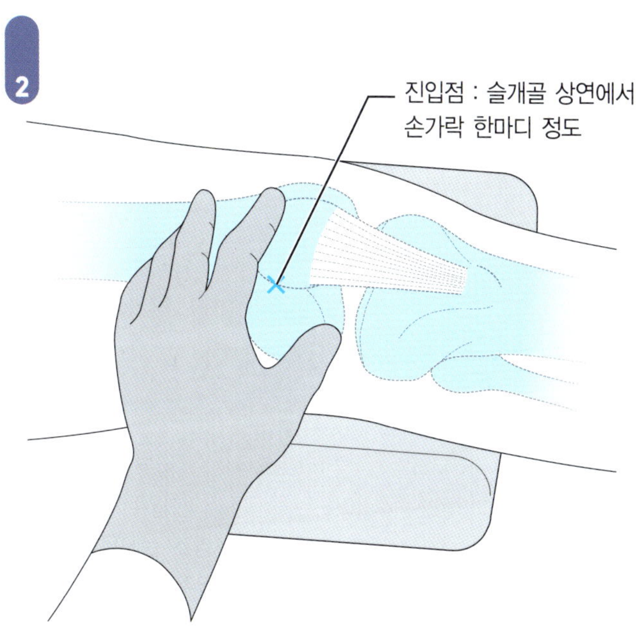

슬개골 상연에서 원위쪽으로 손가락 한마디 정도를 진입점의 기준으로 삼는다.

3

a

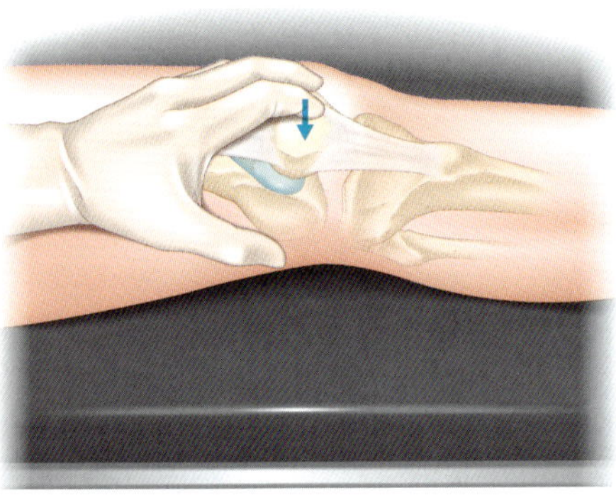

b

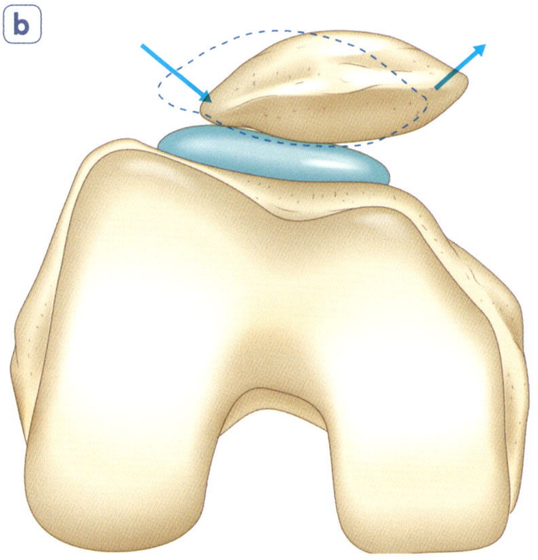

오른손으로 슬개골을 안쪽에서 바깥쪽으로 밀어서 외측 슬개대퇴 관절간격을 넓힌다.

4

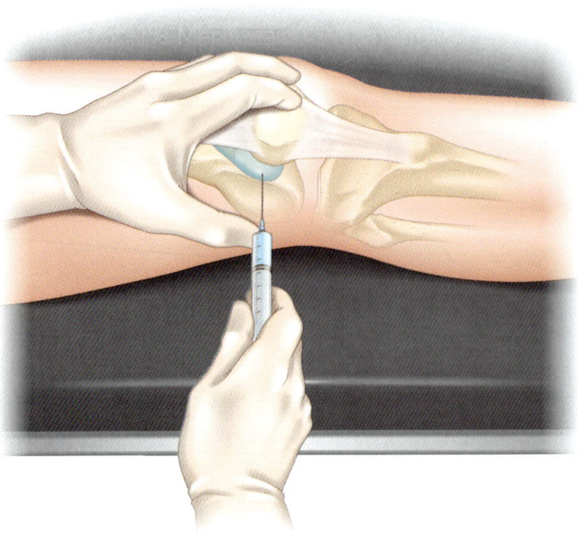

육안으로 확인할 수 있는 피하정맥의 천자는 피하면서, 외측 슬개대퇴관절 간격에서 슬개골 상낭(suprapatellar pouch)을 향하여 찔러넣는다. 피부, 피하조직을 따라서 바늘을 진행시키고 관절낭을 꿰뚫는 저항을 느끼면 거기로부터 약간 바늘을 더 진입시킨다.

5

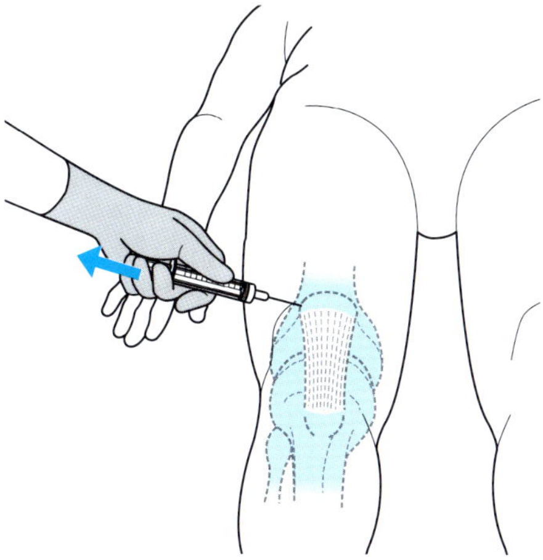

주사기에 음압을 가하여 관절액의 역류를 확인한다. 관절액의 역류가 보이면 바늘이 빠지지 않도록 조심스럽게 약액을 주입한다. 관절낭을 뚫은 감각이 있었음에도 불구하고 관절액의 역류가 보이지 않는 경우 바늘 끝이 활막 내에 닿고 있을 가능성이 있다. 약간 바늘을 빼내고 약액을 소량 주입하여 통증을 호소하지 않으면 전량을 넣는다.

슬개 하 천자

1

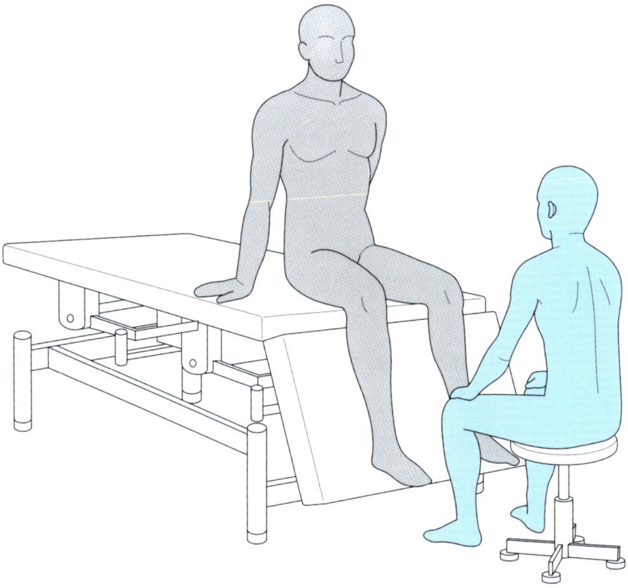

시술자는 약 60° 굴곡한 무릎관절의 정면에 자리를 잡는다.

2

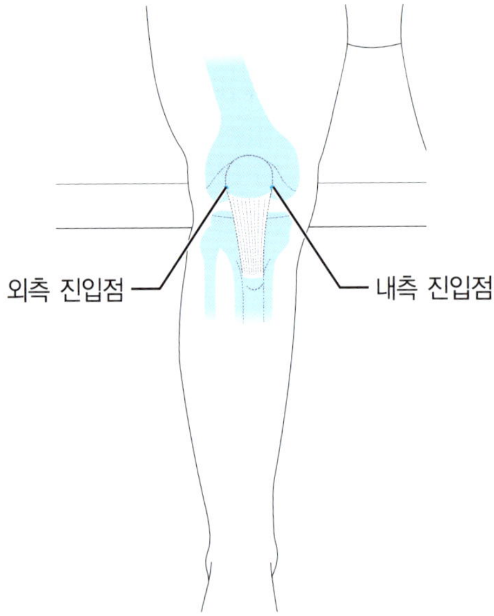

외측 진입점은 슬개골 하연과 슬개건 외측연이 교차하는 부위에서, 가능한 근위이며, 내측 진입점은 슬개건 내측에 있는 내측 관절 간격의 움푹 파인 중앙 부분이다.

3

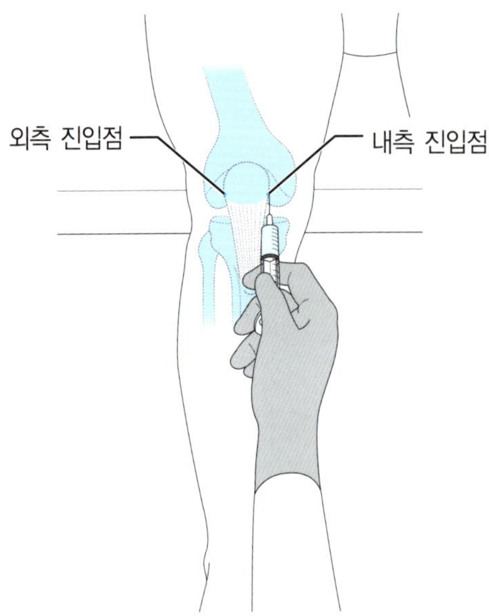

피하에 국소마취제를 주사하여, 또 과간과 중앙을 향하여 바늘을 진행하도록 한다. 저항을 느끼면 신중하게 자입 방향을 수정한다.

4 슬개하 지방체 → 관절낭 → 피하 → 피부의 순서로 국소마취제를 침윤시킨다.

사용하는 약제와 투여량

사용하는 약제의 용법 · 용량은 시술자의 경험에 따라 다양한데, 여기에서는 한가지 경우를 소개한다.

- 0.5% Lidocaine: 4~20mL

  → 단시간의 관절 내 마취, 관절내 병변을 확인하는 Lidocaine 테스트로도 사용하고 있다. 보통 4~15mL를 사용하지만 무릎 걸림증상을 없앨 목적인 경우에는 20mL 정도 주입하고 있다.

- 0.25% Levobupivacaine : 1~2mL

  → 장시간 작용하는 국소마취제로서, 수술 후 통증 관리에 사용하고 있다.

- 히알루론산: 1A

  → 퇴행성 슬관절증에 의한 통증에 대해서 사용한다.

- Triamcinolone 관절강 주사용(케나콜트-A) 4~10mg
  + 1% 염산 Lidocaine(Xylocaine) 2~4mL

  → 반복되는 관절부종, 결정침착성 관절염에 사용한다. 단, 화농성 슬관절염에는 금기이다.

본 수기에 특이적으로 발생하는 합병증과 그 대처법

슬관절내 주사법의 합병증을 표 1에 나타낸다.

표 1 / 슬관절내 주사에 특이한 합병증과 그 대처

합병증	증상	원인	대응	비고
약제 주입시의 통증	통증	진입시의 통증을 없애는 것은 어렵지만, 약제주입시의 통증은 약제가 관절내가 아니라 활막내에 주입되었을 가능성이 있다.	주입 시에 조금이라도 저항을 느끼면서 통증을 호소하면 바늘을 조금 빼내어 방향을 변경하고 진입한다.	보다 확실한 관절내 주사를 놓으려면 초음파 유도 하의 천자가 유용하다(그림 4).
화농성 무릎 관절염	관절 천자 후(1~5일 후) 발열, 국소 발적, 통증, 종창을 호소했을 경우에 의심한다.	세균감염	· 가급적 신속하게 관절 천자를 하여 관절액(황색 혼탁~우유빛)을 흡입한다. · 도말에서 균이 검출되면 확정. 균이 검출되지 않은 경우 관절액 내 세포수 50,000/mm^2 이상이면 감염의 가능성이 높음[1] · 결정성 슬관절염(가성 통풍, 통풍)의 감별진단을 위해 관절 액체 속의 결정 성분(피로인 산칼슘 결정, 요산 결정)을 동시에 검사하면 좋다. · 긴급 질환이므로 조금이라도 의심되면 Arthroscopic Debridement의 적응증이다.	· 피부병변(아토피성 피부염, 습진, 염증 등)으로부터의 진입을 피해야 한다. · 감염의 예방을 위해서 마취제를 주사기로 미리 만들어 두지 않는다. · 스테로이드 관절내 주사는 가능한 피한다

그림 4 / 초음파 유도 하의 무릎 관절 외측 천자

a 평행법에서의 진입

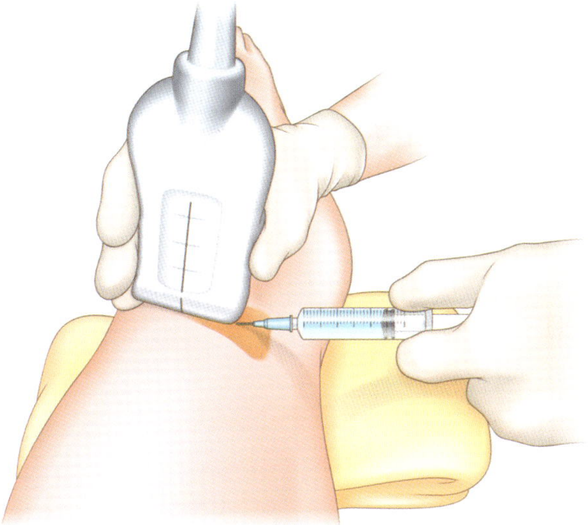

b 초음파 화면

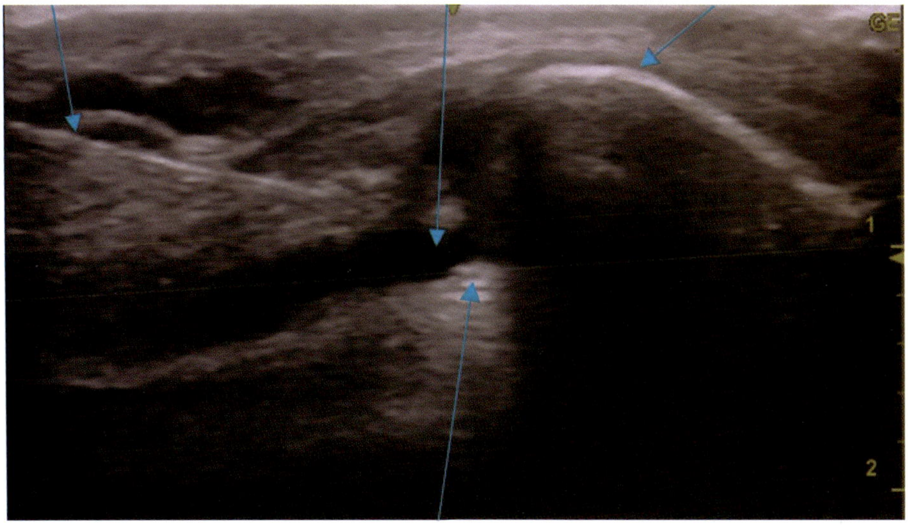

【참고문헌】

1) Margaretten ME, Kohlwes J, Moore D, et al. Does this adult patient have septic arthritis? JAMA 2007 ; 297 : 1478–88.

2 슬개건(Patellar Tendon), 아킬레스건(Achilles Tendon) 주사법

적응증

· 통증의 원인이 되는 병변의 유무를 확인하려는 경우
· 통증을 완화시키려는 경우

【대상 질환】

· 슬개건염(Jumpers knee), 슬개하지방체염
· 아킬레스건염

진입 부위 주변 해부

슬개건의 해부도를 그림 1에 확인한다. 아킬레스건 외측에는 비복신경, 내측에는 후경골신경이 주행하고 있다(그림 2). 아킬레스건의 배측에서 정중앙으로 진입이 가장 안전하다.

그림 1 / 슬개건 주변 해부

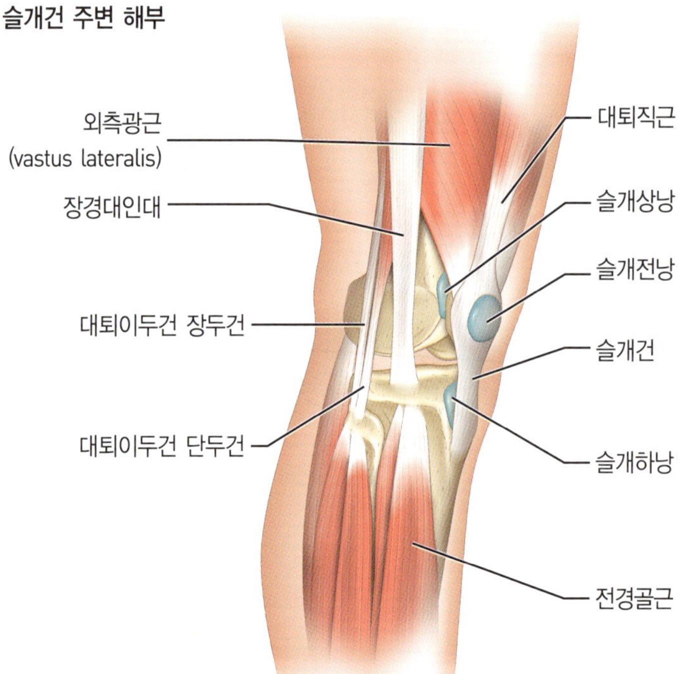

그림 2 / 아킬레스건 주변부위 해부

a 외측에서 본 그림

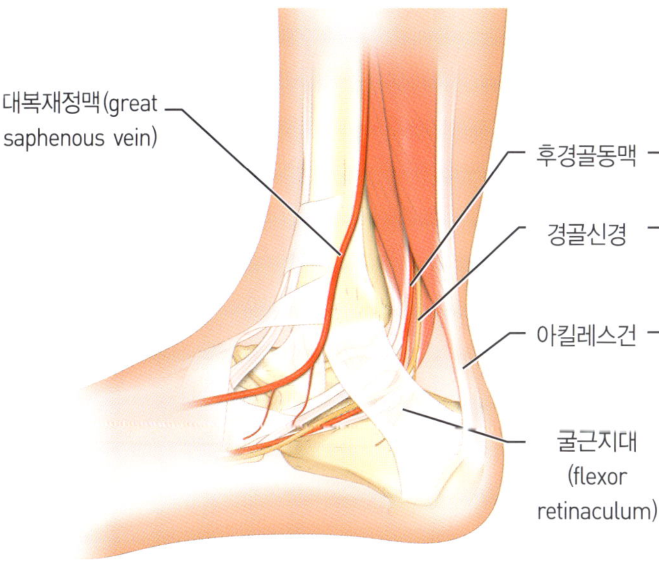

b 후방에서 본 그림

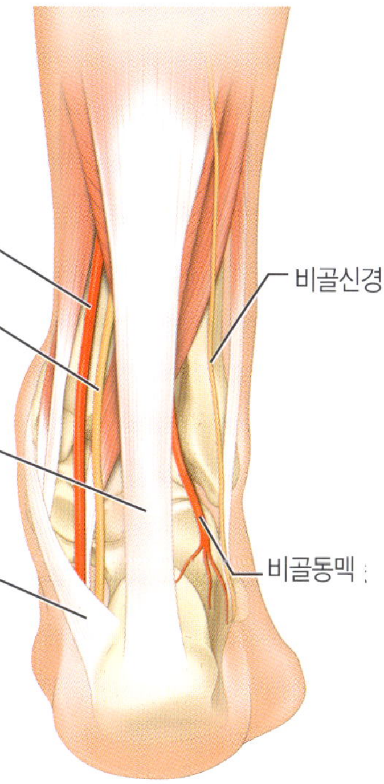

c 내측에서 본 그림

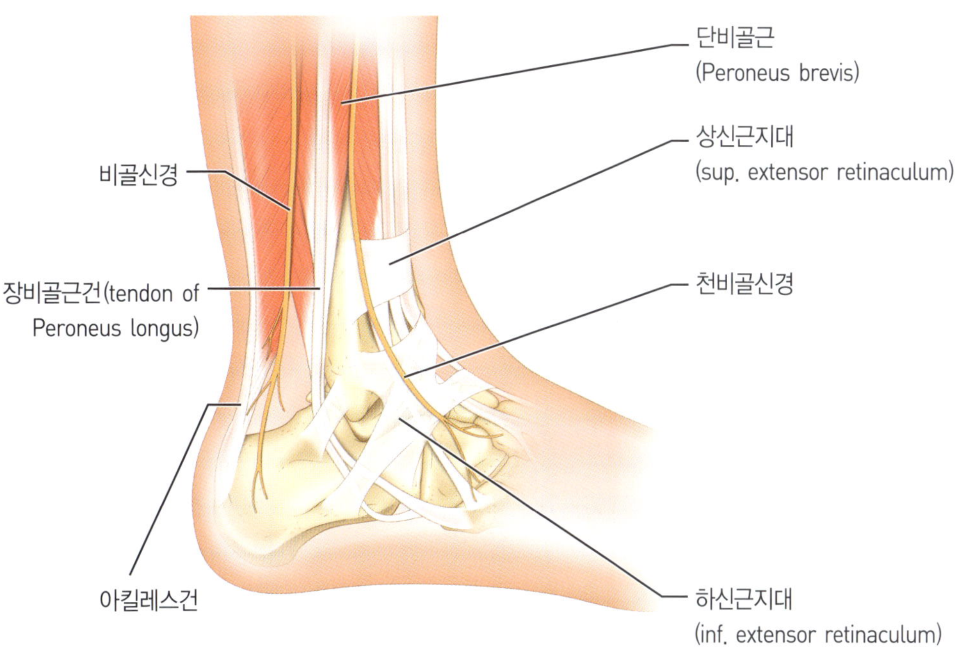

환자 자세와 진입시의 랜드마크

슬개건 주사(그림 3a)

- 환자를 앙와위로 하고, 슬관절은 신전 중간위로 한다. 하지의 외회전 경향이 강한 경우에는 슬개골이 천장을 향하도록 자세를 취한다.
- 랜드마크 : 슬개골, 경골조면, 슬개건

아킬레스건 주사(그림 3b)

- 환자를 복와위로 하고, 족관절의 전면에 목욕 타올 혹은 쿠션을 놓아서 살짝 띄운다.
- 랜드마크 : 종골, 아킬레스건

그림 3 / **환자 자세와 진입시의 랜드마크**

a 슬개건 주사

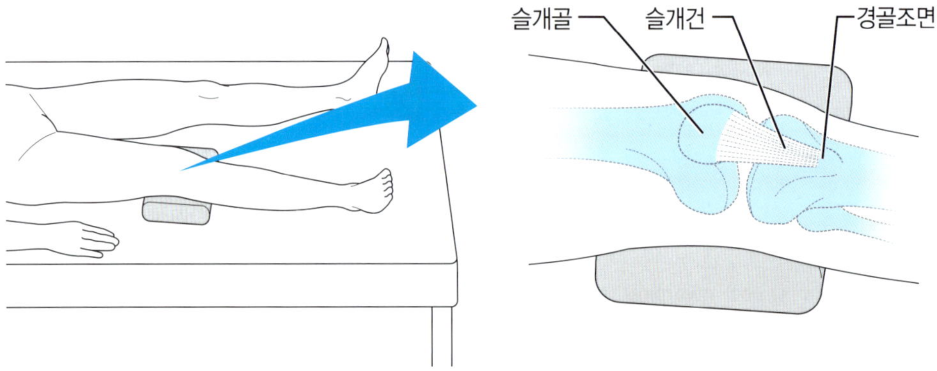

b 아킬레스건 주사

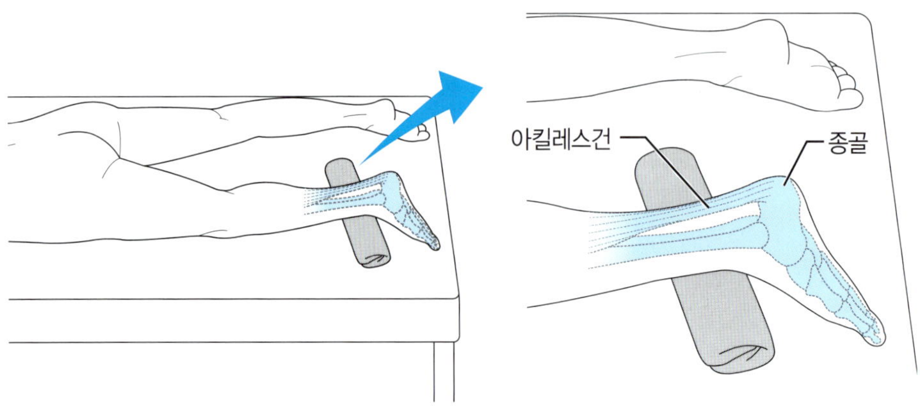

수기의 흐름

초음파 유도 하 슬개건 정중앙 천자

1

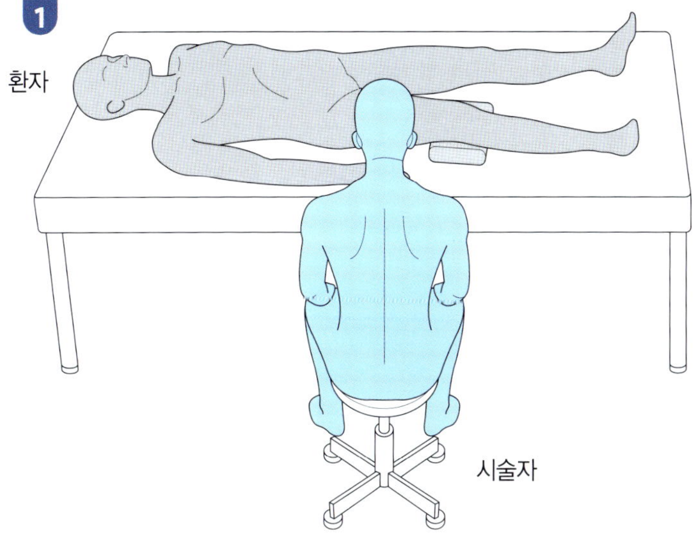

시술자가 주로 사용하는 측의 손(dominant hand)을 환자의 원위(하퇴)쪽에 위치하도록 한다.

2 **a**

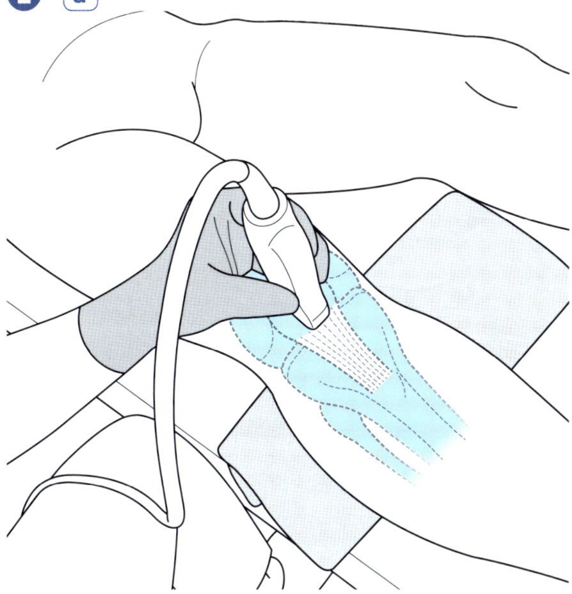

통증부위를 중심으로 슬개건의 장축 방향으로 프로브를 댄다.

2 b

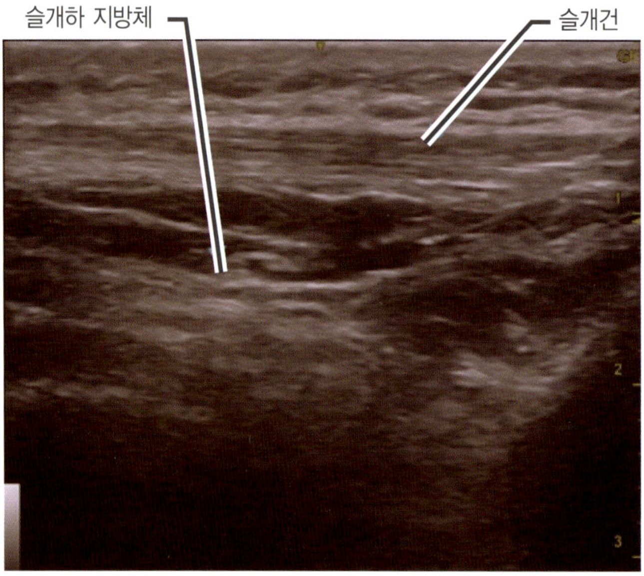

도플러 기능을 사용하고, 혈류가 증가하고 있는 부위를 확인한다.

3 a

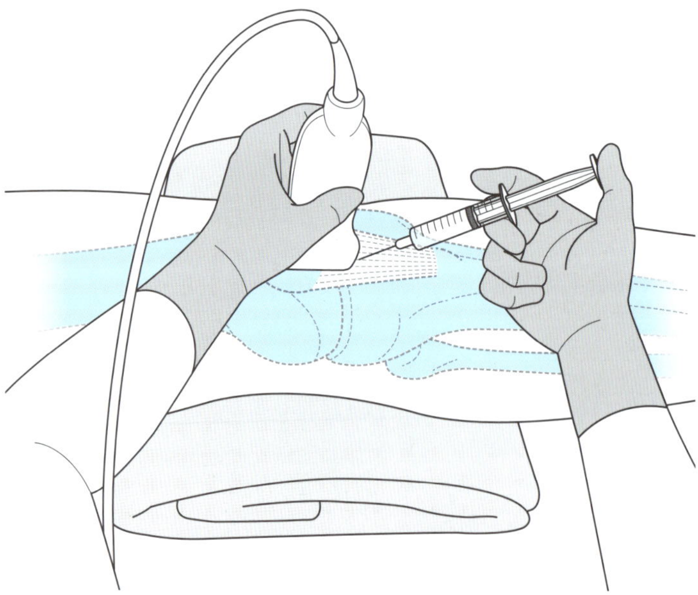

병변부가 결정되면 진입부위를 소독하고, 초음파 유도 하 평행법으로 병변부를 향해 25G 바늘로 주사한다(2b : 초음파 화면).

3 b

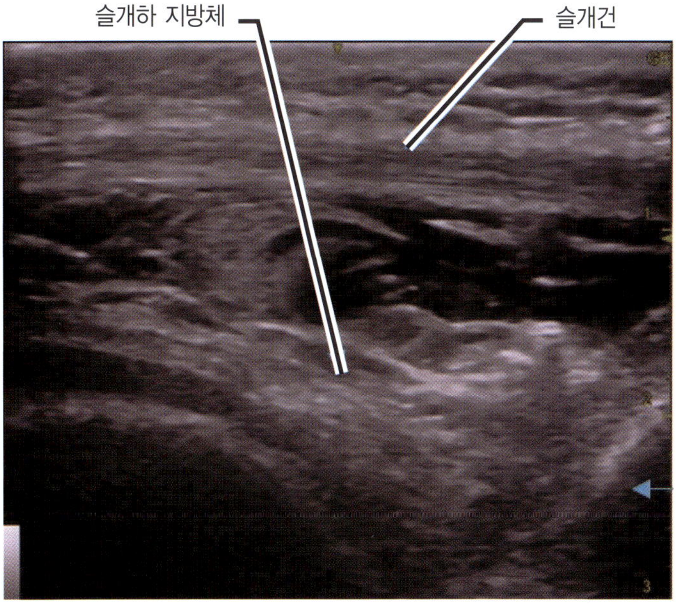

초음파 유도 하 아킬레스건 등측 중앙 천자

1

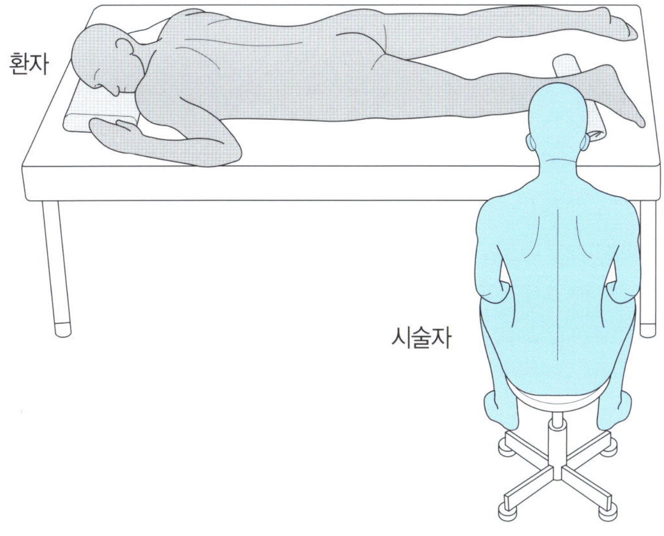

시술자가 주로 사용하는 측의 손(dominant hand)을 환자의 원위(하퇴)쪽에 위치하도록 한다.

2

a

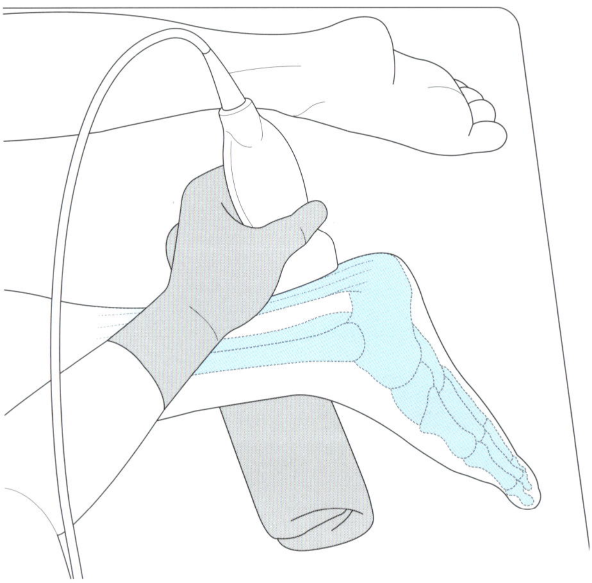

통증 부위를 중심으로 아킬레스건의 장축 방향으로 프로브를 댄다.

b

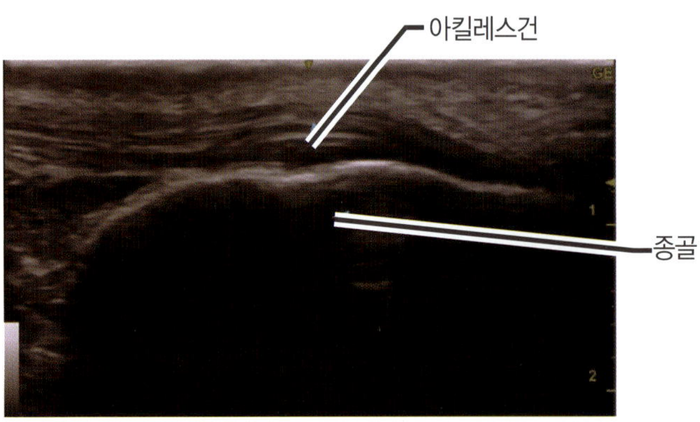

도플러 기능을 사용하고, 혈류가 증가하고 있는 부위를 확인한다.

3

a

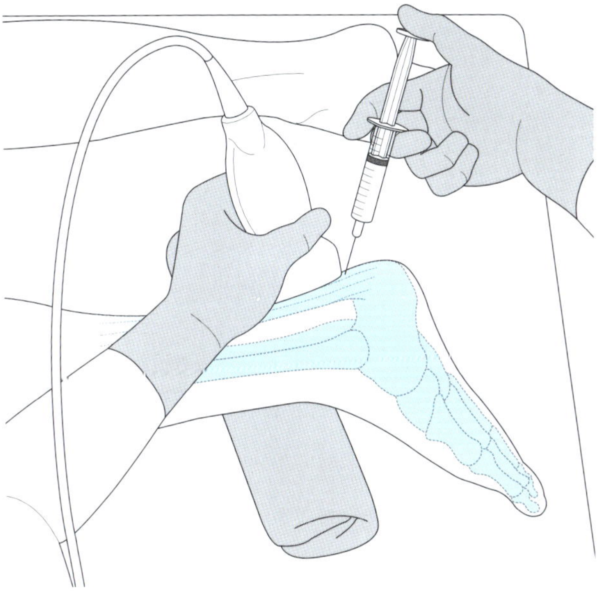

병변부가 결정되면 진입부위를 소독하고, 초음파 유도하 평행법으로 병변부를 향해 25G 바늘로 주사한다(2b : 초음파 화면).

b 병변부에 진입

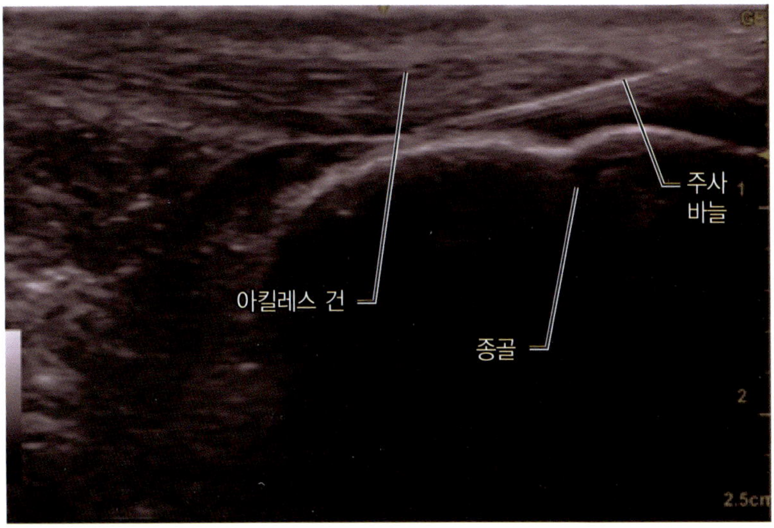

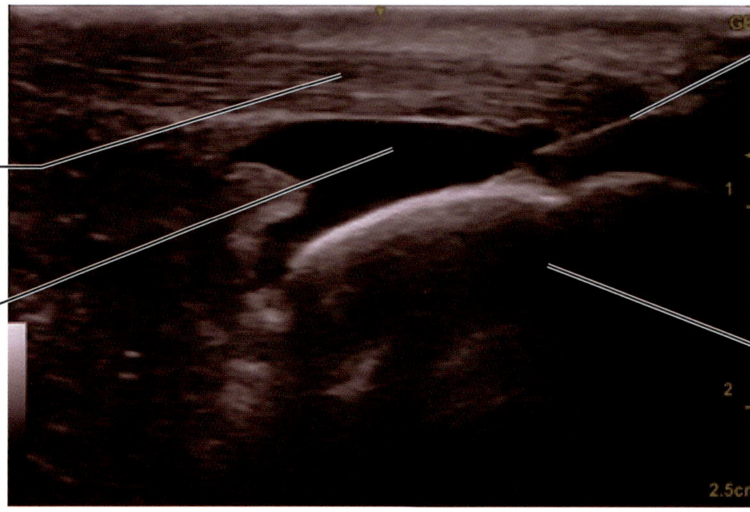

사용하는 기구 및 약제와 투여량

【기구】

- 25G 주사바늘

【약제】

사용하는 약제의 용법 · 용량은 시술자의 경험에 따라 다양한데, 여기에서는 1례를 소개한다.

- 1% Lidocaine: 1~2mL
  → 병변을 확인하는 Lidocaine 테스트로 사용
- Triamcinolone 근주용 주사액(케나콜트-A) 4mg + 1% 염산 Lidocaine 1~2mL
  → 슬개하지방체염 치료에 사용하는 경우가 있다.

본 수기에 특이적으로 발생하는 합병증과 그 대처법

스테로이드 주사가 슬개하지방체염에 유효했다는 보고가 있다[1]. 스테로이드의 건내 주사는 슬개건, 아킬레스건 모두에서 건파열을 일으킬 가능성이 있기 때문에 권장되지 않는다[2, 3]. 초음파 진단장치를 이용하여 확실하게 건내 주사를 피하도록 한다.

【참고문헌】

1) 山本洋介, 山田信一, 有川貴子 ほか. 膝蓋下脂肪体炎により下肢の痛みを生じていた1症例. 日本ペインクリニック学会誌 2010 ; 17 : 488-90.
2) Kleinman M, Gross AE. Achilles tendon ruputure following steroid injection. Report of three cases. J Bone Joint surg 1983 ; 65 : 1345-7.
3) Dean BJ, Lostis E, Oakley T, et al. The risks and benefits of glucocorticoid treatment for tendinopathy : asystematic review of the effects of local glucocorticoid on tendon. Semin Arthritis Rheum 2014 ; 43 : 570-6.

3 족관절(Ankle Joint) 주사법

적응증

족관절에 대한 주사는 염증성 질환을 치료하기 위해 관절내로 스테로이드를 주입하는 경우가 대부분이다. 또 관절액 저류나 화농성 관절염으로 농(pus)을 채취할 경우 관절 천자를 시행한다.

- 퇴행성 족관절증
- 족관절 활막염
- 류마티스 관절염
- 이단성 골연골염
- 화농성 족관절염

진입 부위 주변 해부

족관절 전방에는 천비골신경과 심비골신경(그림 1a)이 존재한다. 신경들은 전경골근건의 외측에 있기 때문에(그림 1b), 진입부위는 전경골근건 내측으로 하는 것이 안전하다. 또 족관절은 전방이 넓고 후방이 좁아지기 때문에 전방에서 쉽게 관절내로 바늘이 찔러 들어갈 수 있다.

환자 자세와 진입시의 랜드마크

- 앙와위 또는 횡와위(recumbent position) (그림 2).
- 경골원위단의 원위로 내과에서 외측, 전경골근의 내측에 만들어지는 soft spot(내측 관절 간격). 족관절을 족저굴곡(plantar flexion)하면서 촉지하면 알기 쉽다(그림 3).

그림 1 / **족관절 주변 해부**

a 족관절 주변의 신경

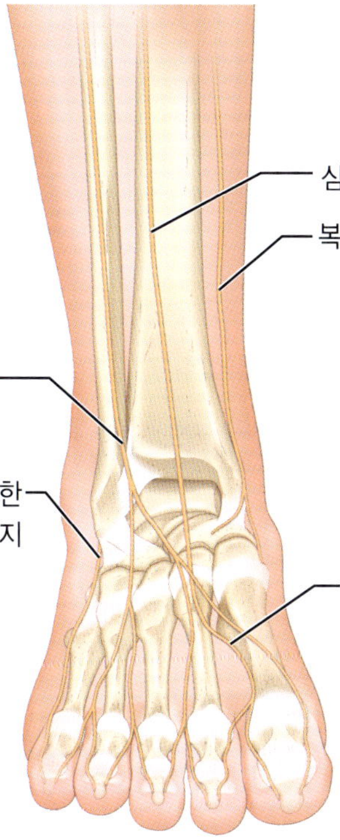

b 건과 신경의 관계

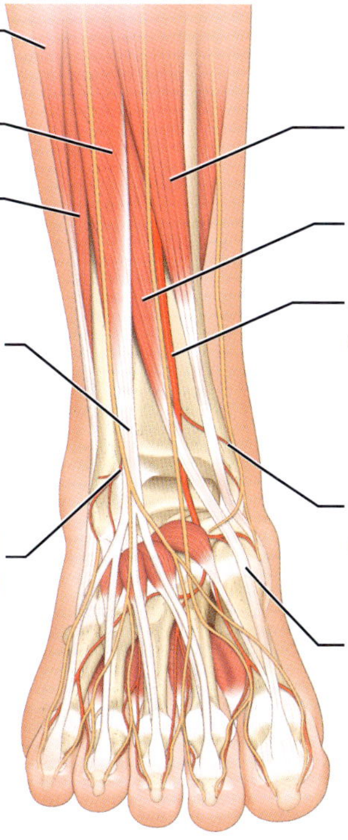

그림 2 / **환자 자세**

a 앙와위

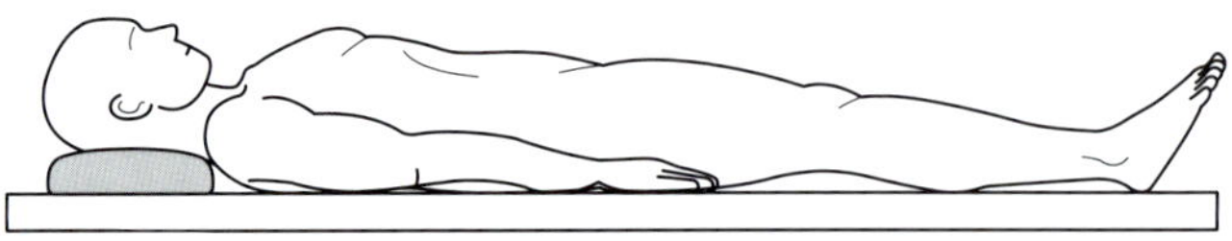

b 횡와위

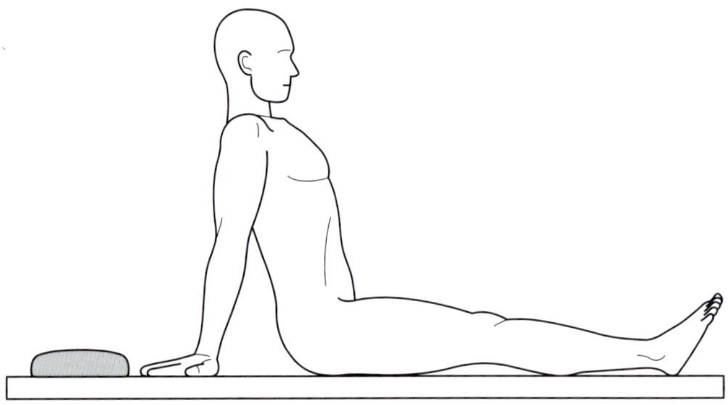

그림 3 / **진입부위의 랜드마크**

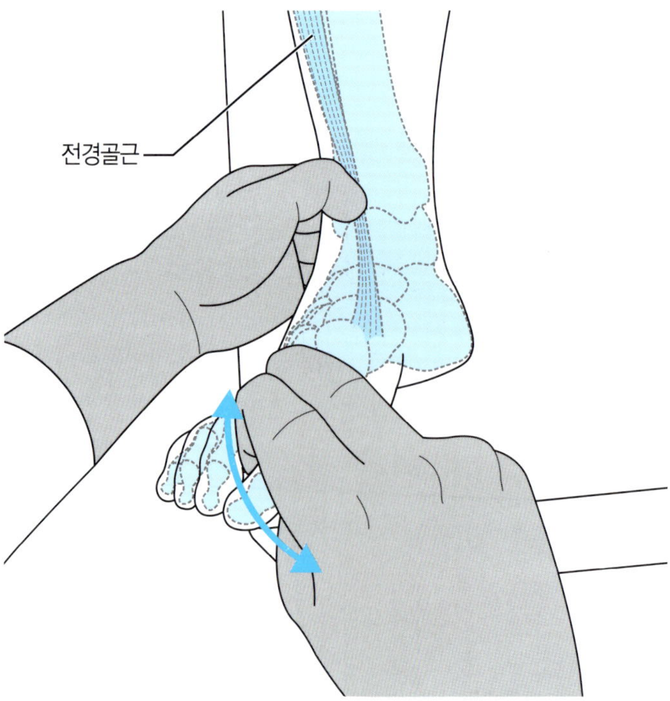

시술자의 편한 손으로 전족부를 가볍게 잡고 족관절을 굴곡-신전시키면서, 반대편 손의 엄지손가락으로 내측관절 간격을 촉지하여 진입점을 확인한다.

수기의 흐름

1

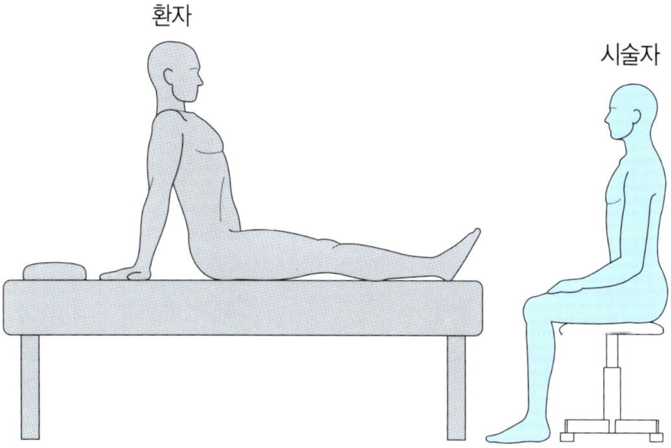

환자를 앙와위 혹은 횡와위를 취하게 한다.

2

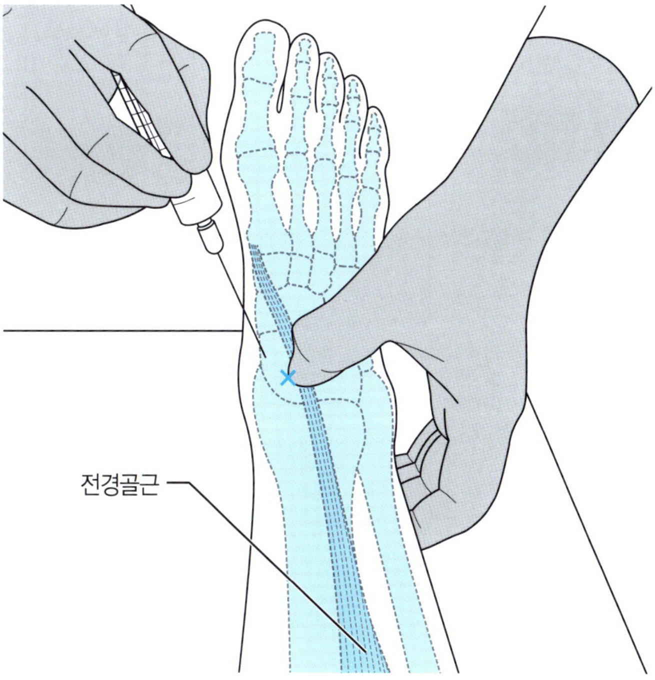

전경골근, 경골원위단, 경골의 내과를 확인하고 진입점을 결정한다.

3

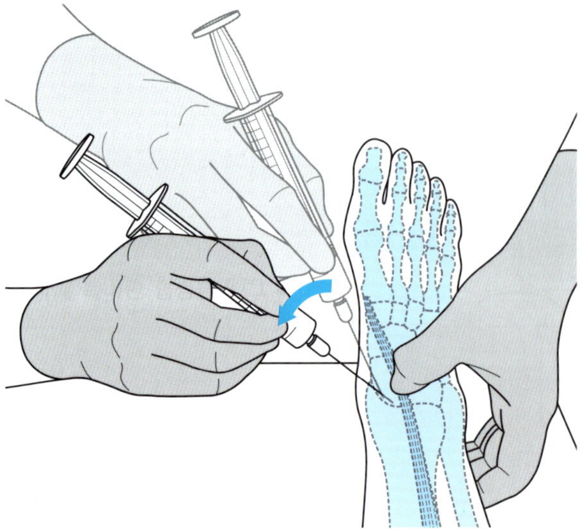

펜을 쥐듯 주사기를 들고 피부에 수직으로 바늘을 찔러 넣는다. 관절낭을 뚫고 나서는 바늘 끝을 외측으로 기울이면서 족관절의 전방으로 바늘을 미끄러지듯이 진입한다.

4

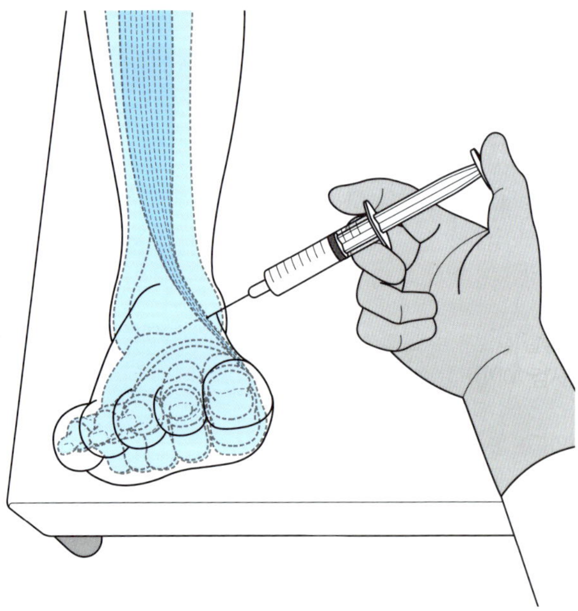

저항이 없음을 확인하고 약제를 주입한다.

주의사항 !

- 잘못 들어간 부위로 인해서 바늘이 뼈에 박혀서 관절내로 잘 찔리지 않는 경우가 있다. 관절 간격을 충분히 확인하고 나서 진입한다.

이렇게 하면 쉽다!

관절 간격의 위치·방향이 불명확한 상태에서는 바늘을 넣지 않는다.

- 족관절을 족저굴곡하면서 관절 간격을 충분히 확인한다.
- 전체적으로 하지가 외회전을 보이는 경우 진입방향이 잘못될 수 있으므로, 족지의 1, 2 지간이 정면을 향하도록 하지 위치를 조정한다(그림 4).

그림 4 / **하지의 회전상태 조정**

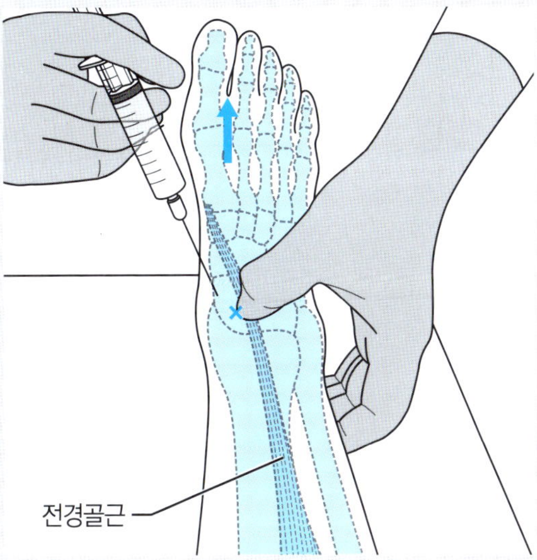

제 1, 2족지간(화살표)이 바닥에 수직이 되도록 하지의 회전상태를 조정한다. 전경골근과 내과외측 사이의 진입점을 확인한다(×표시).

사용하는 기구 및 약제와 투여량

【기구】

- 1~5mL 정도의 주사기
- 23~25G 바늘

【약제】

- 마취 : 1% Lidocaine 1~2mL
- 스테로이드 : Triamcinolone 4~5mg

본 수기에 특이적으로 발생하는 합병증과 그 대처법

- 전경골근건 외측 바늘을 찔러 넣으면 신경 손상을 일으킬 수 있다.
- 전경골근건 내측, 내과 전방에는 복재정맥이 있어 손상가능성이 있다.

4 족근관(Tarsal Tunnel)내 주사법

적응증

족근관 주사는 그 내부에 존재하는 신경, 혈관, 근육과 건, 결절종등의 치료에 이용된다. 결절종이나 신경 주위에 대한 주사는 신경 · 혈관 손상을 일으킬 가능성이 있어 blind로 천자하지 않는다. 반드시 초음파 검사로 신경이나 혈관의 위치를 확인하고 나서 천자를 실시한다.

- 족근관증후군(Tarsal Tunnel Syndrome)
- 결절종 천자
- 류마티스 관절염
- 후경골근 기능장애(posterior tibial tendon dysfunction)

진입 부위 주변 해부

족근관은 경골내과, 거골의 후방돌기와 재거돌기(sustentaculum tali), 종골 내측면과 굴근지대(flexor rentinaculum)로 구성된 공간으로 이 안에 후경골건, 장족지굴건, 장족무지굴건, 후경골신경, 후경골동정맥이 주행하고 있다(그림 1).

환자 자세와 진입시의 랜드마크(그림 2)

- 앙와위, 고관절 외회전, 슬관절 경도 굴곡 자세로, 경골내과가 상방을 향하는 상태가 되도록 한다.
- 랜드마크 : 경골 내과로부터 원위에 있는 주상골 결절(navicular tuberosity)과 재거돌기를 확인한다. 재거돌기의 약간 뒤로 후경골 동맥의 박동성을 느껴지면, 족지를 움직여 장족지굴건, 장족무지굴건을 확인한다.

그림 1 / 족관절 내측의 해부

a 내측에서 본 그림

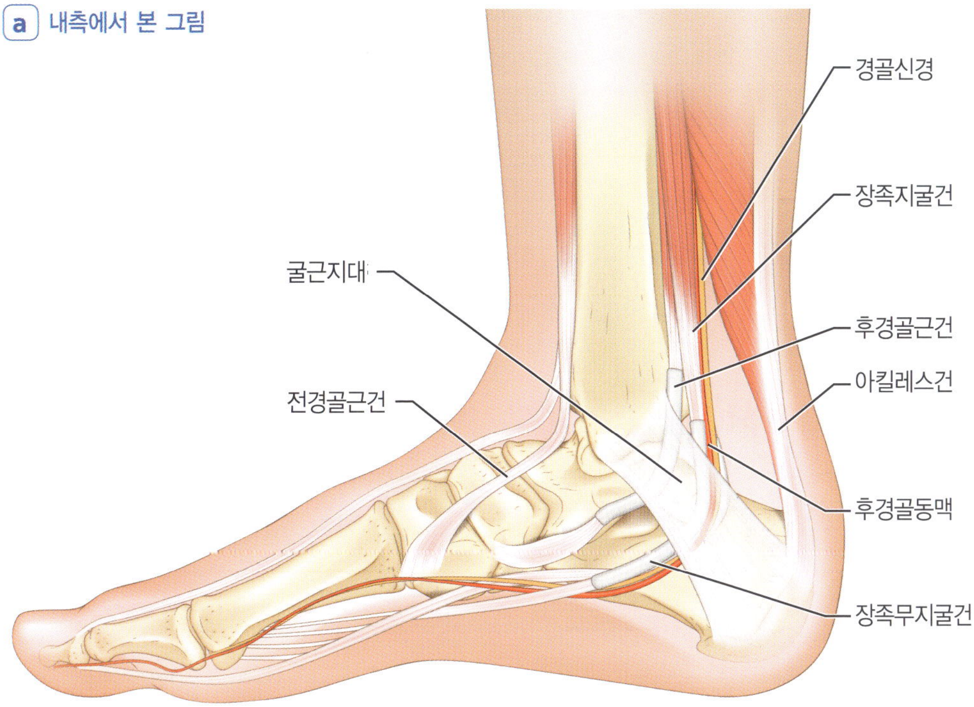

b 경사(oblique)된 후방에서 내측을 본 그림

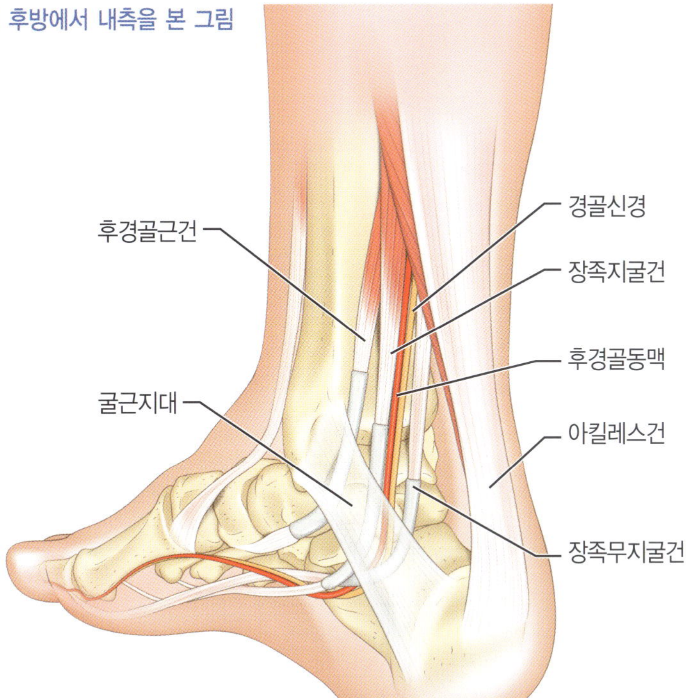

그림 2 / **환자 자세와 랜드마크**

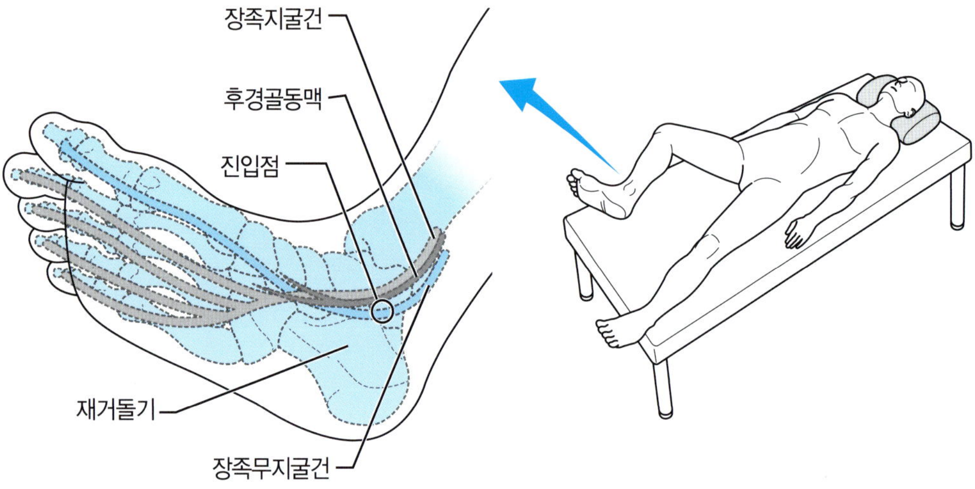

수기의 흐름

1

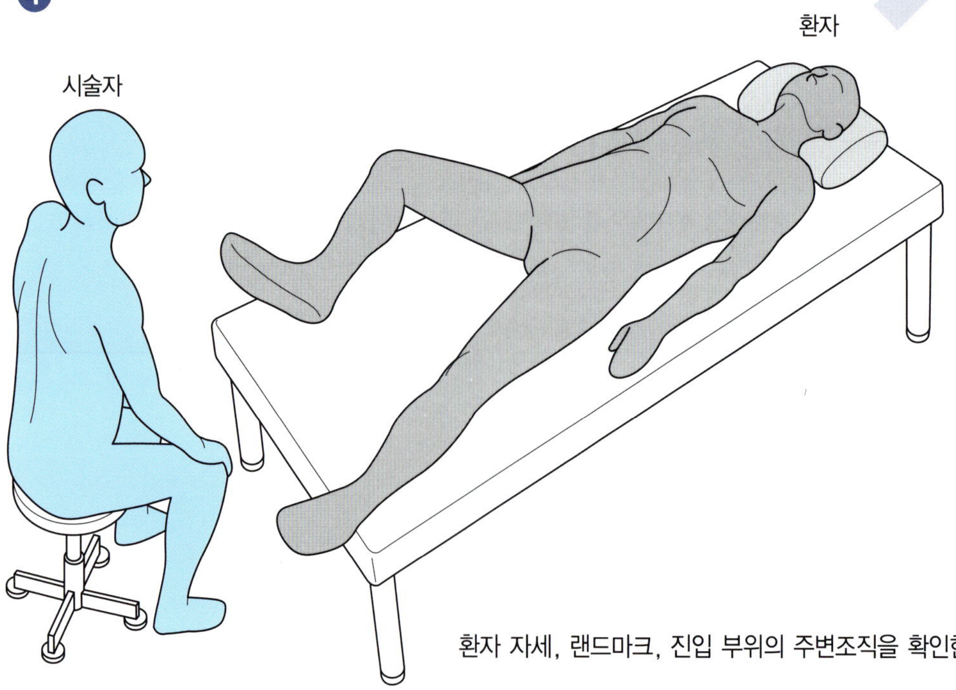

환자 자세, 랜드마크, 진입 부위의 주변조직을 확인한다.

2

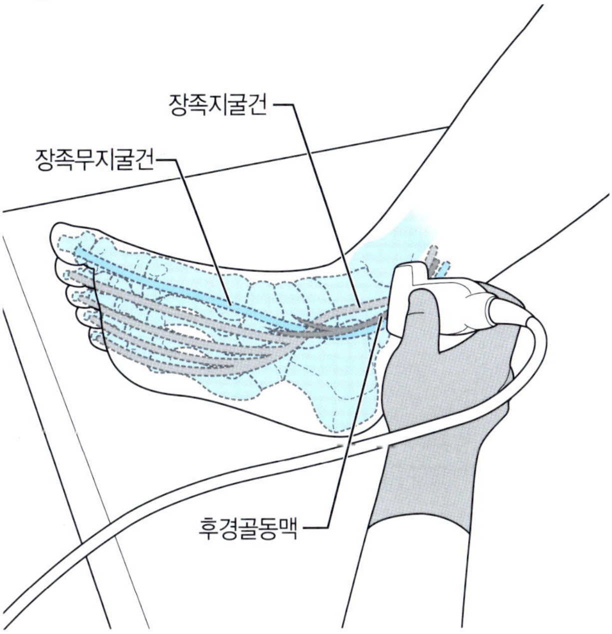

초음파의 단축(short axis)상으로 후경골 동맥, 후경골근건, 장족지굴건, 장족무지 굴건을 확인하고 경골신경의 위치를 찾아낸다. 결절종 천자를 해야 하는 경우에는 동정맥 · 신경을 피해 바늘을 진입한다.

3

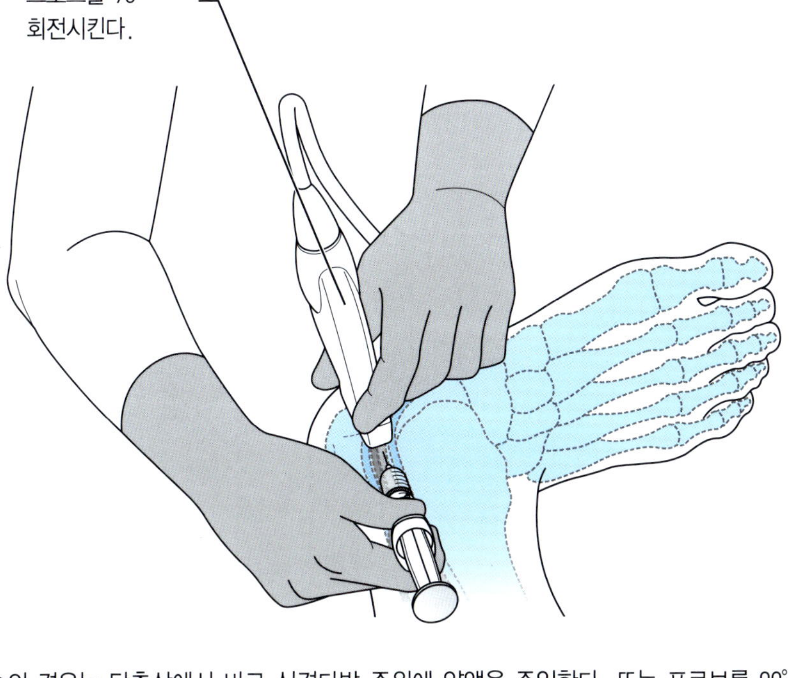

신경차단술의 경우는 단축상에서 바로 신경다발 주위에 약액을 주입한다. 또는 프로브를 90° 회전하여 장축상으로 변경해서 신경의 주행을 확인하고 두측에서 주사 바늘을 찔러 넣고 약제를 주입한다.

이렇게 하면 쉽다!

- 초음파 단축상으로 경골신경을 확인하고(그림 3a), 도플러를 통해서 동맥도 확인해 둔다(그림 3b).
- 경골신경을 화면 중앙에 맞추고 나서 프로브를 90° 회전하면, 경골신경을 따라서 장축상을 만들어 내기 쉽다(그림 4).
- 초음파 진단 장비를 사용할 수 없다면 랜드마크와 근건의 주행을 충분히 확인하고 후경골동맥과의 위치관계를 고려해서 조심스럽게 바늘을 찔러 넣는다(그림 5).

그림 3 / 족근관의 초음파상

a 단축상

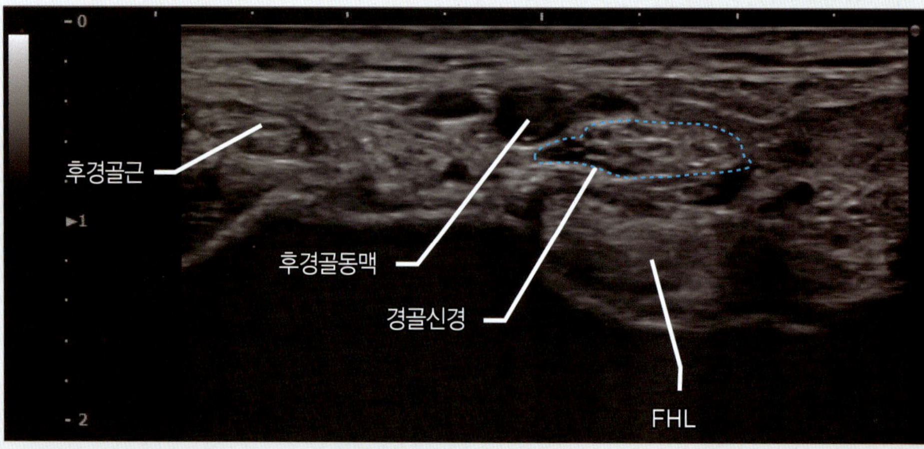

FHL ; flexor hallucis longus(장무지굴곡근)

b 단축상의 color doppler

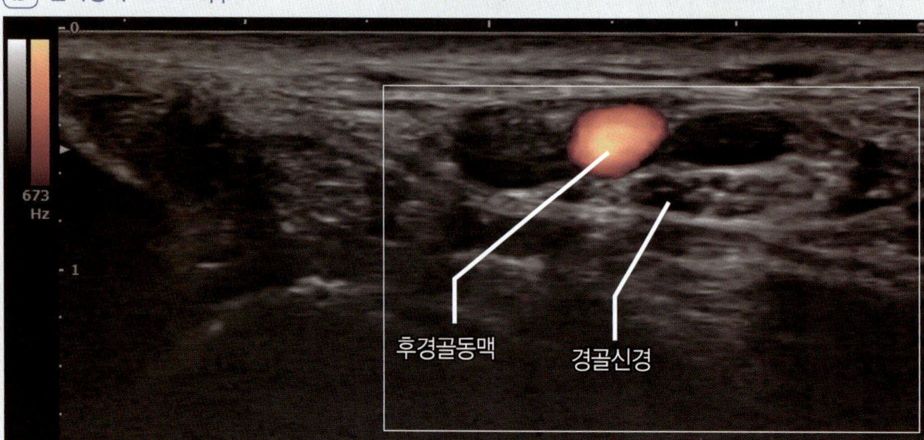

그림 4 / 경골신경의 초음파 단축상과 장축상의 비교

a 경골신경을 화면의 중앙에 맞춘 단축상

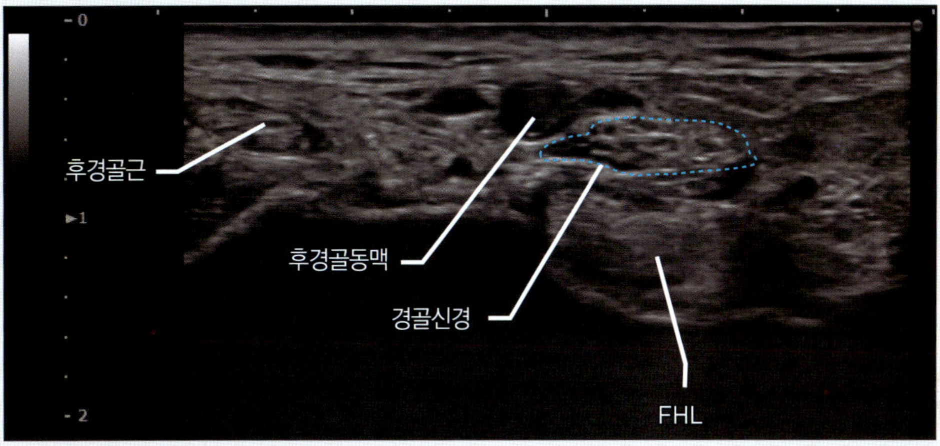

FHL ; flexor hallucis longus(장무지굴근)

b 경골신경을 따라서 만들어진 장축상

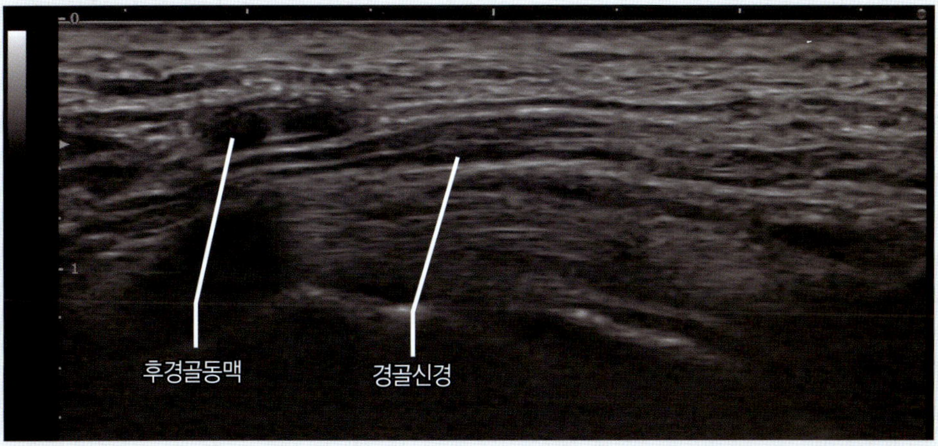

하지

족근관내 주사법

그림 5 / 초음파 진단 장치가 없는 경우의 진입법

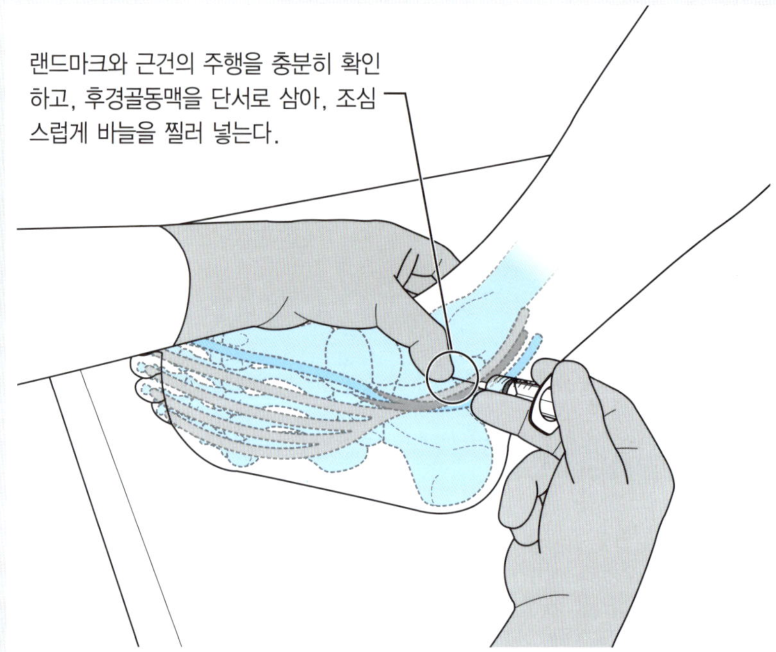

사용하는 기구 및 약제와 투여량

【기구】

- 초음파 진단 장치
- 1~5mL 정도의 주사기
- 23~25G 바늘

【약제】

- 마취: 1% Lidocaine 1~2mL
- 스테로이드: Triamcinolone 4 ~ 5mg

본 수기에 특이적으로 발생하는 합병증과 그 대처법

결절종을 천자하려는 경우에는 바로 근처에 신경이 주행하고 있을 수 있기 때문에 blind로 바늘을 찔러 넣게 되면 신경 손상을 일으킬 수 있다.

찾아보기

찾아보기

ㅁ

ㅂ

ㅅ

ㅇ

찾아보기

A

B

C

D

E

H~J

K

찾아보기